藏药资源

——系列丛书——

藏药 药用植物组织培养

兰小中　袁　芳◎主编

西南大学出版社
SWUP
国家一级出版社　全国百佳图书出版单位

图书在版编目(CIP)数据

藏药药用植物组织培养 / 兰小中，袁芳主编. -- 重庆：西南大学出版社，2022.6
ISBN 978-7-5697-1423-4

Ⅰ.①藏… Ⅱ.①兰… ②袁… Ⅲ.①藏医－药用植物－组织培养 Ⅳ.①R291.408

中国版本图书馆CIP数据核字(2022)第067635号

藏药药用植物组织培养
主　编　兰小中　袁　芳

责任编辑：杨光明
责任校对：胡君梅
封面设计：汤　立
照　　排：张　祥
出版发行：西南大学出版社
地址：重庆市北碚区天生路1号
邮编：400715
电话：023-68868624
印　　刷：重庆市正前方彩色印刷有限公司
幅面尺寸：185 mm×260 mm
印　　张：21.25
插　　页：6
字　　数：540千字
版　　次：2022年7月第1版
印　　次：2022年7月第1次
书　　号：ISBN 978-7-5697-1423-4

定　　价：78.00元

编写人员

主　编　兰小中　袁　芳

副主编　廖志华　尹　秀　张二豪　禄亚洲　权　红

编写人员(按姓名拼音排序)

贺文琪(西藏农牧学院)

兰小中(西藏农牧学院)

李连强(西藏农牧学院)

廖志华(西南大学)

禄亚洲(西藏农牧学院)

权　红(西藏农牧学院)

索朗桑姆(西藏农牧学院)

徐元江(重庆市中药研究院)

杨春贤(西南大学)

尹　秀(西藏农牧学院)

袁　芳(西藏农牧学院)

袁　雷(西藏农牧学院)

曾令江(西南大学)

张保鑫(西藏大学)

张二豪(西藏农牧学院)

张芳源(西南大学)

赵芳玉(西藏农牧学院)

赵凯辉(西藏农牧学院)

内容简介

本教材内容分为理论篇和应用篇两部分，共15章。理论篇包括绪论、植物组织培养的基本原理、实验室及仪器设备、植物组织培养的基本操作技术、植物器官培养、植物组织培养、植物细胞培养、植物原生质体培养及原生质体融合、植物离体快速繁殖、植物遗传转化等内容，全面系统地介绍了植物组织培养的概念、原理、方法与技术。应用篇包括全草类药材的组织培养、根和根茎类药材的组织培养、茎木类和皮类药材的组织培养、果实和种子类药材的组织培养、花类药材的组织培养，全面地介绍了西藏药用植物组织培养的研究成果与动态，并重点描述了匙叶翼首花、独一味、大花红景天、喜马拉雅紫茉莉、鸡蛋参、手参、桃儿七、西藏八角莲、麻花艽、金钗石斛、西藏虎头兰、波棱瓜等12种西藏药用植物组织培养的应用实例。

本教材结构简练，内容丰富，资料翔实，技术方法详细具体，图文并茂，理论与实践并举，可作为生物技术、生物工程、农学、园艺等专业本专科生的教材，也可供相关科研人员使用。

扫码获取本书数字资源

前言

植物组织培养是当代生物学科中最具生命力的重要学科之一，已渗透到生物学科的各个领域，它既是植物生理、生态、遗传和有效成分生物合成等基础理论研究的必要工具，也是一种实用性极强的现代生物技术，已广泛应用于农业、林业、工业、医药业等多个行业，产生了巨大的经济效益和社会效益。

植物组织培养是生物技术、生物工程、农学、园艺等专业本、专科生的重要课程。自从20世纪80年代以来，国内外出版了不少有关植物组织培养方面的著作、教材，这些著作和教材无疑对推动植物组织培养的教学、科研和应用发挥了重要作用。但是，真正能适应西藏高校相关专业教学需要的教材很少，并且近十年来，植物组织培养技术在西藏药用植物研究领域的应用范围迅速扩大，研究成果也在不断充实，为此我们编写了本教材。在编写过程中，各位编者查阅了大量的研究论文、专著和相关教材，力求使读者尽可能地全面掌握植物组织培养的基本概念、基本原理、基本方法与技术，了解西藏药用植物组织培养的研究成果和发展动态。希望本教材对西藏高校相关专业本、专科生的学习有所帮助，为科研人员提供参考。

本教材分为理论篇（第1至10章）和应用篇（第11至15章）两部分。全书由兰小中教授策划、审稿和定稿，由袁芳组稿。

由于编写人员的教学与科研具有一定的局限性，故书中遗漏和不妥之处在所难免，我们恳切地期望使用本教材的师生和读者不吝赐教，提出宝贵意见，以利再版时修正。

编者

2022年3月

CONTENTS 目录

理论篇

应用篇

理论篇

第一章

绪论

【教学指引】

本章主要讲述植物组织培养的概念、分类、优越性、任务以及应用，并扼要地介绍学科的发展史和藏药药用植物组织培养的研究现状与展望。

植物组织培养(plant tissue culture)是20世纪初以植物生理学为基础发展起来的一门重要生物技术学科，植物细胞全能性(totipotency)理论是其核心理论基础。植物组织培养是现代生物技术中最活跃、应用最为广泛的技术，已渗透到植物生理学、病理学、药学、遗传学、育种学以及生物化学与分子生物学、细胞生物学、组织学、胚胎学、基因工程和生物工程等各个研究领域，并显示出了极大的技术优势，成为生物学科研究和农业生产的重要技术手段之一，广泛应用于农业、林业、工业、医药业等行业，产生了巨大的经济效益和社会效益。

第一节 植物组织培养简介

一、植物组织培养的概念

植物组织培养是指在无菌(asepsis)和人工控制(manual control)的环境条件下,利用适当的培养基(medium),对离体的植物器官(organ)、组织(tissue)、细胞(cell)及原生质体(protoplast)进行培养,使其再生细胞或长成完整植株(complete plantlet)的技术。由于培养的植物材料已脱离了母体,因此,植物组织培养又称为植物离体培养(plant culture in vitro)。

药用植物组织培养(medicinal plant tissue culture)是现代生物技术在药用植物学领域研究与应用的一个重要组成部分,是指在无菌和人为控制的营养(培养基)及环境条件下对药用植物器官、组织或细胞进行培养,用来生产药用活性成分或进行药用植物无性快速繁殖的技术。

植物组织培养的成功与否取决于外植体的选择、无菌操作和人工培养环境的好坏。

从理论上讲,植物细胞都具有全能性,能够再生新植株,因此植物体的各个器官、组织、细胞及原生质体都可以作为外植体。但在实际组织培养过程中,需要对外植体进行选择,因为不同来源的外植体在离体培养条件下其生长表现与增殖能力存在着明显的差异。因此,选择适宜的外植体是建成离体繁殖系的前提。

无菌操作是进行植物组织培养的基本要求,是贯穿于整个组织培养全过程的一门关键技术。无菌是指使培养容器、器械、培养基和培养物(培养材料)等处于无真菌、细菌、病毒等有害生物的状态中,以保证培养物在培养容器内正常生长和发育。实验室中经常使用的无菌操作设备是超净工作台。超净工作台通常借助紫外光结合逆压渗透的超滤风技术来满足无菌要求。无菌操作者的操作手法和习惯的好坏也是无菌操作成功与否的关键,进行无菌操作的实验人员要经过严格的无菌操作训练并建立严格的“无菌概念”。培养基在某种意义上说就是模拟土壤,为离体培养物提供营养物质。随着植物生理学和生物化学研究的深入,培养基的种类越来越多,成分越来越复杂。培养基的主要成分包括水、无机盐、有机营养成分、植物生长调节剂、凝固剂等。植物生长调节剂是植物组织培养中发挥生物学效力最强的培养因素,有效地调控着离体培养物的生长和发育方向。人工控制的环境条件是指对光照、温度、湿度、气体等条件进行人工调控,以满足培养物在离体条件下的正常生长和发育。

二、植物组织培养的类型

根据不同分类依据,可将植物组织培养分为不同类型。

1. 根据培养对象分类

(1)植株培养(plant culture) 对具有完整植株形态的幼苗或较大的植株进行离体培养的方法。

(2)组织培养(tissue culture) 对植物体的各部分组织或已诱导的愈伤组织进行离体培养的方法。常用的植物组织有分生组织、形成层组织、表皮组织、皮层组织、薄壁组织、韧皮部组织等。

(3)器官培养(organ culture) 对植物体的各种器官及器官原基进行离体培养的方法。常见的培养器官有根(根尖、根段),茎(茎尖、茎段),叶(叶原基、叶片、子叶、叶柄、叶鞘),花(花瓣、雄蕊、胚珠、子房、花药、花粉),果实,种子等。

(4)胚胎培养(embryo culture) 对植物成熟和未成熟的胚以及具胚器官进行离体培养的方法,如幼胚、成熟胚、胚乳、胚珠、子房等。

(5)细胞培养(cell culture) 对从植物器官、组织或愈伤组织上分离出的单细胞或较小的细胞团进行离体培养的方法。常用的细胞培养材料有性细胞、叶肉细胞、根尖细胞、韧皮部细胞等。

(6)原生质体培养(protoplast culture) 以采用酶解、物理等方法获得除去植物细胞壁的、裸露的、有生活力的原生质体为材料进行离体培养的方法。

2. 根据培养过程分类

(1)初代培养(primary culture) 将植物体上分离下来的外植体进行最初几代培养的过程称为初代培养。初代培养的目的在于获得无菌材料,诱导腋芽或顶芽萌发,或产生愈伤组织、不定芽、丛生芽、原球茎等。通常是植物组织培养中比较困难的阶段,也称为启动培养。

(2)继代培养(subculture) 将初代培养诱导产生的培养物重新分割,转移到新鲜培养基上继续培养的过程称为继代培养,其目的在于使培养物得到大量繁殖,也称为增殖培养。

(3)生根培养(rooting culture) 诱导无根组培苗产生根,形成完整植株的过程称为生根培养,其目的在于提高组培苗田间移栽后的成活率。

3. 根据培养基的物理状态分类

(1)液体培养(submerged culture) 把植物细胞或植物体的一部分置于液体培养基中不断振荡培养,使其均匀地在悬浊液中生长发育。此方法可用于单细胞或少数细胞构成的细胞团的培养和原生质体的培养,或以迅速得到大量培养细胞为目的的大量培养。

(2)固体培养(solid culture) 在液体培养基中加入琼脂、卡拉胶、结冷胶等凝固剂使培养基呈固体状态的培养。在固体培养基中,培养物只是部分表面接触培养基,因此会使培养基中的效应物质产生一定的浓度梯度,从而有利于培养物的生长、分化。

三、植物组织培养的优越性

植物组织培养的优越性在于既可以不受植物体其他部分的干扰,也可以不受外界环境条件的影响来研究植物器官、组织、细胞、原生质体的生长和分化规律。同时,植物组织培养在离体繁殖、种质资源保存、脱毒苗生产、快速繁殖、周年生产等方面具有十分突出的优越性。

(1)快速繁殖,短期可满足大量需要。

植物组织培养的最大优点在于短期内能用较少的材料培育大量优质种苗,具有用材少、周期短、速度快等特点。由于可人为控制培养条件,根据不同植物不同离体部位的不同需求而提供不同的培养条件,因此培养物生长很快。虽然植物组织培养需一定的设备及能源消耗,但由于植物材料能按几何级数大量繁殖生产,故成本低廉,利于工厂化生产,能及时提供规格长势一致的优质、无病毒的植物种苗。

(2)单株培养,无性系遗传性状一致。

利用高产单株进行植物组织培养,可避免由于遗传原因导致的种苗性状不稳定,质量难控制等问题。

(3)可获得无病毒植株。

一些植物由于受病毒的侵染,如花卉、药用植物等,用常规无性繁殖,易导致病毒累积,使品种退化,影响花卉、药材的质量。用植物组织培养技术可除去绝大多数植物的真菌、细菌和病毒,获得无病毒植株。使植株生长势增强、抗逆性提高、产品品质提升、产量增加。

(4)集约化生产,利于自动化控制。

植物组织培养是在一定的环境条件下,人为提供一定的温度、光照、湿度、营养、激素等,进行高度集约的生产,使生产微型化、精密化,节约空间,节省人力物力,管理方便,大大提高了经济效率,利于进行自动化控制生产。

(5)科学生产,条件可控误差小。

植物组织培养是高密度科学培养生产,用培养基代替了土壤,各种营养成分、环境条件等完全可控。试验处理易于安排调配,处理间误差小;而且进行无菌生产,摆脱了微生物侵染及各种化学物质残留。

(6)周年试验或生产,不受季节限制。

植物组织培养是在人为提供的培养基质及小气候环境条件下进行生长的,摆脱了大自然中四季、昼夜变化及灾害性气候的影响,温度、光照等完全可控,条件均一,对植物生长有利,便于稳定地进行周年试验或生产,不受时间、季节限制。

(7)有利于种质资源的保存。

很多无性繁殖的植物因没有种子供长期保存,其种质资源传统上只能在田间种植保存,耗费人力、物力,且资源易受人为因素和环境因素影响而丢失。而用植物组织培养结合超低温保存技术,可大大节省人力、物力,延长保存期。

四、植物组织培养的任务

植物组织培养的任务在于:(1)研究离体条件下,细胞、组织、器官所需的营养条件和环境条件以及培养技术;(2)研究细胞、组织、器官的形态发生和代谢规律;(3)研究再生个体的遗传和变异;(4)研究植物脱毒的方法和机理;(5)研究人工种子制备的方法与技术;(6)研究珍贵植物,特别是一些繁殖系数低的植物,大量快速繁殖的方法与技术;(7)研究体细胞变异的获得与筛选;(8)研究次生代谢产物的生产与生物转化;(9)研究种质资源的离体保存机理和方法;(10)研究遗传转化细胞、组织的再生与培养;等等。

第二节 植物组织培养的发展简史

植物组织培养技术的研究可追溯到20世纪初期,而进入20世纪60年代以后,植物组织培养才进入了蓬勃发展时期,根据其发展情况大致分为三个阶段。

一、探索阶段

这一阶段主要为20世纪初至20世纪30年代中期。根据Schleiden和Schwann的细胞学说,1902年,德国植物生理学家Haberlandt根据细胞学说理论,提出了植物器官和组织是由单个细胞组成的观点,并认为在适当的条件下,离体的植物细胞具有不断分裂和繁殖,并发育成完整植株的潜在能力。为了证实这一观点,他试图离体培养多种植物的表皮细胞。由于选择的实验材料高度分化和培养基过于简单,他只观察到细胞的增长,并没有观察到细胞分裂。虽然在以后的多年内人们进行了多次类似实验,但由于技术和培养条件的限制,进展缓慢。这一理论的诞生对植物组织培养的发展起了先导作用,激励后人继续探索和追求。

1904年,Hannig最先在无机盐和蔗糖溶液中成功地培养了萝卜和辣根菜的胚,发现离体胚可以充分发育成熟,并有提前萌发形成小苗的现象。

1922年,Robins在培养豌豆、玉米和棉花的茎尖和根尖时发现离体培养的组织可进行生长,并形成了缺绿的叶和根,但未发现培养细胞有形态发生能力。

1925年,Laibach在培养亚麻种间杂交形成的幼胚时成功得到了杂种。

20世纪30年代我国植物学家李继侗等对银杏离体胚进行了培养,发现3 mm以上大小的胚可以正常生长,同时发现胚乳提取物能促进银杏离体胚的生长,这一发现对后人使用植物胚乳液汁或幼小种子及果实的提取液促进离体组织的生长具有重要的启迪意义。

在Haberlandt实验之后的30年中,人们对植物组织培养的各个方面进行了大量的探索性研究,但由于对影响植物组织和细胞增殖及形态发生能力的因素尚未研究清楚,除了在胚和根的离体培养方面取得了一些成果外,其他方面尚未取得较大的进展。

二、奠基阶段

这一阶段为20世纪30年代中期至50年代末期。20世纪30年代末以后的近10年时间内,主要研究集中在植物组织培养的研究与探讨培养器官、组织的营养需要等方面。20世纪40年代末至50年代初,由于在植物生理及实验形态研究方面取得了许多新进展,植物组织培养研究又进入了一个新的活跃时期。

1934年,美国植物生理学家White在无机盐、蔗糖和酵母提取液组成的培养基上进行番茄根离体培养,建立了第一个活跃生长的无性繁殖系,使根的离体培养实验获得了真正的成功,并在以后28年间反复转移到新鲜培养基中继代培养了1600代。

1937年,White又以小麦根尖为材料,研究了光照、温度、培养基组成等各种培养条件对生长的影响,发现了B族维生素对离体根生长的作用,并用吡哆醇、硫胺素、烟酸3……维生素取代酵母提取液,建立了第一个由已知化合物组成的综合培养基,该……定名为White培养基。与此同时,法国的Gautherer在研究山毛柳和黑……织培养实验中,提出了B族维生素和生长素对组织培养的重要意义,……续培养胡萝卜根形成层获得首次成功,Nobecourt也由胡萝卜建立了与……连续生长的组织培养物。

1948年，美国学者Skoog和我国学者崔澂在烟草茎切段和髓培养以及器官形成的研究中发现，腺嘌呤或腺苷可以解除培养基中生长素（IAA）对芽形成的抑制作用，能诱导形成芽，从而认识到腺嘌呤和生长素的比例是控制芽形成的重要因素。

1952年，Morel和Martin通过茎尖分生组织的离体培养，从已受病毒侵染的大丽花中首次获得脱毒植株。

1953—1954年，Muir利用振荡培养和机械方法获得了万寿菊和烟草的单细胞，并实施了看护培养，使单细胞培养获得初步成功。

1957年，Skoog和Miller提出植物生长调节剂控制器官形成的概念，指出通过控制培养基中生长素和细胞分裂素的比例来控制器官的分化。

1958年，英国学者Steward等以胡萝卜为材料，通过体细胞胚胎发生途径培养获得完整的植株，首次得到了人工体细胞胚，证实了Haberlandt的细胞全能性理论。

这一发展阶段，通过对培养基成分和培养条件的广泛研究，特别是对B族维生素、生长素和细胞分裂素作用的研究，确立了植物组织培养的技术体系，并首次用实验证实了细胞全能性，为以后的快速发展奠定了基础。

三、迅速发展阶段

这一阶段为20世纪60年代至今。由于影响植物细胞分裂和器官形成的机理被揭示，植物组织培养进入了迅速发展阶段，研究工作更加深入，从大量的物种诱导获得再生植株，形成了一套成熟的理论体系和技术方法，并开始大规模的生产应用。

1960年，Cocking用真菌纤维素酶分离番茄原生质体获得成功，开启了植物原生质体培养和体细胞杂交的工作。

1960年，Morel利用茎尖培养兰花，该方法繁殖系数极高，并能脱去植物病毒，其后开创了兰花快速繁殖工作，并形成了“兰花产业”。

1962年，Murashibe和Skoog发表了适用于烟草愈伤组织快速生长的改良培养基，也就是现在广泛使用的MS培养基。

1964年，印度Guha等人成功地在毛叶曼陀罗花药培养中，由花粉诱导得到单倍体植株，从而促进了花药和花粉培养的研究。

1971年，Takebe等在烟草上首次由原生质体获得了再生植株，这不仅证实了原生质体同样具有全能性，而且在实践上为外源基因的导入提供了理想的受体材料。

1972年，Carlson等利用硝酸钠进行了两个烟草物种之间原生质体的融合，获得了第一个体细胞种间杂种植株。

1974年，Kao等人建立了原生质体的高钙高pH的PEG融合法，把植物体细胞杂交技术推向新阶段。

1956年，Routier和Nickell首次提出利用植物细胞培养进行工业合成天然产物（次生代谢产物）的生产，并于1959年开发出一个20 L的植物细胞培养系统。1962年，Byrne和Koch用发酵罐成功进行了植物细胞的发酵培养。1973年，Furuya和Ishii发现，人参培养细胞可以产生人参皂苷。1978年，Tabata等利用植物细胞工业化发酵生产次生代谢物质紫草素获得成功。1979年，Brodelius等利用藻酸盐固定植物细胞应用于植物转化和次生代谢物质的生产。这些研究工作使植物细胞组织培养由试验阶段进入生产阶段。利用植物细胞组织培养可生产上万种植物次生代谢物质，包括黄酮类化合物、醌类化合物、萜类化合物、生物碱、胺类化合物、有机酸等。这些植物次生代谢物质在医药、食品、轻化工业等领域具有重要价值。

随着分子遗传学和植物基因工程的迅速发展，以植物组织培养为基础的植物基因转化技术得到了广泛应用，并取得了丰硕成果。自1983年Zambryski等采用根癌农杆菌介导转化烟草，获得了首例转基因植物以来，该技术在水稻、玉米、小麦、大麦等主要农作物上取得了突破进展。迄今为止，通过农杆菌介导将外源基因导入植物已育成了一批抗病、抗虫、抗除草剂、抗逆境的优质转基因植物，其中有的已经开始在生产上大面积推广使用。转基因技术的发展和应用表明组织培养技术的研究已开始深入到细胞和分子水平。

第三节 植物组织培养的应用

一、在植物育种中的应用

植物组织培养已广泛应用于植物育种，在增加植物遗传变异性、改良植物种性、培育新品种或创制新种质、缩短育种周期、提高育种效率等方面发挥了独特的优势。

1. 单倍体育种

单倍体育种是植物育种手段之一，是常规纯合育种手段的革新。即利用植物组织培养技术对植物的生殖细胞进行离体培养诱导产生单倍体植株，再通过某种手段使染色体组加倍（常用秋水仙素处理），从而获得纯合的二倍体植株。常规的纯合育种一般需要经过8～10个世代选育，而通过单倍体育种只需要一个世代基因即可达到纯合，大大缩短了育种周期。

在自然界，单倍体一般是通过孤雌生殖的方式产生，出现的频率极低，只有十万分之一，并没有得到广泛利用。随着单倍体在植物遗传育种领域中的重要性逐渐为人们所认知，世界各国纷纷开始了单倍体育种研究。目前，单倍体植株主要是通过对花粉或花药、未受精的子房和胚珠进行离体培养获得。

(1)花药和花粉培养。

花药是植物雄性生殖器官，由两种不同倍性的细胞组成，药壁和药隔组织为二倍体细胞，雄性生殖细胞(花粉粒)为单倍体细胞。花药和花粉培养是改变花粉原来的发育途径，诱导花粉分裂增殖，形成愈伤组织，经过再分化，发育成单倍体植株。

自1964年Guha和Maheshwari首次用曼陀罗的花药进行培养获得单倍体植株以来，世界各国都相继进行了花药单倍体育种研究。我国的花药培养育种研究始于1972年，在世界上处于领先地位。1974年，我国利用单倍体培育出世界上第一个作物新品种——烟草单育1号。近年来，花药培养的研究十分活跃，进展也很显著。已培育出烟草、水稻、小麦、玉米和辣椒等20多个新品种，如烟草“单育1号”、水稻“单丰1号”、水稻“中花9号”和小麦“花培1号”等。我国科学家朱至清设计的花药培养基N6和改良N6培养基，在国内外被广泛应用。

由于花药和花粉培养的方法日趋完善，花药培养育种已成为生物技术在农作物育种中应用最广泛、最有成效的方法之一，逐渐成为作物改良和新品种培育工作的一个重要手段。

(2)子房与胚珠培养。

胚珠是种子植物的大孢子囊，是雌配子孕育的场所，直接使用子房或者从胚囊中分离出未受精的胚珠，在人工控制的条件下进行离体培养，诱导大孢子或卵细胞增殖，形成单倍体植株，与花粉单倍体植株相同，可用于单倍体育种。

虽然花粉(花药)培养是获得单倍体植株的主要途径，并广泛应用于生产，但对于花药培养诱导率过低和雄性不育的植物，要想获得单倍体植株，子房与胚珠培养是唯一可行的途径。此外，花粉植株的性状变异率较胚珠培养获得的单倍体植株高，在禾本科植物中，花粉植株试管苗玻璃化率较高，而子房和胚珠培养获得的单倍体植株试管苗玻璃化概率较低。

2. 多倍体育种

多倍体在自然界广泛存在，与二倍体植株相比，多倍体普遍具有植株巨型化、抗逆性增强、营养成分含量增加等优势，被广泛应用于育种研究中。被子植物的胚乳是双受精的产物，属于三倍体，通过被子植物的胚乳离体培养可以获得三倍体植株，三倍体品种具有产量高、观赏性提升及不结实等优势而备受育种工作者的关注。而将三倍体植株通过染色体加倍，可以获得六倍体植株，以解决三倍体不结实的问题，并用于培育多倍体新品种。常规的三倍体是采用 $2n \times 4n$ 有性杂交获得，但此方法选育时间长，杂交难度大，而采用胚乳作为外植体进行组织培养获得再生植株，可以有效地解决这一难题。胚乳培养研究始于20世纪30年代，并首次在苹果上获得了三倍体，随后相继在马铃薯、水稻、小麦、苹果、枣、柑橘、梨、猕猴桃等植物中获得胚乳植株。

3. 培育远缘杂交品种

（1）试管受精。

在远缘杂交中，由于亲本亲缘关系较远，易发生生殖隔离障碍，出现花粉与柱头不亲和，花粉在柱头上不能萌发，花粉管生长受到抑制而不能进入胚珠，花粉管在花柱中破裂等现象，使受精过程不能正常进行，导致不能形成合子，这些均属于受精前生殖隔离障碍。对于上述发生在受精前的生殖隔离障碍，可以采用离体授粉技术予以克服，即通过离体培养使花粉与柱头亲和，或者使花粉不经过柱头直接与胚珠接触。离体授粉是将未受精的子房或胚珠进行离体培养，然后授以无菌的花粉，使之在试管内完成受精的技术，又称为离体受精或试管受精。试管受精技术研究始于20世纪60年代初，Dulieu等分别在烟草、金鱼草和玉米上通过离体柱头授粉获得成功；Inomata等进行了有性杂交不亲和的油菜与甘蓝的离体子房受精研究，成功获得了种间杂种植株。叶树茂等在小麦中获得成功，得到了普通小麦×黑麦草和节节小麦×普通小麦的杂种植株。

（2）胚挽救。

在远缘杂交中，虽然受精成功并形成了合子，但由于胚乳发育不正常或者杂种胚和胚乳之间生理上的不协调，易导致杂种胚在发育过程中夭折，这属于受精后的生殖隔离障碍。通过将远缘杂交获得的杂种幼胚进行离体培养，可以克服远缘杂交受精后的生殖隔离障碍，成功获得远缘杂种植株，这种应用在远缘杂交中的幼胚离体培养技术称为胚挽救，又称为胚拯救。将胚挽救与试管受精技术相结合，大大提高了远缘杂交的成功率。目前，已通过该方法获得了很多种间，甚至属间的杂种植株，扩大了杂种优势的利用范围。

（3）原生质体培养与体细胞杂交。

原生质体是指植物细胞经质壁分离后，除去细胞壁的裸露细胞，与完整的单细胞相比，除没有细胞壁外，其他功能与活细胞相同，并具有植物细胞的全能性。1892年，Klercker最早利用机械切割的方法分离得到原生质体；1960年，英国植物生理学家Cocking首次利用纤维素酶从番茄根细胞分离得到原生质体。原生质体经过分离、纯化后，进行离体培养，可以再生细胞壁，然后通过愈伤组织或胚状体途径，发育成完整植株。

原生质体最大的研究价值在于这些除去细胞壁的裸细胞没有细胞壁的束缚，无论亲缘关系如何，都具有彼此融合的能力。采用物理或者化学的方法诱导，使不同物种之间由体细胞获得的原生质体发生融合，经组织培养体系再生成完整植株，称为体细胞杂交。体细胞杂交不需要进行受精即可获得杂种植株,因此可以有效克服远缘杂交的不亲和性,培育出更多的新品种和创造新的物种。

4. 体细胞胚胎发生与人工种子

体细胞胚胎发生是指植物的体细胞经特定条件诱导,未经精卵融合,而形成与合子胚类似的结构,并通过与合子胚胎类似的发育途径形成植株的过程。这种与合子胚类似的结构称为体细胞胚胎或胚状体。自Reinert和Steward等于1985年从胡萝卜根培养中获得体细胞胚胎起,国内外不少学者开始从事该研究,体细胞胚胎发生已经被公认为植物界的普遍现象,是离体培养植株再生的一个基本发育途径,并使人工种子的制作成为可能。

人工种子又称为合成种子或无性种子,是将通过体细胞胚胎发生产生的胚状体包裹在有养分和具有保护功能的介质中形成类似于植物天然种子的结构,由体细胞胚、人工胚乳和人工种皮3部分构成。人工种子不仅能像天然种子一样可以播种和发育成植株,而且具有许多优点:①不受季节和环境的影响,繁殖快,有利于工厂化生产;②在制作人工种子时加入生长调节物质和抗生素等可以人为地赋予种子各种优良品质;③人工种子在本质上属于无性繁殖,可以固定杂种优势;④人工种子体积小,无内源菌,不易霉变,便于保存与运输。

5. 筛选突变体

在植物组织培养过程中会出现各种变异,其中通过愈伤组织途径获得的再生植株出现突变的频率较不定芽途径高,细胞培养获得的再生植株出现的突变频率较器官和组织培养的突变频率高。原因在于愈伤组织和悬浮培养的细胞,处于旺盛的分裂状态,加之缺乏有组织的结构,易受培养条件和诱变因素的影响而产生变异。从中可以筛选出对人类有用的突变体,从而育成新品种。对于诱发突变较为困难、突变率较低的一些性状,在细胞培养时期进行诱发和筛选,由于细胞数目巨大,因此一些突变率极低的性状也可以从中选择出来,为进一步选育提供了丰富的变异类型。目前,在组织培养过程中已筛选出抗病虫害、耐盐、耐旱、高赖氨酸、高蛋白的突变体,有些已应用于生产。

6. 转基因育种

植物转基因技术是把从动植物或微生物中分离获得的目的基因片段,通过各种方法整合到植物基因组中,使之稳定遗传,并赋予植物抗病、抗虫、抗逆、高产、优质等新的性状。目前,植物基因转化方法主要是农杆菌介导和基因枪法,使用的转化受体均为离体培养的植物细胞,经转化后的植物细胞,需要借助植物组织培养试验体系进行植株再生。因此,植物组织培养技术为转基因植物提供了重要的技术平台,建立高效稳定的组织培养再生体系是转基因育种的重要前提。用于基因转化的受体系统,应具有80%以上的再生频率。自1983年获得第一株转基因植物以来,目前已有100余种植物成功获得转基因植株。利用植物遗传转化技术创建的很多品种，如玉米、大豆油菜、马铃薯等已推广利用，并产生了巨大的经济效益和社会效益。

7. 种质资源离体保存

种质资源是植物育种的基础，自然灾害和人类活动造成相当数量的植物物种正逐年消失，搜集和保存种质资源已受到世界各国的重视。但常规的种质资源保存方法是采用原生境保存，需要建立植物园或种质圃，不仅需要耗费大量的人力、物力和土地，且易遭受自然灾害的侵袭，造成种质资源流失。1975年，Henshaw和Morel首次提出了离体保存的方法。种质资源离体保存是将离体培养的小植株、器官、组织、细胞或原生质体等材料，采用限制、延缓或者停止其生长的方法使之保存，在需要时可重新恢复其生长，并再生植株的方法。种质资源离体保存有以下优点：所占空间小，节省大量的人力和财力；便于种质资源的交流与利用；需要时，可以用离体培养方法很快大量繁殖；避免自然灾害引起的种质丢失。目前，已有许多种植物在离体条件下，通过抑制生长的方法，使组织培养物能长期保存，并保持其生活力。但种质资源离体保存时需要定期进行继代培养，多次继代培养可能造成遗传性变异及培养物的分化和再生能力的逐渐降低，研究人员建立了离体种质资源冷冻保存技术，有效地降低了继代周期，随着种质资源离体保存技术的不断发展和完善，使将来建立离体种质资源库成为可能。

二、在植物脱毒和快速繁殖中的应用

植物脱毒技术是利用高温处理、茎尖组织培养等方法，脱除植物所感染的病毒，在无菌的条件下培养不带病菌的植株，进行营养繁殖。一些植物经过长时间的种植往往会携带病毒，植物脱毒技术具有恢复原品种特征的特性，通过脱毒苗进行繁殖，作物就不会带有病毒，以达到优质、高效和低成本的目的。目前，利用茎尖脱毒技术，在主要经济作物如甘蔗、菠萝、香蕉、草莓、甘薯、马铃薯等，在园林观赏植物如菊花、百合、郁金香、水仙、白鹤芋等上已大量应用，并取得了明显的经济效益和社会效益。因此，不少地区都建立了无病毒苗的生产中心，开展无病毒苗的培养、鉴定、繁殖、保存、利用和研究，形成了一套规范的系统程序，极大地促进了无病毒苗木的产业化发展。

植物离体快速繁殖是植物组织培养在生产上应用最广泛，产生较大经济效益的一项技术。通过离体快繁可在较短时期内迅速扩大植物的数量，在合适的条件下每年可繁殖出几万倍，乃至百万倍的幼苗。特别是对繁殖系数低的名、优、新、奇、特植物品种，以及脱毒苗、新育成植株、新引进植株、稀缺种苗、优良单株、濒危植物和转基因植株等都可通过离体快速繁殖，在短期内即可极大地提高其繁殖系数。

三、在植物次生代谢产物生产中的应用

植物代谢过程中产生的多种次生代谢产物，在传统医药和食品领域发挥着重要作用，现主要用于制造药品、食品添加剂和工业品等。有些次生代谢物还不能大规模地人工合成，或合成成本高，又因其在植物中含量比较低，难以大量生产。利用植物组织培养的方法可以生产大量的优良无性系，并可获得人类需要的多种次生代谢产物。如药用植物细胞、毛状根和不定根培养技术是生产药用植物次级代谢产物的一种非常有价值的工具。韩国CBN生物科技公司，每年生产40～45 t人参不定根，这是一个利用植物组织培养生产药品、食品和化妆品的成功范例。据统计，通过细胞培养生产次级代谢产物的植物将近1000种，有超过600种的活性成分直接由植物细胞培养提供；有100多种植物的毛状根已经成功地被发根农杆菌诱导；人参、三七、柴胡、甘草、丹参、雷公藤等许多种药用植物已经制定了不定根培养体系。

四、在植物科学研究中的应用

植物组织培养推动了植物遗传、生理、生化和病理学等领域的研究，已成为植物科学研究中的常规方法之一。花药和花粉培养获得的单倍体和纯合二倍体植株，是研究细胞遗传的极好材料。利用细胞培养途径进行染色体操作，可以有目的地创造作物的附加系、代换系和易位系等新类型，为染色体工程研究开辟新途径。细胞培养和组织培养为研究植物生理活动提供了一种极有力的手段，植物组织培养工作在矿质营养、有机营养、生长活性物质等方面开展了很多研究，有益于了解植物的营养问题。植物细胞培养体系为植物病理学的深入研究提供了条件。在人工培养条件下对植物抗病性进行研究，免除了环境条件的干扰，使结果更加可靠。同时，在细胞水平上对抗性的研究，能够更好地揭示植物的抗性本质，从而促进了植物病理学的发展。利用人工细胞突变体，可以定向观察某一发育负方向所产生的生物学效应，分离出发育相关基因，为揭示生物发育的遗传调控机理奠定基础。

第四节

藏药药用植物组织培养研究现状与展望

据统计，西藏有药用植物158科，682属，2459种；资源分布广而分散，比较集中分布在一江两河流域的高山峡谷地带，多数药用植物资源分布于藏东南地区的有林地带。目前在临床上应用的藏药植物仅有300余种，市场化开发的只有100余种，还有大量具有开发价值的精品良药有待挖掘。藏药产业的快速发展，使藏药植物的需求量越来越大。但是由于商品藏药植物的来源长期依赖掠夺式采挖野生资源，野生资源储量有限、更新速度慢等原因，许多常用藏药植物处于濒危状态或灭绝的困境。

根据市场及制药厂对藏药材的需求，西藏自治区相关部门组织专家先后三次对藏药材的濒危等级进行了讨论确定。2000年确定的濒危藏药材有65种（包括濒危动物藏药材），其中Ⅰ级25种、Ⅱ级22种、Ⅲ级18种；2005年确定的濒危藏药植物有74种，其中Ⅰ级24种、Ⅱ级21种、Ⅲ级29种；2009年确定的濒危藏药植物有49种，其中Ⅰ级20种、Ⅱ级17种、Ⅲ级12种。先后三次对藏药植物濒危等级的确定有较大差异，确定的种类也有较大差异，这不仅体现了藏药产业结构和人们对藏药需求的变化，也反映出藏药产业面临着严峻的资源、环境压力。在西藏藏药产业生态化发展的环境下，对需求量较大和濒危的野生藏药材进行人工培育和种植，建立大规模的栽培基地和资源保护基地，是缓解环境与发展之间的矛盾，实现经济和环境协调发展的重要途径之一。

自从Haberlandt提出植物细胞具有全能性之后，植物组织培养得到迅猛发展。植物组织培养技术在材料选择、外植体消毒、培养基选择、离体材料培养方法、分离鉴定等方面都日趋完善和成熟。该项技术以其独特的优势被广泛应用于药用植物资源领域，在药用植物资源保护方面发挥了重要的作用。

西藏药用植物的组织培养起步较晚，相关研究主要集中在快速繁殖方面。有些藏药植物特别是濒危藏药植物有其独特的生长环境和生理因素，很难通过常规方法（利用种子、球茎、扦插等）进行人工育苗，且种源受限制；有的即使能出苗，也因繁殖系数低，耗种量大，生长周期长，成活率低，易受病毒危害导致退化等因素的影响，致使人工栽培的发展速度很慢且生产成本增加。而植物组织培养快速繁殖技术不仅能克服这些问题，还可人工控制培养条件，不受季节限制；其技术成果可应用于工厂化育苗，为人工种植藏药材提供充足的基因型相同、规格整齐一致的优质无性系脱毒种苗，培育藏药材新品种。据统计，目前已有近百种藏药植物建立了组织培养体系，如匙叶翼首花、绵头雪兔子、婆婆纳、大花红景天、手参、桃儿七、麻花艽、山莨菪、羊齿天门冬、金钗石斛、波棱瓜、马蔺、蓝玉簪龙胆等。

虽然藏药植物组织培养研究起步较晚，获得的研究与推广成果较少，但是大部分研究成果集中在最近十年，说明藏药植物的组织培养研究越来越受到国内外学者们的重视，发展也越来越快。开展植物组织培养的藏药植物，既有常见植物（如青稞、紫苜蓿等），也有珍稀濒危植物（如水母雪兔子、大花红景天等）；培养目的也从植物离体快速繁殖，发展到遗传转化植物器官、组织和细胞并诱导和培养愈伤组织、毛状根和再生植株等，以研究药用植物有效成分的生物合成及其调控机制，或生产其有效成分。因此，应用植物组织培养技术研究开发藏药植物具有广阔的发展空间和应用前景，这将在藏药植物资源保护与利用、促进藏药产业现代化发展等方面产生重要的现实意义。

本章小结

植物组织培养诞生的理论基础是细胞的全能性，并随着基础科学的发展而逐渐成熟和发展成为一门相对独立的学科，但又与其他生物学科有着密切的联系，它为植物学、植物生理学、植物遗传育种学、胚胎学、解剖学、分子生物学、细胞生物学、生物技术等许多学科研究植物生长发育、抗性生理、激素与器官发生及胚胎发生等提供了许多良好的试材和快速有效的方法途径。植物组织培养研究已历经了上百年，其发展历史可分为探索、奠基和迅速发展三个阶段。目前，植物组织培养已成为现代生物技术中最活跃、应用最为广泛的技术，在植物育种、植物脱毒、快速繁殖和次生代谢物质生产等研究与应用中发挥着重要的作用，并已在农业、林业、工业、医药业等领域展现出诱人的前景。

植物组织培养是指在无菌和人工控制的环境条件下，利用适当的培养基，对离体的植物器官、组织、细胞及原生质体进行培养，使其再生细胞或完整植株的技术。药用植物组织培养是指在无菌和人为控制的营养（培养基）及环境条件下对药用植物器官、组织或细胞进行培养，用来生产药用活性成分或进行药用植物无性快速繁殖的技术。根据培养对象可将植物组织培养分为植株培养、组织培养、器官培养、胚胎培养、细胞培养和原生质体培养；根据培养过程可分为初代培养、继代培养和生根培养；根据培养基的物理状态可分为液体培养和固体培养。植物组织培养在离体繁殖、种质资源保存、无毒苗生产、快速繁殖、周年生产等方面具有十分突出的优越性。

西藏自治区作为“地球第三极”的核心区和主体地，是世界上待开发、无污染的最后一片净土，其丰富而独特的药用植物资源具有很大的研究和开发价值。藏医药业是西藏支柱产业之一，长期得到国家和西藏自治区各级政府的重视和支持。应用植物组织培养技术研究开发藏药植物具有广阔的发展空间和应用前景，这将在藏药植物资源保护与利用、促进藏医药产业现代化发展等方面产生重要的现实意义。

思考题

1.简述植物组织培养的概念、类型以及优越性。

2.简述植物组织培养的任务。

3.简述植物组织培养的发展历史。

4.植物组织培养的应用有哪些?

参考文献

1. 曹明泽,孔小军,王磊,等.藏药研究概况[J].动物医学进展,2015,36(8):105-109.

2. 陈红.植物组织培养技术的现状及发展趋势[J].生物化工,2018,4(5):137-139.

3. 杜尚广,盛文涛.影响植物组织培养生产次生代谢产物的因素[J].园艺与种苗,2018,38(11):30-33,43.

4. 郭鹏辉,韦体,徐红伟,等.藏药柳茶愈伤组织诱导及褐化抑制探究[J].分子植物育种,2018,16(21):7118-7123.

5. 胡文忠,刘程惠,姜爱丽,等.藏药的发展历史及研究进展[J].安徽农业科学,2012,40(20):10746-10748.

6. 霍丽云,郑晓建.高寒藏药白花假龙胆的组织培养研究[J].中国药学杂志,2002(6):16-19.

7. 李轩豪,赵彩云,刘悦,等.青藏高原藏药资源与品质评价研究进展[J].中国中药杂志,2016,41(4):562-566.

8. 刘爱萍,吴琼慧,陈葛,等.我国藏药研究的网络分析[J].中国药物评价,2016,33(6):468-472.

9. 刘晓鹏,王锋,赵黎明,等.药用植物组织培养研究进展[J].湖北民族学院学报(自然科学版),2019,37(1):13-18.

10. 马慧,张立军,阮燕烨,等.植物组织培养技术的现状及发展趋势[J].安徽农业科学,2007(6):1602-1604.

11. 米玛潘多,泽仁旺姆,尼珍,等.植物组织培养在藏药材研究中的应用[J].西藏科技,2007(8):19-20.

12. 孙泰俊,樊海岩.论藏药材资源保护发展的现状和建议[J].中国民族医药杂志,2013,(7):7-11.

13. 王娟,李金鑫,李建丽,等.植物组织培养技术在中药资源中的应用[J].中国中药杂志,2017,42(12):2236-2246.

14. 王雨华，裴盛基，许建初. 中国药用植物资源可持续管理的实践与建议[J]. 资源科学，2002(4)：81-88.

15. 西藏农牧学院. 西藏藏医药产业生态化路径探讨[C]. //中国环境科学学会. 中国环境科学学会学术年会论文集，成都，2014-8. 北京：中国环境科学出版社，2014：432-438.

16. 徐文华，周国英，陈桂琛，等. 藏药山莨菪组织培养技术研究[J]. 生物技术通报，2008(1)：229-234.

17. 叶南，陈元胜. 药用植物组织培养在中药领域的应用研究[J]. 安徽农业科学，2007(24)：7502-7510.

18. 周珠扬，强小林. 藏药材科研栽培现状及发展探讨[J]. 西藏农业科技，2012，34(2)：30-35.

19. 祝剑峰. 植物组织培养在育种中的应用[J]. 安徽农业科学，2014，42(35)：12415-12417.

第二章

植物组织培养的基本原理

【教学指引】

本章从植物细胞的分化、脱分化与再分化、愈伤组织的形成、器官发生及植株再生方式等方面介绍离体培养中实现细胞全能性的过程。

植物细胞全能性是植物组织培养技术的理论基础。植物体的每个细胞都具有该物种的全部遗传信息，在离体培养及人工控制的条件下，经过脱分化能够形成胚性细胞或愈伤组织，经过再分化发育成完整的植株。

第一节
植物细胞的全能性

一、植物细胞全能性的概念

1902年，德国植物生理学家Haberlandt预言植物体的任何一个细胞，都有长成完整个体的潜在能力，这种潜在能力就叫“植物细胞全能性”。为了证实这个预言，他将高等植物的叶肉细胞、髓细胞、腺毛、气孔保卫细胞和表皮细胞等放置在人工配制的营养物（称为培养基）中进行培养，这些培养细胞能合成淀粉，体积增大，存活几个星期，但没有细胞分裂发生。主要原因是他所选择的实验材料和培养基不适合。在以后的研究中，培养基成分的研究成为组织培养研究或植物细胞全能性研究的一个突破口。

1934年，White用3种B族维生素吡哆醇（B_6）、硫胺素（B_1）和烟酸（B_3）代替了酵母浸出液，建立了适合于根培养的White培养基，将番茄根尖培养一段时间后，发现在切口处长出了一团愈合伤口的新细胞，称为“愈伤组织”。同年，法国的Gautheret在Knop营养液中加入B族维生素和吲哚乙酸（IAA）后，使山毛柳、黑杨形成层组织增殖，最后形成了类似藻类的突起物。

1948年，Skoog和我国植物生理学家崔澂，用不同种类和比例的植物激素处理离体培养的烟草茎段和髓，发现腺嘌呤与生长素的比例是控制烟草愈伤组织芽和根形成的主要条件之一。1957年，Skoog和Miller提出植物激素控制器官形成的概念，指出在烟草髓组织培养中，根和芽的分化取决于生长素与细胞分裂素两类生长调节剂的相对浓度，即生长素/细胞分裂素的比例高时，诱导形成根，而当生长素/细胞分裂素的比例低时，诱导形成芽。这种器官发生激素调控模式的建立为植物组织培养中植物器官的再分化奠定了理论基础。

1958年，Steward等将胡萝卜根的韧皮部组织放在培养基上培养，发现根细胞发生分裂，诱导出胚状体，最终分化成完整的植株。首次通过实验证实了植物细胞全能性，为今后植物组织培养的技术奠定了基础。

1966年，Guha和Maheswari培养毛曼陀罗未成熟的花药，以及1967年Bourgin和Nitsch培养烟草、水稻和小麦未成熟花粉粒，获得单倍体植株，证实了花粉粒具有全能性。Nagata和Takebe诱导烟草原生质体分裂并获得原生质体再生植株，证实了植物原生质体的全能性。

植物细胞全能性在植物界已得到广泛的认可，已将上千种植物的根、茎、叶、花、果实培养成植株。现在可以将植物体任何一种活的器官、组织、细胞经过人工离体培养获得完整植株，并产生许多植物体。

植物细胞全能性(cell totipotency)是指植物体的每个活细胞携带着一套完整的基因组,具有发育成完整植株的潜在能力。植物体内所有细胞从受精卵发育而成,均有全套遗传物质,从受精卵发育成完整植株,该植株的细胞、组织及器官受到母体的调控,细胞内遗传物质进行选择性表达,使不同部位的细胞、组织、器官表现出一定的形态特征,具有特定的功能,但其遗传潜力并没有丧失。植物细胞表现出全能性需要以下几个条件。首先,成为离体状态,一旦脱离原来所在的器官或组织,成为离体状态时,就切断了与母体的联系,摆脱了完整植株的调控,才有可能表现出全能性,因此,离体是植物细胞、组织经过脱分化及再分化形成完整植株的重要条件之一。其次,离体的组织及细胞需要外界给予其生长物质。如适宜的培养基,培养基成分包括细胞生长所必需的元素、维生素、氨基酸、植物生长调节物质和碳源等;还需要适宜的生长环境条件,如温度、光照、湿度、气体等。再次,需要在无菌条件下进行,以免微生物大量繁殖,影响离体细胞的生长、分化。在这些条件下将离体的细胞培育出完整植株的过程,便是植物组织培养。该过程主要是给离体的植物细胞提供一个适宜的生长条件,使其能将植物细胞全能性得以实现,形成完整植株。

二、不同类型植物细胞全能性表现的差异

不同类型的植物细胞其全能性表现差异较大。从不同来源比较,首先,受精卵是具有最高全能性的细胞;其次,生殖细胞的全能性较高,体细胞全能性较低;受精卵 > 生殖细胞 > 体细胞。从分化程度比较,分化程度低的细胞全能性大于分化程度高的细胞。从细胞成熟度比较,一般幼嫩的细胞全能性大于衰老细胞,更容易脱分化及再分化,比如秋天采集的叶片消毒接种后培养,很难诱导出愈伤组织,培养一段时间后容易发黄、发黑。从分裂能力比较,分裂能力强的细胞全能性大于分裂能力弱的细胞,比如形成层细胞,细胞分裂能力较强,更加容易被诱导。同一植株中不同部位细胞的全能性差异较大,但是一般幼嫩部分、分裂能力强的细胞更容易表现出全能性,如茎尖、根尖等处的分生细胞。

三、细胞全能性的绝对性与相对性

不是所有基因型的所有细胞在任何条件下都具有良好的培养反应,且表现出全能性。即使是植物细胞,也并不意味着任何细胞均可以再生出完整植株。不同物种之间差异较大,一般双子叶植物比单子叶植物较容易再生出完整的植株。同一物种间,不同植物也有一定的差异性。离体条件下,植物细胞是否表现出全能性,与植物的基因型、植物生长调节剂的种类和配比、试验材料的部位、母本植物的生理发育阶段、各种化学物质的作用以及光、温度等一系列因素的影响都有关。

第二节 植物细胞的分化、脱分化与再分化

一、植物细胞分化

细胞分化(differentiation)是由一种相同的细胞类型经过细胞分裂后逐渐在形态、结构和功能上形成稳定性差异,产生不同的细胞类群的过程,导致植物体各个部分出现异质性的现象。分化可以在细胞水平、组织水平或器官水平上表现出来,如细胞分化、维管组织分化,芽、茎、根等器官分化。细胞分化是同一来源的细胞逐渐发生各自特有的形态结构、生理功能和生化特征的过程。细胞分化是组织分化和器官分化的基础,是离体培养再分化和植株再生得以实现的基础。

二、植物细胞脱分化

已分化到一定程度的细胞、组织或器官,当受到创伤或进行离体培养时,又重新恢复分生能力,改变原有的分化状态,失去原有结构和功能,成为具有未分化特性的细胞团或愈伤组织的过程称为脱分化(dedifferentiation),又称去分化。脱分化是分化的逆过程。

细胞脱分化在植物界中也常见到,如植物受到虫伤、病伤或机械损伤时,局部细胞因受到创伤刺激,体内产生的内源生长素进行调控而脱分化形成愈伤组织,愈合伤口部位,从而起保护作用。离体细胞、组织或器官要实现其全能性,先要经历脱分化过程使其恢复分生状态,然后进行再分化,形成芽、根或完整的植株。脱分化过程因植物种类、外植体来源不同而有很大差别,一般而言,双子叶植物比单子叶植物、裸子植物脱分化容易,烟草和胡萝卜等植物的脱分化较为容易,而禾本科植物的脱分化较难;幼嫩组织的脱分化较成熟的组织脱分化容易。

三、植物细胞再分化

离体培养的植物细胞和组织可以由脱分化状态重新进行分化,形成另一种或几种类型的细胞、组织、器官,甚至形成完整植株的过程称为再分化(redifferentiation)。

根据其发生水平,可以分为以下几种。(1)细胞水平的再分化。细胞壁变厚、假导管细胞的形成及酶水平的变化和明显的机能分化,从而形成各种类型的细胞。(2)组织水平的再分化。松散的愈伤组织内含有大量拟分生组织或瘤状结构,如维管组织的分

化;致密的愈伤组织内组织分化很少,大多由高度液泡化的细胞组成。(3)器官水平的分化。外植体脱分化(可能形成愈伤组织)后形成一些分生细胞团,随后由之分化成不同的器官原基,如不定根、不定芽、多种变态的器官(如鳞茎、球茎)等,即器官发生型。

第三节 愈伤组织的形成

一、愈伤组织的概念

愈伤组织最初是指自然界中植物体受到机械损伤时,在伤口处长出的一团由薄壁细胞组成的瘤状突起。这种创伤愈伤组织的概念后来被引入植物组织培养领域。在植物组织培养中,离体的细胞、组织或器官经过诱导,恢复其潜在的细胞全能性,转变为分生细胞,即脱分化,分生细胞大量增殖并且分化为薄壁组织进而形成愈伤组织(callus)。愈伤组织是一种尚未分化且具有持续旺盛分裂能力的细胞团,是已分化的细胞脱分化的结果。愈伤组织是植物组织培养过程中一种常见的组织形态。愈伤组织形成后,可以通过器官发生途径或体细胞胚胎发生途径实现植株再生。

随着培养技术的日益完善,愈伤组织培养具有多种用途。一方面可研究植物生长发育及分化的机制、遗传变异规律、突变体筛选等,对植物遗传育种具有特殊意义;另一方面可用于大规模工厂化生产次级代谢产物、细胞培养筛选有用的无性系、原生质体培养等的来源,还可作为良好的遗传转化材料。

二、愈伤组织的形成条件

可以说,所有的多细胞植物均具有诱导产生愈伤组织的潜在可能性。诱导愈伤组织成功的关键除了选择适宜的外植体外,合适的植物生长调节剂的成分和浓度是极为重要的因素。

1. 植物材料

植物组织中用于诱导愈伤组织的材料来源比较广泛,如植物的分生组织(茎尖和根尖分生组织),叶片器官(子叶、叶柄、叶肉组织、叶基部、叶鞘等),茎(胚轴、嫩茎、节间、鳞茎、块茎、原球茎等),根(根尖、胚根),薄壁组织及植物的某些繁殖器官(花药、花粉、幼胚、胚珠、胚乳、子房、花瓣、花丝、花托等)。愈伤组织的诱导受外植体的类型影响较大，而选用合适的外植体，能大大提高愈伤组织的诱导率。例如，诱导豇豆丰产2号愈伤组织时，愈伤诱导率下胚轴 > 顶芽 > 上胚轴 > 真叶。

在实践中可根据培养目的和植物种类，选择不同的组织或器官作为外植体材料进行愈伤组织的诱导和培养。例如，在铁皮石斛的组织培养中，用叶片作为外植体很难诱导出愈伤组织，这可能与叶片组织中含有分生组织少有关；采用茎段和根均能诱导出愈伤组织，说明这两种外植体含有一定量的分生组织，利于愈伤组织诱导；但从愈伤组织诱导率来看，茎段高于根，说明茎段中含有更多的分生组织；从愈伤组织颜色和生长速度来看，茎段伤口诱导出的愈伤组织生长较快，颜色为传统的淡绿色，而从根诱导出的愈伤组织则生长缓慢，颜色为白色。

2. 人工控制条件

（1）培养基。

在植物组织培养中，外源激素能够有效促进愈伤组织的形成，是组织培养成功的关键因子。细胞分裂素与生长素配合使用，效果较好，被广泛应用于愈伤组织的培养。常用的细胞分裂素有6-BA、KT及ZT等，常用的生长素有2,4-D、NAA及IAA等。2,4-D对于愈伤组织的诱导效果优于其他生长素，而且，在一些植物愈伤组织诱导过程中还需要较高浓度的2,4-D。当以烟草茎髓、胡萝卜贮藏根和马铃薯块茎组织作为外植体时，诱导愈伤组织则既需要生长素，也需要细胞分裂素。只需要一种细胞分裂素诱导愈伤组织的植物物种较少，白芜菁是其中之一。不同植物生长调节剂对外植体诱导愈伤组织的影响不同，这是因为不同的外植体类型和植物种类对不同种类的植物生长调节剂的敏感性不同。除了植物生长调节剂的种类对不同植物愈伤组织的诱导较为重要外，其浓度配比也不容忽视，同一植物生长调节剂不同浓度对外植体诱导愈伤组织的影响也不同。一般而言，高浓度生长素和低浓度细胞分裂素有利于愈伤组织的诱导及生长。

（2）培养条件。

植物材料接种于培养基后，给予一定的环境条件，诱导愈伤组织，其中温度及光照对植物材料的生长影响较大。培养室中的温度一般设置为25 ℃左右，适用于大多数植物，但西藏本地的植物大多数长期适应于高海拔、低温的环境，生长温度较低，在低温条件下生长较快、较好，若温度较高，比如超过24 ℃，植物材料易褐化、发黑等，不利于愈伤组织的诱导，一般可将温度设置为15 ~ 20 ℃。愈伤组织的培养大多需要光照条件，光照强度可设为1000 ~ 2000 lx。少数愈伤组织诱导不需要光照条件，在黑暗或散光条件下最好。愈伤组织在黑暗或弱光条件下呈乳白色或淡黄色，可能由于某些生长相关的内源激素或色素的合成受到了抑制。增加光照强度会提高相关酶的活性，促进植物组织培养中多种酚类物质的氧化导致褐化程度加强。例如，在葡萄愈伤组织诱导和继代培养中，光照强度为1000～1500 lx有利于葡萄愈伤组织诱导和继代培养；较高的光照强度会导致愈伤组织诱导率下降、褐化率增加（图2-3-1）；光照强度较低会影响愈伤组织生长情况。

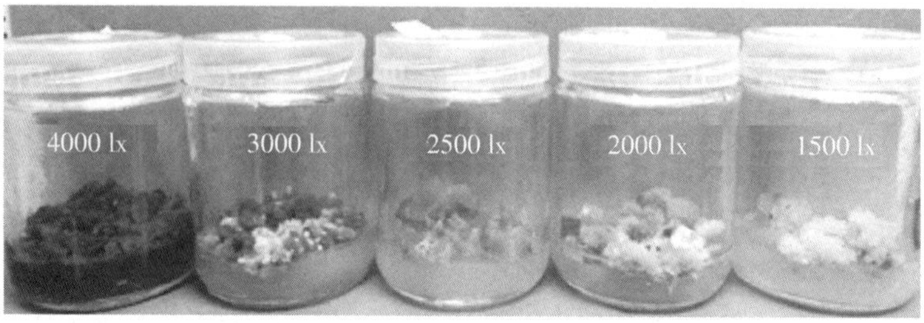

图2-3-1　不同光照强度下的葡萄愈伤组织生长状况（引自刘蓉等，2015）

三、愈伤组织的形成过程

在植物组织培养中，外植体在植物生长调节剂的诱导下通过脱分化形成愈伤组织，大致要经历启动期、分裂期和形成期三个时期。

1. 启动期

启动期（initiation stage）又称为诱导期（induction stage），该时期为外植体细胞准备进行分裂的时期，也是脱分化的开始时期。切口受损的细胞接受外界刺激后放出损伤激素，和植物生长调节剂相互作用，导致切口附近的细胞去分化而诱导细胞开始准备分裂。细胞改变原有状态，加强合成核酸和蛋白质，细胞质开始增多，液泡缩小，核变大，而细胞大小变化不大（图2-3-2）。诱导期持续的时间因植物种类及来源、培养基成分和培养条件的不同而表现差异。

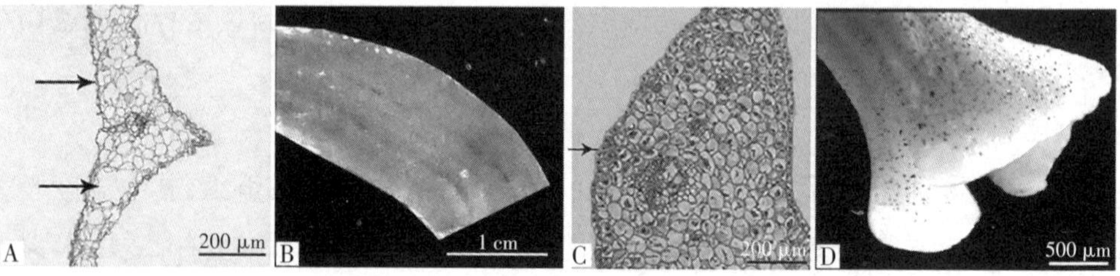

图2-3-2　多花黄精叶片愈伤组织启动部位及启动期的细胞学观察（引自何艳，2018）

A.上段叶片组织结构：表皮细胞呈不规则的线状，叶肉位于表皮内，由多层薄壁细胞组成，细胞体积较大，呈不规则形，不具备分生细胞的特点 B.上段叶片培养30 d后的形态：叶片膨大变深绿，无愈伤组织分化 C.培养5 d的叶片基部组织结构：基部有一层紧密规则排列的表皮细胞保护着内部薄壁细胞，表皮细胞和近皮层的薄壁细胞启动分裂，胞质浓厚，细胞核大，具有分生细胞的特点，细胞分裂旺盛 D.培养10 d的叶基形态：叶基切口处开始皱缩膨大

2. 分裂期

分裂期（division stage）是指外植体细胞经过诱导以后完成脱分化，不断分裂、增殖子细胞的过程。主要特征是细胞体积较小，恢复到分生组织状态，细胞呈多边形，细胞

核和核仁变大，细胞质浓稠，液泡少而小，组织的总干重、蛋白质和核酸含量逐渐增加，新细胞壁的合成极快。细胞快速分裂，经过不断分裂形成分生细胞团，又形成生长中心，细胞经过反复增殖，形成一团团愈伤组织。

该时期愈伤组织的形态特征是细胞分裂快，细胞的数目迅速增加，结构疏松，缺少有组织的结构，颜色浅而透明，若立即转移到增殖培养基上，愈伤组织可无限地进行细胞分裂，保持不分化状态，如胡萝卜愈伤组织培养7 d后，细胞数可增加10倍。

3. 形成期

形成期（formation stage）是指外植体的细胞经过诱导、分裂形成了愈伤组织，同时细胞内开始出现一系列形态和生理上的变化，从而使愈伤组织内产生不同形态和功能的细胞，出现组织分化的时期。这一时期与分裂期没有明显界限，一方面细胞不断分裂增殖，形成大量的愈伤组织，另一方面细胞开始再分化。这个时期，细胞分裂已从分裂期的以周缘细胞分裂为主转向较内部的组织，即愈伤组织表层细胞的分裂逐渐减慢和停止，而内部组织细胞开始分裂，细胞数目进一步增加。大量分裂的细胞冲出表层细胞，出现了类似于维管组织或顶端分生组织的瘤状结构外表，从而使活跃生长的愈伤组织形成一种“泡状”增殖状态（图2-3-3）。

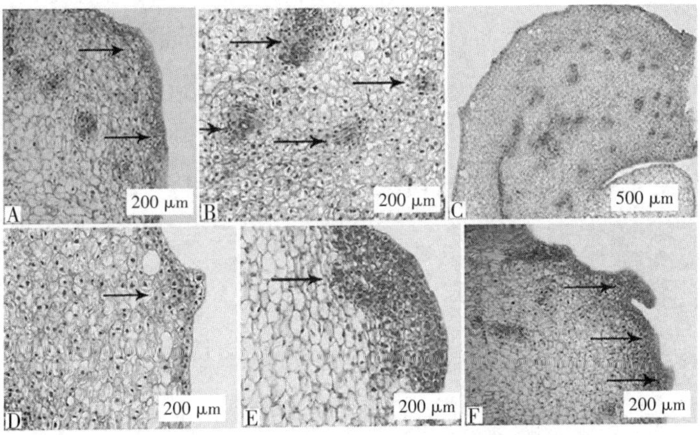

图2-3-3　多花黄精叶片愈伤组织分裂期与形成期的细胞学观察（引自何艳，2018）

A.表皮及皮层的薄壁细胞脱分化，形成排列紧密的分生细胞 B.位于愈伤内部的拟分生组织 C.叶基处形成的瘤状愈伤组织 D.愈伤组织近表层细胞分裂突起 E.近表层形成分生中心 F.芽原基、叶原基突出表层

在愈伤组织的形成过程中，尽管在形态上可以划分出启动期、分裂期和形成期三个时期，但实际这些时期的界限并不是十分严格的，尤其是分裂期和形成期，它们往往可以在同一组织块上观察到。所以，根据组织和细胞的形态、结构、大小以及一系列生理生化代谢水平划分三个时期，只是为了更好地了解愈伤组织生长时的相对状况。

四、愈伤组织的继代培养

愈伤组织如果在原来的培养基上继续培养,会因为培养基中营养不足、水分散失及有害代谢物的积累而停止生长,甚至老化、变黑、死亡。若愈伤组织要继续增殖、生长,就需要定期地转接到新鲜的培养基上继续培养,这样愈伤组织就可以长期保持旺盛的生长,该过程称为继代培养。愈伤组织继代培养的周期和次数,主要取决于愈伤组织的生长速度和生长状态,一般2~4周继代1次。通过继代培养,可使愈伤组织无限期地保持在不分化的增殖状态。

继代培养的方法是将原来的愈伤组织分割成小块转移到新鲜的培养基上。用于继代培养的愈伤组织块必须达到一定的大小,否则在新鲜的培养基上难以迅速恢复分裂和生长,或者生长十分缓慢。应当注意的是,继代培养时愈伤组织不能硬性分割,因为愈伤组织生长时有一个生长核心,一旦被破坏,就难以恢复分裂和生长。因此,在分割时要根据具体情况,顺其自然地进行分割。

诱导形成的愈伤组织,可以在液体培养基中悬浮培养。悬浮培养是将游离的植物细胞或小的细胞团置于液体培养基中进行培养和生长的技术。一般是将一些生长旺盛的小块愈伤组织放入液体培养基中,进行振荡培养,从而使愈伤组织块变成具有良好分散性的细胞和小的细胞聚集体。愈伤组织通过悬浮培养能产生大量比较均一的细胞,而且细胞增殖速度快,适宜进行大规模细胞的培养。这一细胞培养技术不仅为研究细胞的生长和分化提供了一个独特的实验系统,也为植物细胞突变体筛选进行育种创造了基本技术条件,也可用于植物次生代谢物质的生产。

五、愈伤组织的形态特征

虽然几乎所有高等植物的器官或组织都有可能产生愈伤组织,但相同物种内不同个体的植株在离体培养中的反应可能不同,同一植株不同部位的细胞在离体培养中的反应也可能不同,相同植物材料在不同的培养基上反应也不同,能产生出不同类型的愈伤组织。

根据愈伤组织的质地不同,可将其分为松散型和致密型愈伤组织,质地不同是由其内部结构上的差异所引起的。坚实致密的愈伤组织内无大的细胞间隙,细胞间被果胶质紧紧地粘着,因而往往不能形成良好的悬浮系统。松散的愈伤组织内有大量的细胞间隙,细胞排列毫无次序,是悬浮培养最适合的材料,稍经机械振荡,即可使组织分散成单细胞或少数几个细胞组成的小细胞团。愈伤组织的颜色一般有:淡黄色、黄色或白色,也有淡绿色或绿色;老化的愈伤组织多转变为黄褐色甚至褐色。

根据愈伤组织的外部形态特征及再生方式等,可将其分为胚性愈伤组织和非胚性愈伤组织两大类。胚性愈伤组织具有产生胚状体的能力，一般组织结构紧凑，质地较坚实，表面呈颗粒状，其生长缓慢，但再生力强；非胚性愈伤组织质地疏松易碎，表面粗糙，生长迅速（图2-3-4）。这两种愈伤组织在外部形态上差异较大，一般胚性愈伤组织再生能力较强，易形成胚状体，发育成完整的植株，而非胚性愈伤组织在分化培养基中往往只能再生出不定芽或根。一般通过调整培养基植物生长调节剂的浓度和多次继代培养，非胚性愈伤组织可以转为胚性愈伤组织。

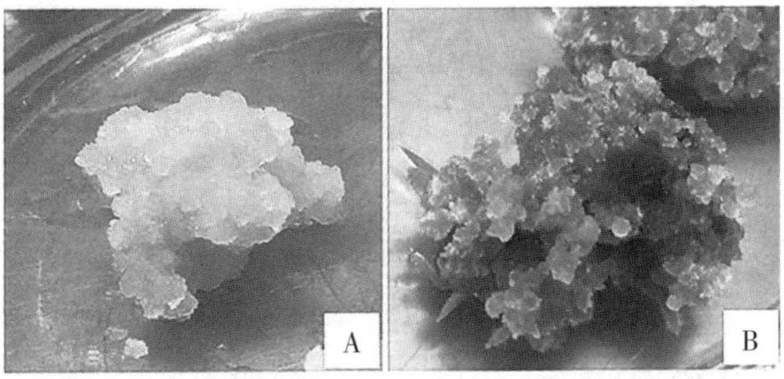

图2-3-4　匙叶翼首花下胚轴愈伤组织（引自袁芳等，2017）

A.非胚性愈伤组织 B.胚性愈伤组织

来源于不同植物或同一种植物不同部位的愈伤组织，在颜色、结构和生长习性上都可能存在差异，但优良的愈伤组织应必备以下4个特性中的2～3个：(1)旺盛的自我增殖能力，以便用这些愈伤组织建立大规模的愈伤组织无性系；(2)高度的胚性或再分化能力，以便从这些愈伤组织得到再生植株；(3)容易散碎，以便用这些愈伤组织建立优良的悬浮细胞系，并且在必要时能从中分离出原生质体；(4)经过长期继代保存而不丧失胚性，便有可能对它们进行各种遗传操作。

第四节

器官发生及植株再生方式

在植物组织培养中，所采用的外植体经过诱导能够重新进行器官分化，长出芽、根、花等器官，最后形成完整植株，这种经离体培养的外植体重新形成的完整植株叫作再生植株(regeneration plant)。植物组织细胞离体培养中的形态发生可通过器官发生(organogenesis)和体细胞胚胎发生(somatic embryogenesis)这两种途径形成再生植株。这些形态发生途径都是以细胞分化为基础的，它包括组织和器官的形成，对于研究植物细胞的全能性、形态变化的可塑性，以及了解组织分化和器官形成有着十分重要的意义。

一、器官发生

器官发生途径是指在组织培养的过程中，再生植株不是通过胚胎，而是通过分生中心直接分化器官，最终形成完整植株的过程。通常其可以分为器官直接发生途径与器官间接发生途径两种类型。

1. 器官直接发生途径

在植物组织培养中，器官由切下的外植体中已存在的器官原基发育而成，该过程称为器官直接发生途径。如野生细辛越冬芽的培养，首先越冬芽开始萌动长出小叶片，然后自叶片的叶腋处长出多个不定芽；风信子鳞茎切片的培养，在适宜的条件下，其基部就会分化形成小鳞茎。在器官直接发生途径中，由于细胞染色体的倍数基本保持稳定，因此发生变异现象的频率较低，这样也能保证所培养的试管苗保持母株良好的种性。

2. 器官间接发生途径

在植物组织培养中，外植体通过脱分化形成愈伤组织，随后由之再分化形成不同的器官原基（如不定芽、不定根），该过程称为器官间接发生途径。利用植物细胞在组织培养过程中所形成的大量愈伤组织，可以在短时间内通过器官发生分化出大量小植株。因此，通过器官间接发生途径，可以使被培养材料的繁殖系数迅速增加，但是愈伤组织的细胞在遗传上具有不稳定性。

一般情况下，通过愈伤组织分化形成芽和根而再生植株的方式可分为3种类型。

（1）先芽后根。

先产生芽，待芽伸长后，在其幼茎基部长出根而形成完整的小植株。这种方式在植物组织培养中较为普通，常常把诱导出芽与诱导生根分为两步进行。首先对培养基上的愈伤组织进行诱导以产生芽，待芽长成一定大小的苗后，再把小苗转入含有NAA、IAA或IBA等生长素的培养基上生根。

（2）先根后芽。

先分化出根，再从根上产生不定芽而形成完整的植株。对于多数植物而言，先形成根后就很难诱导茎芽的分化，但有些植物的组织培养，有先形成根，而后在根上长出芽的。

（3）根芽同步。

在愈伤组织的不同部位分别形成芽和根，然后二者的维管组织互相连接，成为具有统一轴状结构的小植株。

植物组织培养中器官发生方面的经典模式，即生长素和细胞分裂素之间的平衡控制器官的形成，当细胞分裂素与生长素之比高时，有利于芽的形成；比值低时有利于根的形成；比值接近1时，有可能既形成芽，也形成根，或者只有愈伤组织。

二、体细胞胚胎发生

1. 体细胞胚胎的概念

正常情况下，植物胚胎发生（embryogenesis）是指受精后的合子（受精卵）到成熟胚的发生、发育的过程，这种情况下形成的胚称为合子胚（zygotic embryo）。在植物组织培养中，离体培养的细胞、组织、器官也可以产生类似于合子胚的结构，其形成也经历了类似胚胎的发生和发育过程，该过程称为体细胞胚胎发生；没有经过受精过程，起源于非合子细胞，但经过了胚胎发生和胚胎发育过程，形成具有双极性的胚状结构，这种结构称为体细胞胚胎（somatic embryo）或胚状体（embryoid）。

成熟的体细胞胚胎可以像合子胚一样萌发后长出根、芽，再形成完整的植株。1958年，德国的Reinert和美国的Steward分别在固体培养基和液体悬浮培养的胡萝卜的根细胞中，发现愈伤组织中有些细胞可以发育成胚。植物体细胞胚胎发生具有普遍性，已从多种植物上观察到体细胞胚胎的发生，包括被子植物几乎所有重要的科和一些裸子植物。

在离体组织细胞培养形成体细胞胚胎的过程中，体细胞分裂增殖并依次经过原胚（proembryo）、球形胚（globular embryo）、心形胚（heart-shaped embryo）、鱼雷形胚（torpedo-shaped embryo）和成熟胚（mature embryo）5个发育时期，进而形成完整的植株（图2-4-1）。这与植物受精卵的发育过程极为相似。但在具体的培养过程中，体细胞胚胎的发育进程在不同植物中有一定的差异。

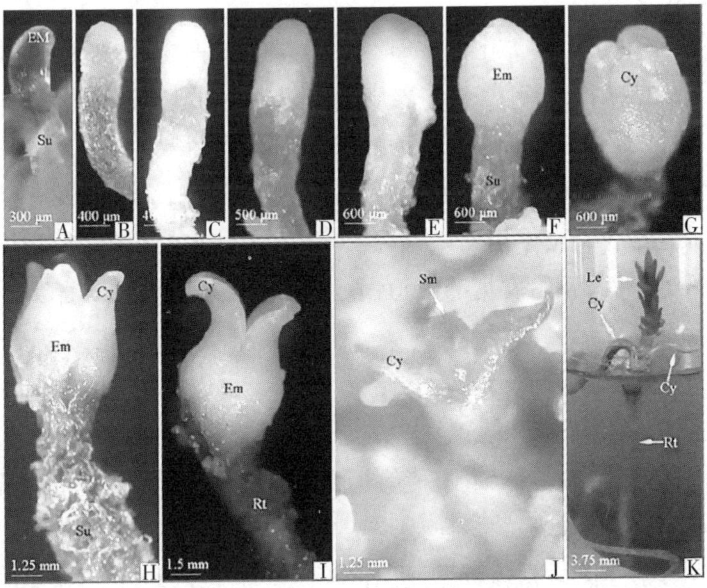

图2-4-1　香榧胚性愈伤组织体细胞胚胎发育及植株再生（引自项伟波等，2015）

A.原胚 B～C.球形胚 D～E.棒状胚 F～G.心形胚 H～I.鱼雷胚 J.子叶胚（成熟胚） K.体胚形成的再生植株（EM为胚性细胞团、Em为胚、Su为胚柄、Cy为子叶、Rt为根、Sm为芽原基、Le为叶片）

2.体细胞胚胎发生的结构特点

（1）双极性。

指在植物的器官、组织，甚至单个细胞中，在不同轴向上存在的某种形态结构和生理生化上的梯度差异，即在发育的早期阶段，从其方向相反的两端分化出茎端和根端。胚性细胞第一次分裂多为不均等分裂，形成顶细胞和基细胞。其后由较小的顶细胞继续分裂形成多细胞原胚，而较大的基细胞进行少数几次分裂成为胚柄部分，这在形态上就具有了明显的双极性。其发育过程与合子胚相似，后期大多数可长成小植株，极性一旦建立，常难以逆转。相对于器官发生而言，其具有数量多、速度快、结构完整、再生率高等优点。

（2）生理隔离。

体细胞胚胎形成后与外植体组织无结构上的联系，或与周围愈伤组织无胞间连丝，从而开始出现生理隔离现象；随着体细胞胚胎的进一步发育，体细胞胚胎独立于周围的组织，类似处于解体状态。研究表明，体细胞胚胎发生这种相对独立的形成模式可能有利于细胞分化和全能性的表达。而器官发生具有单极的芽和根，往往与母体植株或愈伤组织中形成的维管组织相连接。

3. 体细胞胚胎发生途径

体细胞胚胎作为植物离体生长的基本方式之一，既可由外植体的细胞直接形成，也可由愈伤组织间接形成，即体细胞胚胎发生的途径有直接体胚发生和间接体胚发生两种。

（1）直接体胚发生。

直接体胚发生是指由培养中的器官、组织、细胞或原生质体等外植体的某些部位直接分化成胚。如从山茶子叶基部的表皮细胞产生体细胞胚胎；从苹果叶片外植体上直接诱导出体胚；以香根草的节及不定芽为外植体直接诱导体胚，且体胚发生为单细胞起源，并具有单子叶植物典型的胚胎结构。直接途径中体细胞胚胎起源于预定的胚性细胞，这种细胞的胚胎发生潜力是已经决定了的，外界的生长调节因子和适当的条件仅仅是促进细胞进入胚胎发生的轨道而已，大多可采用生殖器官实现，以便促进体胚的发生和发育。

（2）间接体胚发生。

间接体胚发生是指先将外植体材料诱导出愈伤组织，再由愈伤组织的小细胞团或单细胞分化形成体胚。多数体细胞胚胎的形成是通过该途径产生的。间接体胚发生途径一般需要三个培养阶段：第一阶段是诱导外植体形成愈伤组织；第二阶段是诱导愈伤组织胚性化；第三阶段是体细胞胚胎的形成。但在以幼胚、胚轴及子叶为外植体时，通常可以直接诱导产生胚性愈伤组织，进而发生体细胞胚胎。

体细胞胚胎的起源模式也一直是研究热点。一般认为，体细胞胚胎是由单细胞起源的,即体细胞胚胎从单细胞发育而成。1996年,O. Faure等在诱导葡萄花药体胚发生中发现,体胚既可直接起源于花药药室内壁细胞,也可间接起源于愈伤组织细胞,但在这两种情况下,体胚均起始于一个单细胞,体胚的极性在此细胞进行第一次分裂前即已建立,而且体胚胚体的发育与合子胚的发育相似。也有人认为,体细胞胚胎可能起源于一个以上的细胞。多细胞起源的依据是:外植体在培养条件下先脱分化,形成愈伤组织,从愈伤组织的内部或深层形成一小团类似分生组织的细胞团,这团细胞经细胞分裂进行极性分化,经过胚胎发生的各阶段,最后发育成成熟胚。

本章小结

植物细胞全能性是植物组织培养技术的理论基础。随着研究的发展,植物细胞全能性的概念也在不断扩充与完善。植物细胞全能性是指植物体的每个活细胞携带着一套完整的基因组,具有发育成完整植株的潜在能力。离体细胞具有生命的基本特征和属性,在全能性的基础上,为其提供合适的营养和环境条件,离体细胞经历脱分化、再分化,可形成再生植株。

细胞分化是组织分化、器官分化和植株再生的基础,因此也是植物组织培养中培养物再分化得以实现的基础。脱分化是分化的逆过程。植物组织培养中,已分化的外植体细胞要实现其全能性,首先要经历脱分化过程使之恢复分生状态,然后进行再分化。多数情况下,脱分化的结果是产生愈伤组织。愈伤组织的形成过程可分为启动期、分裂期和形成期三个时期。愈伤组织的诱导效率和形态特征主要受到外植体类型、培养基及培养条件的影响。

离体培养中再生植株的主要途径是器官发生和体细胞胚胎发生。器官发生可分为器官直接发生途径与器官间接发生途径两种类型。器官的发生并不一定导致植株再生,而芽、根和茎(包括其变态器官)的发生则可以导致植株重建。植物体细胞胚胎发生的过程与合子胚胎发生的过程类似,但具有双极性和生理隔离两个明显的特点。从外植体诱导体细胞胚胎发生的途径有直接体胚发生和间接体胚发生两种。外植体的基因型和生理状态、培养基、培养条件等是影响离体形态发生的主要因素。

思考题

1. 什么是植物细胞全能性?植物材料与细胞全能性表达有何关系?
2. 什么是植物细胞分化、脱分化与再分化?
3. 愈伤组织是如何形成与生长的?
4. 简述愈伤组织的形态特征。

5. 什么是器官发生途径？

6. 在植物组织培养中，形成体细胞胚胎一般要经历哪些生长发育阶段？

7. 什么是体细胞胚胎发生途径？体细胞胚胎发生有哪些结构特点？

参考文献

1. 蔡正旺，刘静，杨松杰. 植物体细胞胚胎发生影响因素研究进展[J]. 安康学院学报，2014，26(4)：101–104.

2. 陈春玲. 龙眼体细胞胚胎发生机理的初步研究[D]. 福州：福建农林大学，2001.

3. 陈耀峰. 植物组织与细胞培养[M]. 北京：中国农业出版社，2007.

4. 郝诗璇，祁宏英，张全，等. 西瓜愈伤组织诱导研究[J]. 黑龙江农业科学，2019(9)：25–27.

5. 何艳. 多花黄精组织培养体系的研究[D]. 杭州：浙江农林大学，2018.

6. 李浚明，朱登云. 植物组织培养教程（第3版）[M]. 北京：中国农业大学出版社，2005.

7. 刘蓉，杨国伟，吴月燕，等. 光照强度对葡萄愈伤组织形成过程中相关酶活性和基因表达的影响[J]. 生物工程学报，2015，31(8)：1219–1229.

8. 刘玉玲. 椪柑体细胞胚胎发生机理的初步研究[D]. 扬州：扬州大学，2016.

9. 罗天宽，王晓玲. 植物组织培养[M]. 北京：中国农业大学出版社，2016.

10. 孙忠青. 植物细胞的全能性及应用[J]. 安徽农业科学，2013，41(21)：8843–8844.

11. 王蒂. 植物组织培养（第2版）[M]. 北京：中国农业出版社，2013.

12. 王燕，赵健，隋鑫，等. 杜仲愈伤组织诱导及胚性愈伤组织的判别[J]. 中国农学通报，2015，31(34)：20–27.

13. 吴丽芳，魏晓梅，陆伟东. 白刺花胚性愈伤组织诱导和植株再生体系建立[J]. 植物生理学报，2019，55(2)：218–224.

14. 项伟波，赵金凯，吴家胜，等. 香榧体细胞胚发生、发育的形态与细胞学观察[J]. 园艺学报，2015，42(8)：1477–1486.

15. 肖宇，张朝红，支玉玺，等. 葡萄花器官体细胞胚的诱导和植株再生[J]. 果树学报，2011，28(5)：888–892.

16. 肖尊安. 植物细胞的全能性[J]. 生物学通报，2006，6(41)：1–3.

17. 许丁帆，李建科，刘艳军，等. 铁皮石斛愈伤组织稳定培养体系的建立[J]. 天津农业科学，2018，24(8)：67–69.

18. 袁芳，李晶，任海平，等. 藏药匙叶翼首花高频组织培养再生体系优化研究[J]. 西北植物学报，2017，37(2)：379-386.

19. 袁学军. 植物组织培养技术[M]. 北京：中国农业科学技术出版社，2016.

20. 詹立平，张建军，刘志梅. 细辛组织培养技术研究[J]. 中国当代医药，2013，20(4)：65-66.

21. 张永福. 植物组织培养[M]. 重庆：重庆大学出版社，2013.

22. 张仲林. 细胞的全能性[J]. 生物学教学，2014，39(4)：72-73.

23. 赵一淳. 从水稻愈伤组织到小苗再生——植物细胞全能性的完美体验[J]. 农村经济与科技，2017，28(22)：27.

24. 周佐葡，张桂芳，刘春，等. 白鹤芋体细胞胚胎发生及组织学研究[J]. 基因组学与应用生物学，2018，37(8)：3489-3494.

第三章

实验室及仪器设备

【教学指引】

本章主要介绍植物组织培养实验室的组成、各分室的功能及设计要求、各分室所需的仪器设备和实验用具，对于植物组织培养实验室的安全管理只做一般介绍。

植物组织培养是在无菌条件下对植物器官、组织或细胞进行离体培养，使其在人工控制条件下进行生长、分化并形成完整植株的过程。整个过程需要在无菌条件下进行较长时间培养，故对操作技术及实验室环境要求均很高。为了确保植物组织培养工作得以顺利开展，必须有基本的实验仪器和设备。

第一节

实验室组成和布局要求

植物组织培养的基本操作流程包括:玻璃器皿的洗涤、培养基的配制、物品及培养基的灭菌、植物材料的消毒及接种、材料的培养、驯化移栽等过程,为了保证实验操作的高效性及清洁度,降低污染率,需将植物组织培养实验室分隔成多室,以便发挥各分室不同的功能。

根据植物组织培养的操作流程,可将实验室分为:准备室、无菌操作室、培养室及温室(图3-1-1、图3-1-2),其中温室应与其他室分开。在实验室面积及经费宽裕的条件下,还可增加高压灭菌室和观察室。

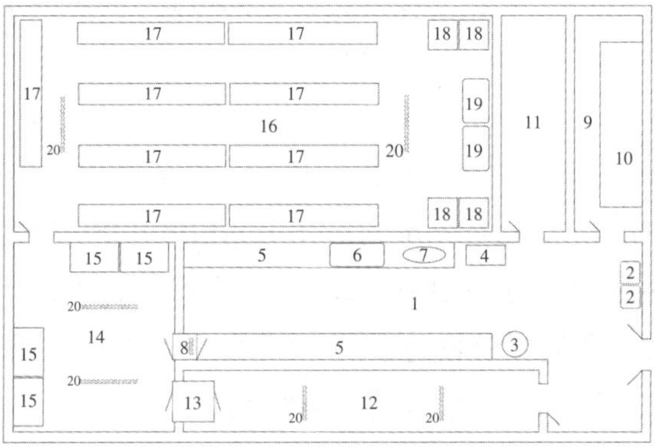

图3-1-1　植物组织培养室的布局

1.准备室 2.冰箱 3.高压蒸汽灭菌锅 4.烘箱 5.实验台与试剂架 6.清洗池 7.纯水器 8.传递窗 9.机房 10.净化式空调机组 11.储物间 12.缓冲室 13.风淋室 14.无菌操作室 15.超净工作台 16.培养室 17.培养架 18.培养箱 19.振荡培养箱 20.紫外灯

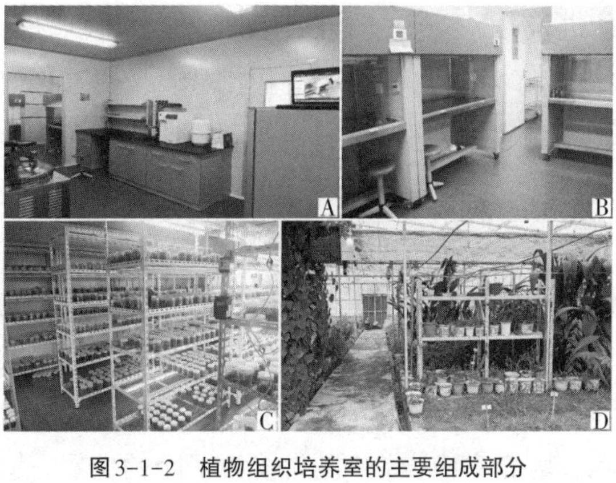

图3-1-2　植物组织培养室的主要组成部分

A.准备室 B.无菌操作室 C.培养室 D.温室

一、各分室的功能及设计要求

1. 准备室

准备室是用于实验准备的场所，主要包括药品及器具的存放、器皿的清洗和干燥、化学试剂和培养基的配制、物品及培养基的灭菌、植物材料的预处理等操作。

生产型或教学型准备室一般可设为一间，面积大小为70～80 m^2，用于满足多人的实验准备工作，要求房间明亮、排水及通风良好，内需设有多个实验台，以便满足仪器、物品的摆放和多人实验操作工作，药品存放应设在避光位置，若条件允许，可隔离出一小间药品室，便于药品的存放及管理。灭菌仪器需大功率线路，可摆放在人流量较小的位置。

研究型准备室的面积不需要过大，一般20～50 m^2即可，可设为分体式，即将准备室可设计为具有不同功能的分室，如洗涤室、药品室、称量室、灭菌室等，各分室设计应符合实验操作流程，提高工作效率，便于管理。洗涤室要求排水良好，地面需防滑；药品室应保持干燥、通风；灭菌室应设有较大功率的线路，以便满足灭菌仪器的正常使用；各分室应安装搁置架，方便各类物品的存放。

2. 无菌操作室

无菌操作室也叫接种室，其功能是进行植物材料的消毒与接种、培养物的继代或转接、原生质体的制备等一切需要无菌操作技术的场所。由于植物组织培养需长时间的无菌操作，也是最关键的一步，保持接种时的无菌条件就显得十分重要。因此，对无菌操作室的清洁度及密闭性要求较高，无菌操作室一般设在密闭性较好的位置，不宜设在阴暗潮湿的地方，应保持干爽、明亮，墙壁及地面应光滑平整，便于消毒和清洁。为保证无菌环境，最好安装玻璃移动门，内设有紫外灯，定期杀菌消毒，一般面积不宜过大，能够摆放多台超净工作台即可。

在准备室与无菌操作室之间应设缓冲间，主要是进入无菌操作室前的一个缓冲场所，以便减少人体从准备室或空气对流带入的尘埃等污染物。缓冲间设计时不宜过大，面积1～2 m^2即可，进、出门不能正对着，应错开，设置玻璃推拉门，避免空气对流。缓冲间和接种间的墙面最好为玻璃墙，便于室内瞭望，及提高明亮度。需安装紫外灯，便于定期杀菌消毒，研究型实验室可安装风淋，减少微生物的带入。操作人员进入此间后，应换上实验服、拖鞋，戴上口罩和帽子，以减少进出时带入无菌操作室的杂菌。

3. 培养室

培养室主要是对接种后的植物材料进行培养的场所，若有条件可以在培养室旁边设立一间观察室，用于观察培养材料的生长、发育及分化。

培养室的大小可根据需要的培养架的大小、数量而定。为了节约能源，保持温度，并保持相对的无菌环境，培养室应设在向阳、较为密闭的位置，使培养室能保持清洁和适度干燥。培养室最好不要留有窗户，以便控制培养室的温度、光周期及光照强度。

为满足植物培养材料生长对气体的需要，应当留一个通气窗，并安上排气扇。最好设置在接种室旁，便于提高工作效率，且与无菌操作室之间设玻璃推拉门，两室之间的隔离墙可设为玻璃墙面，便于观察，增加照明度。室内可安装紫外灯定期杀菌消毒。

若实验室面积及经费允许，培养室旁可隔离出一小间，用于放置光照培养箱、小型人工气候箱、摇床等仪器，便于原生质体培养、细胞悬浮培养、植物遗传转化材料的培养等，满足于各种材料对特殊培养的要求。室内还可放置一些用于观察植物材料生长、分化的各种显微仪器设备，比如显微镜、解剖镜等，可作为观察室，最好安装能进出的门，避免经常从无菌操作室内出入。

4. 温室

温室是用于试管苗炼苗、移栽的场所，应设在大田间，避免土壤微生物带入实验室内。温室的大小应根据生产量或规模而定，要求环境条件可控，能够满足植物材料对光照、温度、水分的需求。

二、实验室的设计原则

植物组织培养实验室各分室的安排应合理，按实验操作流程来设计各功能区，功能区的顺序根据每个环节的联系紧密度进行合理排列组合，使之成为一条流畅的工作线，即能够达到工作便利、提高效率，避免由于某些环节安排不当引起混乱，比如洗涤室→培养基配制室→无菌操作室→培养室→观察室。其次，实验室应清洁，远离尘埃，密闭性较好，应避免昆虫、老鼠等出入。实验室应能有效地进行温度、光照和湿度的控制。实验室规模视情况而定，研究型实验室不需面积过大，只要功能齐全，安排合理即可，而用于教学或大规模生产的实验室，为满足于较多人操作，需要投入更多的经费及实验室使用面积。

三、实验室的安全管理

实验室安全管理的要求，首先是水电、药品、仪器设备的使用管理；其次是实验室管理规范化，提高实验室的利用率，使之高效运转。

1. 植物组织培养室的日常管理要求

（1）专人负责实验室日常管理工作，保证实验室安全规范使用。

（2）保持实验室的清洁卫生，无菌操作室及培养室不得用扫帚打扫，须用干净的拖把清理干净。定期进行整理、杀菌消毒工作，保持实验室内无尘无菌的状态。

（3）被污染的玻璃器皿应经高压灭菌后，再进行清洗工作，以防止污染实验室，不得任意摆放。

(4)玻璃器皿及接种器械按要求清洗后,存放于指定位置,摆放整齐。

(5)实验室进出物品需登记。

(6)配制强酸、强碱溶液时,须佩戴耐酸碱手套,严格按照操作程序,以免造成损伤。

(7)实验中产生的有毒废液、强酸、强碱、废弃培养基等应集中处理,不得倒入下水道。

2. 实验室仪器的管理要求

(1)仪器使用前须登记,使用时须严格遵守仪器的操作方法,尤其是高压灭菌锅及超净工作台的使用,仪器运行时,操作人员不得离开实验室。

(2)超净工作台紫外杀菌一般为20~30 min,不得长时间照射,以免影响紫外灯的寿命。使用后须将台面清理干净,保持仪器的整洁。

(3)定期做好主要仪器设备的维护与保养工作,如高压灭菌锅应定期进行压力测试和密封性检查,定期进行超净工作台的保养维护工作,检测气流速度和过滤装置。

(4)称量药品时,避免将药品洒在天平上,以免仪器被药品腐蚀、污染。

3. 药品的安全管理

(1)实验药品应专门保存在专用的药品柜中,妥善保管易燃、易爆及剧毒类药品,防止人为引起的药品混杂。

(2)需要保存于室温的药品,摆放在干燥、通风的室内即可,需要低温或冷冻保存的药品,须放入冰箱中。

(3)易燃、易爆及剧毒类药品使用时须登记。初次打开药品时须标记药品初次使用日期。

(4)药品称量时须更换药勺及称量纸,避免药品间污染。

第二节

各分室所需仪器设备及实验用具

为确保植物组织培养实验室能够有序、正常运转,各分室内需要摆放一定的仪器设备及实验用具。

一、准备室所需的仪器设备及实验用具

1.仪器

(1)天平。

应配备精确度分别为0.001 g和0.0001 g的电子天平，不同精确度的天平分别满足蔗糖、琼脂粉、培养基母液、植物生长调节剂等试剂称量的需要。

(2)烘箱。

烘箱又称为鼓风电热干燥箱，按外形来分可分为卧式烘箱和立式烘箱两种。烘箱的工作原理是通过电能使加热管加热，并借助电机通过风道送风使烘箱内部温度达到均匀，送风方式又分垂直循环送风和水平循环送风。常用于洗净后器具的干燥，温度常设置为50 ℃，待物品烘干后，取出冷却后即可使用。该仪器还可用于玻璃、金属器具的灭菌，将器具用锡箔纸包好后放入烘箱内，温度设定为150 ~ 160 ℃，保温2 h，降温后取出冷却，该方法是通过长时间高温达到消除杂菌的效果，一般不建议采用该方法进行灭菌。

(3)pH计。

pH计用于调培养基的pH，有笔式和台式两种类型，使用前要校准，使用后须将探头保存于缓冲溶液中。如果实验室内未配备pH计，可用5.0 ~ 7.0精密pH试纸代替。

(4)纯水制造装置。

实验中配制培养基母液、植物生长调节剂母液和培养基需要用纯水、超纯水或蒸馏水。纯水制造装置通过电渗析法、离子交换法、反渗透法等适当的加工方法对原水进行一系列处理制得纯水。超纯水是在纯水的基础上进一步将水中的导电介质几乎完全去除，同时将水中不离解的胶体物质、气体及有机物均去除至很低程度的水。蒸馏水一般通过水沸腾后形成水蒸气，遇冷后形成蒸馏水。在进行工厂化大规模生产，对水质要求不太高时，也可用自来水煮沸，冷却后使用。

(5)高压蒸汽灭菌锅。

高压蒸汽灭菌锅是植物组织培养中不可缺少的仪器之一，主要用于培养基、无菌水、各种金属器械和玻璃器皿的灭菌，有大型卧式、中型立式、小型手提式等多种型号。实验室中最常用的是中型立式全自动灭菌锅，而大型卧式高压灭菌锅主要用于工厂化生产。全自动灭菌锅使用时，设定温度、压力和时间后仪器自动运行，结束后取出物品即可，使用方便，工作效率高。

(6)冰箱。

一般可采用家用冰箱，包括冷冻和低温冷藏，主要用于需要低温保存的试剂或药品，如培养基和植物生长调节剂母液。

(7)电磁炉。

主要用于加热溶解培养基中的琼脂粉,将已溶解的培养基再进行分装。

准备室一般还需要有实验台、水槽、晾干架、药品柜等,保障植物组织培养实验的顺利开展。

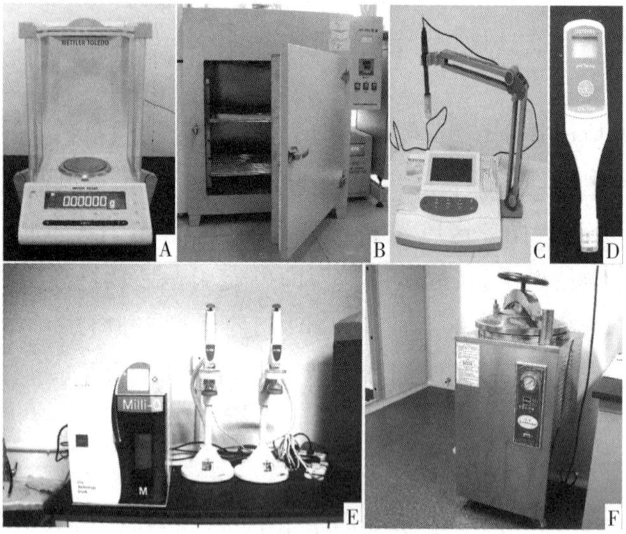

图3-2-1 准备室的主要仪器设备

A.电子天平 B.烘箱 C.台式pH计 D.笔式pH计 E.纯水器 F.高压蒸汽灭菌锅

2.实验用具

(1)洗涤用具。

主要用于器皿的清洗,如各种试管、培养皿、三角瓶清洗刷和塑料桶,塑料桶用于浸泡器皿。清洗时还需要洗涤剂,如洗洁精、洗衣粉、洗衣皂、84消毒剂等。

(2)塑料筐。

用于盛放玻璃器皿、金属器械等实验物品,便于物品的携带与转移,也可用铁丝框或托盘代替。

(3)蒸馏水桶或塑料桶。

主要用于装实验用水,用于母液或培养基的配制,配制时还需要塑料洗瓶、称量纸、药匙等。

(4)烧杯。

主要用于培养基、植物生长调节剂、消毒剂的配制,一般需要50 mL、100 mL、500 mL、1000 mL等规格。

(5)量筒。

用于量取用量较大的液体试剂,一般需要10 mL、50 mL、100 mL、250 mL、500 mL、1000 mL等规格。

(6)容量瓶。

配制母液和培养基过程中，用于溶液的定容。一般需要50 mL、100 mL、200 mL、500 mL、1000 mL等规格，常用无色透明和棕色遮光两种，棕色遮光容量瓶常用于见光易分解的物质溶液的定容。

(7)移液管。

配制培养基过程中用于量取母液，一般需要0.1 mL、0.5 mL、1 mL、5 mL、10 mL等规格，也可用移液枪代替。

(8)试剂瓶。

将配制好的溶液倒入试剂瓶中进行保存，不可用于盛装需要高温高压灭菌的试剂和培养基。一般需要50 mL、100 mL、250 mL、500 mL、1000 mL等规格。常用无色透明和棕色遮光两种，棕色遮光试剂瓶常用于见光易分解或不稳定的物质溶液的保存，如铁盐溶液。

(9)培养器具(图3-2-2)。

培养用具主要包括培养皿、培养瓶、三角瓶及封口膜等。

①培养皿。固体培养基经高压灭菌后分装于培养皿中。用于植物材料的培养，如胚轴、胚根、茎段、叶片、子叶、花粉、花药、愈伤组织、原生质体等培养。能耐高温、高压，一般常用9 cm、10 cm、12 cm等规格，常采用Parafilm® M封口膜进行封口。Parafilm® M封口膜是一种美国进口的培养皿封口膜，韧性好，广泛用于常规实验室。

②培养瓶。主要用于无菌苗培育、芽苗诱导和增殖、生根培养等，常用于固体培养。培养瓶有配套的塑料瓶盖，均具有耐高温、高压性，瓶口较大，便于操作。市场销售的培养瓶有各种规格和形状，常用的规格有250 mL和300 mL。

③三角瓶。可将配制好的培养基装入三角瓶中，再高温高压灭菌。可用于固体培养，如无菌苗培育、芽苗诱导和增殖、生根培养等，瓶口小，不易操作，但不易污染，常用的规格有100 mL、150 mL、250 mL。也可用于液体振荡培养，如细胞悬浮培养，常用的规格有100 mL、150 mL、250 mL。三角瓶还需要封口膜，主要用于防止培养基被杂菌污染，实验室常用的三角瓶封口膜是一张方形塑料纸，中央有一个圆形微孔滤膜片，透气性较好，能耐高温高压，可反复使用，三角瓶封口时需要用棉线或耐高温橡皮圈将瓶口缠紧。

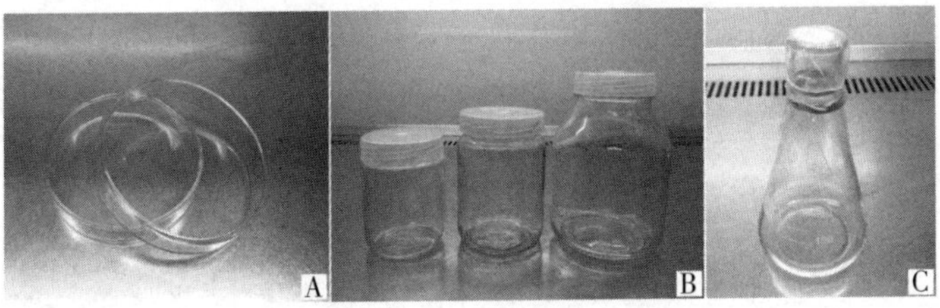

图3-2-2 培养容器

A.培养皿 B.培养瓶 C.三角瓶

二、无菌操作室所需的仪器设备及实验用具

1.仪器

(1)超净工作台。

超净工作台是植物组织培养不可缺少的仪器之一,是一种提供局部无菌环境的空气净化设备,主要用于无菌操作,如植物材料的消毒、切割、接种或转接、原生质体的制备、离体授粉、植物遗传转化等。超净工作台由鼓风机、过滤器、操作台面、照明灯、紫外光灯等组成。依据气流流向的不同,分为垂直气流超净工作台和水平气流超净工作台;依据操作人数不同,可分为单人工作台和双人工作台。使用方法是打开超净工作台电源后,先开紫外灯,照射20~30 min,再打开风机和照明,待台面吹净因紫外灯照射产生的臭氧时,便可开始接种工作。超净工作台的工作原理是由电动机带动鼓风装置运转,使空气经过过滤装置,滤除真菌、细菌和尘埃后,将无菌的空气吹在整个操作台面上,使超净工作台内形成高洁净的工作环境。一般风速可以调控,风速既要保证酒精灯能正常使用,又要能阻止工作台面以外的污浊空气流入台面,一直保持无菌环境。此外,要考虑接种材料的幼嫩程度,应避免因风速过高,导致植物材料快速失水致死。

(2)红外线灭菌器。

主要用于接种时镊子、剪刀、手术刀等接种器械的灭菌。仪器基于电子红外线原理,膛内温度可达到近900 ℃,通过高温达到灭菌的效果。使用时需要将此仪器放入超净工作台内,接通电源后,设置温度,达到设定温度时,便可将接种器械放入,加热几分钟取出冷却后使用。金属器械灭菌也可采用酒精灯火焰灼烧的方法。

(3)紫外灯。

紫外灯是对无菌操作室进行杀菌消毒的一种装置,悬挂于房顶,室内安装1~2盏30 W的紫外灯即可。紫外光通过诱发生物遗传物质DNA的变异,强剂量照射能杀死微生物而达到灭菌的目的。一般定期照射30 min即可达到良好的灭菌效果。

(4)小推车。

接种时,可将需要放入或取出超净工作台的物品放于旁边的小推车上,接种前后方便物品的转移,也可用于实验准备。

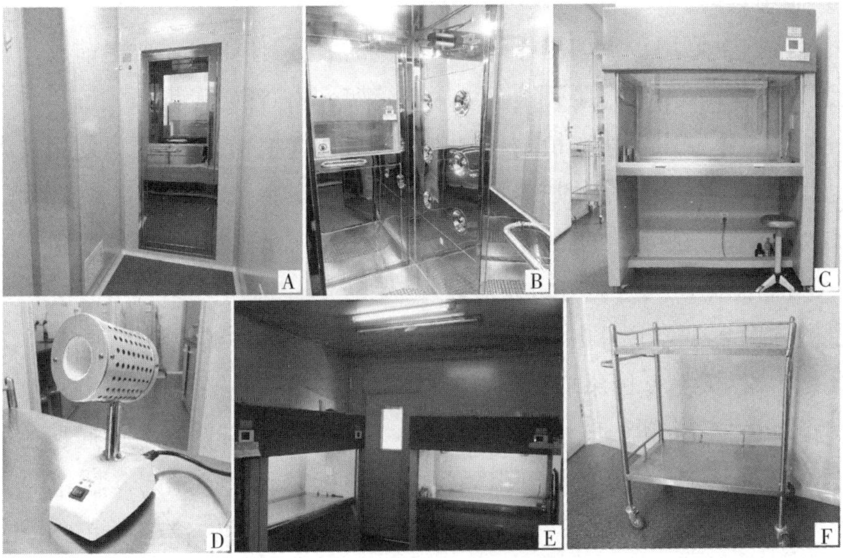

图3-2-3 无菌操作室的主要仪器设备

A～B.无菌操作室入口处风淋室 C.超净工作台 D.红外线灭菌器 E.紫外灯 F.四轮小推车

2.实验用具

(1)接种器械。

①镊子。主要用于分割材料时固定,接种时夹取材料,常用24 cm、26 cm规格的枪型镊子。

②剪刀。主要用于剪取植物材料,一般有直头剪和弯头剪,弯头剪较适用于剪取叶片。

③手术刀。主要用于切取植物材料,一般适用于茎段、不定芽的切取。常用4号刀柄及23号配套的刀片。实验中刀片钝化后需及时更换,以避免材料切口处的细胞被挤压破损。

④接种针。适用于植物器官的解剖与分离,如茎尖的剥离。

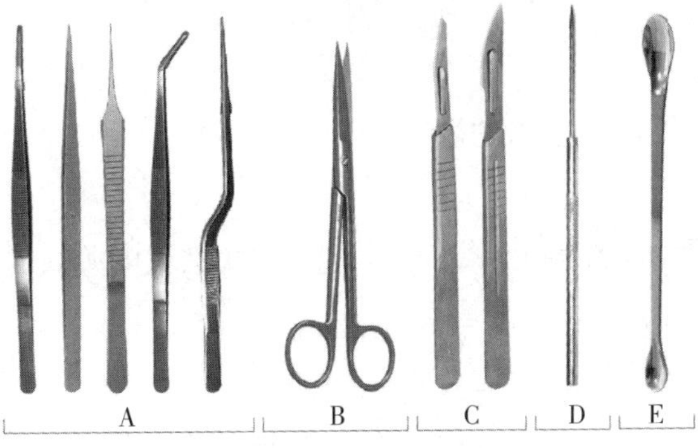

图3-2-4 接种工具

A.镊子 B.剪刀 C.解剖刀 D.解剖针 E.药勺

（2）其他用具。

①搁置架。主要用于无菌操作时接种器械的放置，使用时需要提前放入超净工作台内，经紫外灯灭菌，不需高压灭菌。可用试管架、离心管架代替。

②接种盘。主要用于切取植物材料或接种时放置植物材料，还可使用较大的培养皿代替，如12 cm、15 cm规格的培养皿。实验中需要吸去植物材料上多余的水分时，如消毒后的材料、农杆菌介导的植物遗传转化等，可以提前在培养皿内放入几层吸水纸或滤纸，经过高温高压灭菌后方可使用。

③过滤除菌器。常用于热不稳定物质的除菌，如某些植物生长调节剂（IAA、ZT、ABA等）、抗生素、天然有机添加物、酶制剂等。包括微孔滤头和注射器两部分，常用滤膜微孔直径有0.22 μm和0.45 μm两种类型。其原理是将带菌的液体通过孔径小于或等于0.45 μm微孔滤膜，使杂菌受到阻隔留在滤膜上，液体进入无菌容器内，从而达到除菌的目的。使用时，将高温高压灭菌后的微孔滤头和注射器转移至超净工作台内，先用注射器吸取液体，再将微孔滤头安装在注射器插针头的位置上，推针筒使待过滤溶液滴入灭过菌的容器中，过滤后容器封口，以免杂菌侵入导致污染，放入低温环境保存。

（3）玻璃器具。

①酒精灯。主要用于无菌操作过程中接种器械的火焰灼烧，接种后培养瓶瓶口、瓶盖和培养皿的火焰灼烧。使用时需要放入超净工作台内，加入无水乙醇的量不超过酒精灯容量的2/3。可用不锈钢防爆酒精灯代替。

②耐高温螺口瓶。用于盛装蒸馏水，经高温高压灭菌后成无菌水，用于植物材料消毒时冲洗材料表面残留的消毒剂，或盛装需要高温高压灭菌的培养基。一般使用规格有250 mL、500 mL、1000 mL等，可用三角瓶代替。

三、培养室所需的仪器设备及实验用具

1.仪器

（1）空调。

空调主要用于调控培养室内的温度。

（2）自动控时器。

自动控时器主要用于控制光照时间，即光周期，接通电源后放于培养架上，一般设置为16 h光照/8 h黑暗。

（3）光照培养箱。

光照培养箱用于需要在特定环境条件下培养的培养物。实验条件有限的情况下，没有培养室时可用培养箱代替。

(4)振荡培养箱或摇床。

适用于液体培养或细胞悬浮培养,振动速度可控制,培养时需将容器固定。振荡培养箱可控制温度和光照,摇床一般不可控制。培养物在液体培养基中,易下沉于容器底部,引起供氧不足,用旋转床或振荡器给予一定转速,促进氧气的溶解,同时使培养物上下翻动,消除植物向重力。既可以改善通气状况,又可避免培养物间的挤压,分散或悬浮培养物。

(5)各种显微镜。

光学显微镜主要用于观察组织切片、培养物的生长、器官分化、形态建成等;电子显微镜可用于细胞器观察、脱毒苗的病毒检测等。使用时需连接照相装置,以便拍摄记录。

(6)解剖镜。

解剖镜主要用于植物材料器官的解剖和观察,如茎尖和芽的解剖与观察。使用时需连接照相装置,以便拍摄记录。

(7)培养架。

培养架主要用于固体培养时培养容器的摆放。为了充分利用空间,将培养物置于培养架上,可供大批量的培养物进行培养,培养架体一般为金属材料,培养架架高1.8 m左右,可设4~5层,最低一层离地面高至少为10 cm,每层高40 cm左右,长度根据所采用的光源灯管长度而定,宽度约40 cm。每层需安装40 W日光灯(或LED灯),一般1~6盏,每盏灯管单独设立开关,可以调控每层的光照强度。每层设有隔板,可用玻璃或金属网等。

(8)紫外灯。

紫外灯主要对培养室进行杀菌消毒,定期照射30 min即可达到良好的灭菌效果。

(9)温(湿)度计。

温(湿)度计主要用于测量培养室内的温(湿)度。

(10)光强计。

光强计主要用于测量培养室内的光照强度。

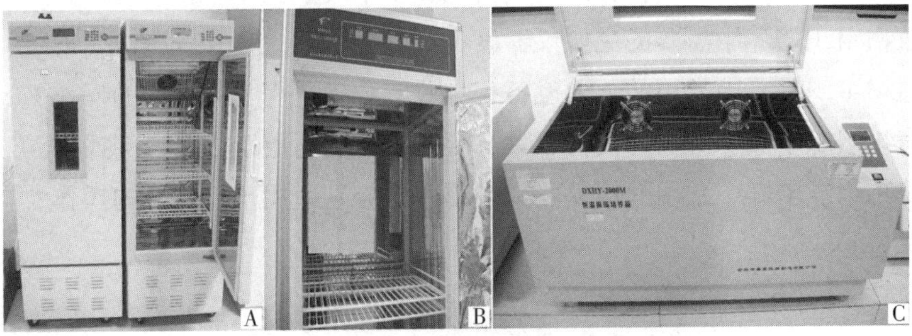

图3-2-5 培养设备

A.光照培养箱 B.人工气候培养箱 C.恒温振荡培养箱

2. **实验用具**

主要有载玻片、盖玻片，用于制作细胞、组织的显微制片；细胞计数板，用于细胞计数。

本章小结

植物组织培养是在无菌条件下对植物器官、组织或细胞进行离体培养，使其在人工控制条件下进行生长、分化形成完整植株的过程。整个过程需要在无菌条件下进行较长时间的培养，故对操作技术及实验室环境的要求非常严格。必须按功能对实验室的操作区间进行合理划分与布局，并配备必需的仪器设备和实验用具，人为创造无菌条件和适宜培养材料生长的环境条件。

植物组织培养实验室是由一组执行不同功能的区间组成，一般应包括准备室、无菌操作室、培养室和温室等，其布局的总体要求是便于隔离、便于操作、便于灭菌和便于观察。准备室主要用于器皿的洗涤、药品的称量、培养基的制备与灭菌、植物材料的预处理等。无菌操作室主要用于植物材料的消毒与接种、培养物的继代或转接、原生质体的制备等需要进行无菌操作的技术程序。培养室主要用于为植物培养材料的生长提供适宜的温度、湿度、光照和气体等条件。温室主要用于试管苗的炼苗和移栽。

植物组织培养实验室常用的仪器设备按其功能可分为灭菌设备、接种设备、培养设备、检测设备及其他辅助设备等。灭菌设备主要有高压蒸汽灭菌锅、烘箱、紫外灯、红外线灭菌器、过滤器、酒精灯等。接种设备主要有超净工作台、接种工具、封口材料等。培养设备主要有培养架、培养箱、摇床、环境调控设备、培养器皿等。检测设备主要包括组织切片设备与显微观察设备。其他辅助设备主要有电子天平、pH计、纯水制造装置、冰箱、电磁炉、小推车、盛装容器等。

思考题

1. 简述植物组织培养实验室的基本构成和基本要求。
2. 植物组织培养中需要的主要仪器设备有哪些？
3. 植物组织培养中常用的灭菌设备有哪些？分别适用于什么样的操作？
4. 植物组织培养中常用的接种工具有哪些？分别适用于什么样的操作？
5. 植物组织培养中常用的培养器具有哪些？分别适用于什么样的操作？

参考文献

1. 陈耀峰. 植物组织与细胞培养[M]. 北京:中国农业出版,2007.

2. 李浚明,朱登云. 植物组织培养教程(第3版)[M]. 北京:中国农业大学出版社,2005.

3. 罗天宽,王晓玲. 植物组织培养[M]. 北京:中国农业大学出版社,2016.

4. 王蒂. 植物组织培养(第2版)[M]. 北京:中国农业出版,2013.

5. 袁学军. 植物组织培养技术[M]. 北京:中国农业科学技术出版社,2016.

6. 张永福. 植物组织培养[M]. 重庆:重庆大学出版社,2013.

第四章

植物组织培养的基本操作技术

【教学指引】

本章主要介绍植物组织培养过程中的基本操作技术，主要包括灭菌技术、无菌操作技术、培养基的成分与制备技术、外植体的种类与接种技术、培养条件及其调控技术、继代培养技术、生根培养技术等。

植物组织培养除了需要具备最常用的实验设备和试剂耗材之外，还必须熟练掌握植物组织培养的基本操作技术，这是植物组织培养试验成功的关键。

一个完整的植物组织培养过程一般包括以下几个步骤。

(1)准备阶段。

查阅相关文献，根据已成功培养的植物或亲缘关系相近植物的研究结果，结合实际制订出切实可行的培养方案。然后根据实验方案配制适当的化学消毒剂以及不同培养阶段所需的培养基，并经高压蒸汽灭菌或过滤除菌后备用。

(2)外植体选择与消毒。

选择植株合适的部位作为外植体，采回后经过适当的预处理，然后进行消毒处理。将消毒后的植物材料在无菌条件下切割成一定大小的小块(外植体)，或剥离出茎尖、种胚，挑出花药等作为外植体，接种到初代培养基上。

(3)初代培养。

接种后的材料置于培养室或光照培养箱中培养，促使外植体中已分化的细胞脱分化形成愈伤组织，或顶芽、腋芽直接萌发形成芽。然后将愈伤组织转移到分化培养基分化成不同的器官原基或形成胚状体，最后发育形成再生植株。

(4)继代培养。

分化形成的芽、原球茎数量有限，采用适当的继代培养基经多次切割转接。当芽苗繁殖到一定数量后，再将一部分用于壮苗生根，另一部分保存或继续扩繁。进行脱毒苗培养的需要提前进行病毒检测。

(5)生根培养。

刚形成的芽苗往往比较弱小，多数无根，此时可降低加入培养基中的细胞分裂素浓度或不加，提高生长素浓度，促进小苗生根，提高其健壮度。

(6)炼苗移栽。

选择生长健壮的生根苗进行室外炼苗，待苗适应外部环境后，再移栽到疏松透气的基质中，注意保温、保湿、遮阴，防止病虫害。经环境适应性驯化后的组培苗即可移栽大田用于生产。

植物组织培养的基本操作主要包括：灭菌技术、无菌操作技术、培养基配制技术 、外植体接种技术等。另外，还需要重点考虑温度、光照和湿度等物理环境条件，培养基组成、pH和渗透压等化学环境条件，以及外植体种类、大小和接种密度等生物环境条件对外植体生长和分化的影响，筛选出最适宜的培养条件。

第一节 灭菌技术

灭菌是指采用物理或化学的方法，杀死物体表面和孔隙内的包括微生物在内的一切生物体，即把物体内外部的所有生物体全部杀死。与灭菌相关的一个概念是消毒。消毒是指采用物理或化学的方法，杀死、消除或者充分抑制部分微生物，使之不再发生危害作用。显然，经过消毒，一些细菌的芽孢、霉菌的厚垣孢子等不会被完全杀死。物理方法有湿热（常压或者高压蒸煮）、干热（烘烤、灼烧）、射线（紫外线、微波）、过滤、清洗和大量无菌水冲洗等方法；化学方法是使用一定浓度的抗生素或者消毒剂来抑菌和杀菌，常用的消毒剂有酒精、升汞、次氯酸钠、过氧化氢、高锰酸钾、来苏尔等。在进行灭菌或者消毒时，必须针对不同的对象采用切实有效的方法。

培养基、外植体、试验器具和组培室环境本身带菌（微生物）。这些微生物一旦接触培养基，就能迅速生长，其生长速度一般都比培养物（外植体、愈伤组织、试管苗等）快得多，在竞争营养的同时，能产生对植物组织有毒的代谢废物，加上培养物本身比较脆弱，生长缓慢，抵抗力不强，最终导致培养物死亡。因此，在开展植物组织培养工作时，要对环境、培养基、用具等进行灭菌，对空气进行过滤除菌，对外植体进行消毒等。灭菌和消毒的目的都是为了达到组培材料的无菌培养，防止微生物对组培材料的污染和危害。

污染是指在植物组织培养过程中，由于真菌、细菌等微生物的侵染，在培养容器内滋生大量菌斑，导致培养物不能正常生长和发育的现象。污染存在于整个植物组织培养生产中的每一个环节。在植物组织培养中，预防污染需要耗费大量的人力和物力，能否有效控制污染是组培实验及工厂化育苗成败的关键。

一、环境灭菌

植物组织培养实验室主要由准备室、无菌操作室（接种室）和培养室构成。为确保植物组织培养达到无菌要求，应对室内环境进行定期或不定期的灭菌。环境灭菌的目的是采用物理或化学的方法消灭或明显减少环境中的微生物，防止污染发生。

1. 定期灭菌

在第一次启用组培实验室前，应进行一次熏蒸灭菌。建议以后每半年进行一次，如果污染严重，则应及时进行熏蒸灭菌。

常用方法是用甲醛配合高锰酸钾进行熏蒸。高锰酸钾具有强氧化性，与甲醛发生反应，产生大量热量，使甲醛以气体形式挥发，扩散于空气和物体表面。一般按照福尔马林（甲醛含量37%）10 mL/m^3、高锰酸钾5 g/m^3计算用量。将温水倒入玻璃或陶瓷容器内，先加入高锰酸钾搅拌均匀，最后加入福尔马林后人立即离开，密闭房间24 h。切忌将高锰酸钾倒入福尔马林中，以免药液迸溅，造成人员灼烧；如果消毒空间较大、药量较多，可放置多个容器，要从实验室内部向外部依次倾倒。熏蒸结束后，启动过滤型排气扇排除甲醛气体，如果没有安装排气扇，可开门通气，通气至少48 h方可投入使用。

2. 日常灭菌

准备室、无菌操作室、培养室等均可用紫外灯进行灭菌，超净工作台除可采用空气过滤除菌的方法外也可配合使用紫外灯照射灭菌，一般照射20 ~ 30 min即可。紫外线能引起细菌、病毒等微生物遗传物质的结构发生变化，从而影响DNA复制、RNA转录和蛋白质的翻译，导致病菌或病毒死亡。此外，紫外线辐射所产生的臭氧和各种自由基可损伤蛋白质和酶分子，导致功能改变。紫外线照射法具有较高的杀菌效率，可杀灭细菌、真菌、病毒等各种微生物，该技术运行维护简单，费用较低。在用紫外灯照射灭菌期间，工作人员不要滞留在正在消毒的空间内，切忌长时间注视紫外灯发出的光线，应避免将皮肤长时间暴露于紫外线下。

可以利用70% ~ 75%酒精、1% ~ 2%来苏尔、0.25% ~ 1%新洁尔灭等化学消毒剂喷洒实验室空间进行环境灭菌，一方面可直接杀死环境中的微生物，另一方面也可使飘浮在空气中的尘埃下落，防止尘埃上面附着的微生物污染培养基和培养物。对于超净工作台，在紫外灯照射灭菌后，还需用70% ~ 75%酒精对操作平台表面进行擦拭，需注意有机玻璃挡板不能用酒精擦拭，否则会腐蚀有机玻璃。

二、培养基灭菌

因培养基原料和盛装容器均带菌，而且在分装和封口过程中也会引起污染，故分装封口后的培养基一定要立即灭菌，否则会造成培养基的污染。培养基灭菌一般采用高压蒸汽灭菌，特殊情况下也可采用过滤除菌。

1. 高压蒸汽灭菌

高压蒸汽灭菌是将需灭菌物品放入高压蒸汽灭菌锅内，通过高温高压进行灭菌的方法，其原理是在密闭的高压蒸汽灭菌锅内产生蒸汽，由于蒸汽潜热大，穿透力强，容易使蛋白质变性或凝固，在0.105 MPa压力下，锅内温度可达121 ℃。在此温度下，不仅可杀死一般的细菌、真菌等微生物，对芽孢、孢子也有杀灭效果，所以高压蒸汽灭菌是最可靠、应用最普遍的物理灭菌法。

高压蒸汽灭菌的操作程序：将需要灭菌的培养基放入高压蒸汽灭菌锅专用网筐内，向灭菌锅内添加适量的水，再将网筐放入灭菌锅中，盖好灭菌锅盖，拧紧锅盖控制阀，检查排气阀有无故障，然后关闭排气阀，打开电源加热。当压力指针达0.05 MPa时，打开排气阀，排除锅内的冷空气，再次关闭气阀，此时锅内的水蒸气变热。当灭菌锅内的温度达121 ℃，压力为0.105 MPa时，保持15～25 min，即可达到灭菌效果。然后切断电源慢慢冷却，当压力降到0.05 MPa时，缓慢打开排气阀放气。待压力指针恢复到0后，打开灭菌锅并取出培养基。如果使用的是智能型蒸汽灭菌锅，只需设定好灭菌时间和温度，就能自动完成整个灭菌过程。

培养基从灭菌锅取出后，在室温下冷却。根据实验需要，在培养基冷却至50 ℃左右时，将其倒入无菌的培养皿或试管中，凝固成平面或斜面培养基，灭菌后的培养基分装也应在超净工作台上进行。除了培养基外，实验用的无菌水、玻璃器皿和接种器械也可采用高压蒸汽灭菌。

2. 过滤除菌

当培养基中含有在高温条件下易分解或变性的物质时，如植物生长调节剂、抗生素等溶液，应采用过滤除菌。然后在超净工作台上，把经过过滤除菌的药液加入经高压蒸汽灭菌后冷却至50 ℃左右的培养基中，混合均匀后分装。

过滤除菌的原理：空气或液体通过过滤膜后，杂菌的细胞和芽孢等因大于滤膜孔径而被阻挡，通过滤膜的空气或液体则是无菌的，但不能除去病毒小分子。过滤除菌使用的滤膜孔径通常为0.22 μm。使用前将注射器、接液瓶等包装好后高压蒸汽灭菌，然后在超净工作台上按无菌操作的要求将需要过滤的溶液装入注射器，再安装上无菌的一次性针头式滤器，推压注射器活塞杆，将过滤除菌后的液体滴入接液瓶。

3. 灭菌效果验证

一般灭菌后的培养基在使用前应先验证灭菌效果，确定彻底灭菌后再使用，以免培养物被污染。将培养基用保鲜膜包裹后置于培养室中放置3 d，如果没有出现污染，说明灭菌可靠，可以使用。灭菌后的培养基不宜长期保存，常温保存的培养基最好在一周内用完。暂时不用的培养基应用保鲜膜包裹后放在4 ℃冰箱内保存，保存时间最好不要超过1个月。培养基应避免光线的照射，以保证培养基的质地和成分不受影响。

三、器具灭菌

1. 器具洗涤方法

在植物组织培养实验中，经常使用各种玻璃的、塑料的和金属的器皿或工具。如果在实验中使用不清洁的器具，则会由于污染物和杂质的存在而影响到培养的效果。因此，器具的洗涤是实验的一个重要内容。

(1)玻璃器皿的洗涤。

新购买的玻璃器皿表面常附有游离的碱性物质,先用自来水冲洗,再用毛刷蘸取适量的去污粉或洗洁精反复刷洗器皿的内外壁,然后用自来水冲洗干净,再浸泡在1%~2%盐酸溶液中过夜(不可少于4 h),最后用自来水冲洗干净备用。

用过的玻璃器皿应立即洗涤,此时洗涤比较容易,若搁置时间久了,会增加洗涤的难度。先清除玻璃器皿内的废弃物,然后将器皿放在已加入去污粉或洗洁精的水槽中浸泡1 h左右,再用毛刷反复刷洗器皿的内外壁,最后用自来水冲洗干净备用。

洗干净的玻璃器皿应该是铮亮透明,内外壁水膜均一,不挂水珠,说明没有污迹存在。

(2)塑料器皿的洗涤。

聚乙烯、聚丙烯等制成的塑料器皿,在植物组织培养实验中用得越来越多。塑料器皿质地软,不宜用毛刷刷洗,否则容易造成划痕。先清除塑料器皿内的废弃物,然后用自来水冲洗,再用镊子夹着浸润的脱脂棉球蘸取适量的去污粉或洗洁精反复擦洗器皿的内外壁,最后用自来水冲洗干净备用。

(3)金属工具的洗涤。

在植物组织培养中使用的金属工具一般为镊子、剪刀、解剖刀、解剖针等。金属工具上附着的有机物质可直接在酒精灯上灼烧,使有机物质变为粉末状颗粒易于去除,然后在水槽中浸泡1 h左右,再用刷子或钢丝球蘸取适量的去污粉或洗洁精反复刷洗,最后用自来水冲洗干净备用。

2. 器具干燥方法

组培实验中经常需要使用干燥的器具,故要养成在每次实验后及时把器具洗净并干燥的习惯,以便下次实验时使用,常用下列几种方法干燥。

(1)自然风干。

将洗净的器皿倒置在滴水架上或通气玻璃柜中自然晾干。若器皿洗得不够干净,水珠便不易流下,干燥就会较为缓慢。

(2)烤干。

烧杯和培养皿可以放在石棉网上用小火烤干,此法只适用于硬质玻璃器皿。

(3)烘干。

将洗净的玻璃器皿倒去残留水放入烘箱中,在烘箱中放置玻璃器皿时,应从上层依次往下层摆放,一般将干燥的器皿放在上层,湿器皿放在下层,带塞的器皿,必须取出塞子才能烘干,慢慢加热升温,100 ℃干燥半小时左右;有刻度的玻璃器皿不能放入烘箱中加热干燥,一般晾干即可。将塑料器皿放入烘箱中60 ℃干燥2~3 h。金属器具可以直接放入烘箱中100 ℃干燥。烘干的器具最好等烘箱冷却到室温后再取出,如果热时就要取出器具,应注意戴棉手套以防烫伤。

3. 器具灭菌方法

在超净工作台上做实验时所使用的器具，必须经过灭菌，防止组培材料污染。器具灭菌常用的方法有高压蒸汽灭菌、火焰灼烧灭菌和紫外线照射等。

（1）高压蒸汽灭菌。

将需要灭菌的接种器械、玻璃器皿用纸捆扎好后，放入高压蒸汽灭菌锅内进行灭菌。高压蒸汽灭菌的原理和操作程序见本章第一节培养基灭菌。有些塑料器皿也可以采用高压蒸汽灭菌的方法，如聚丙烯、聚甲基戊烯等可在121 ℃下反复进行高压蒸汽灭菌，而以聚碳酸酯为原料的塑料器皿经过反复的高压蒸汽灭菌之后机械强度会有所下降，因此每一次灭菌时间不应超过20 min。可以高压蒸汽灭菌的实验器具常常与培养基一起灭菌。

（2）火焰灼烧灭菌。

对于无菌操作所用的金属器械，如打孔器、剪刀、镊子、解剖刀、解剖针等，一般的灭菌方法是把它们放在95%酒精中浸泡一会儿，取出放在酒精灯火焰上灼烧灭菌，待冷却后立即使用。这一步骤应当在无菌操作过程中反复进行，以避免交叉污染。也可将擦净的金属器械进行高压蒸汽灭菌，在使用过程中配合火焰灼烧灭菌。

（3）紫外线照射。

在使用超净工作台之前，可将移液器、封口膜、记号笔、废液缸等实验用品预先放入超净工作台，开紫外灯消毒杀菌。

四、外植体消毒

外植体（explant）是植物组织培养中作为离体培养物的器官或组织的片段，在继代培养时，将培养的组织切段移入新的培养基时，这种切段也称外植体。植物组织培养用的外植体大部分采自田间或野外，其表面附着大量微生物，这是组织培养的一大障碍。因此，在外植体接种培养前必须要消毒处理，消毒一方面要求把外植体表面的全部微生物杀灭，同时又不能损伤或只轻微损伤组织材料而不影响其生长。故外植体的消毒处理是植物组织培养工作中的重要一环。

外植体的种类、取材的季节、部位和预处理方法及消毒方法等都会关系到外植体的带菌情况。在对外植体进行表面消毒之前，应依照植物材料种类选择不同的消毒剂。不同植物材料对消毒剂种类、浓度、消毒时间的耐受力不同，消毒剂使用不当会在一定程度上对其造成破坏。一般应先进行外植体表面消毒预实验，以选择最适消毒剂、最适浓度和消毒时间。

1.常用的消毒剂

理想的消毒剂要求本身消毒效果好,易被无菌水冲洗掉或能自行分解,对材料损伤小,对人体及其他生物无害,对环境无污染,来源广泛,价格低廉。常用的消毒剂有以下几种(表4-1-1)。

表4-1-1 常用消毒剂的使用方法和效果

消毒剂	使用浓度/%	消毒时间/min	去除难易程度	消毒效果
酒精	70～75	0.1～5	易	好
升汞	0.1～0.2	1～10	较难	最好
次氯酸钠	2~10	5～30	易	很好
漂白粉	饱和溶液	5～30	易	很好
过氧化氢	10～12	5～15	最易	好
新洁尔灭	0.2～1	2～10	易	很好

(1)酒精。

酒精是最常用的表面消毒剂。70%～75%酒精杀菌能力强、穿透力强,并且具有一定的湿润作用,可排除材料上的空气,利于其他消毒剂的渗入,与其他消毒剂配合使用效果极佳。95%或无水酒精会使菌体表面蛋白质快速脱水凝固,形成一层干燥膜,阻止了酒精的继续渗入,杀菌效果大大降低。70%～75%酒精对植物材料有一定的杀伤作用,浸泡时间过长,植物材料的生长会受到影响,甚至被酒精杀死,使用时应严格控制时间。70%～75%酒精亦可用于皮肤消毒及环境灭菌。

(2)升汞。

升汞又称为氯化汞($HgCl_2$),是一种极有效的重金属类消毒剂。Hg^{2+}与带负电荷的蛋白质结合,使菌体蛋白质变性,酶失活而达到消毒灭菌效果。升汞是剧毒药品,在外植体消毒时其使用浓度一般为0.1%～0.2%,使用过程中必须小心谨慎,不要接触人体皮肤,更不能误入体内。另外,升汞易在外植体上残留,消毒后需用无菌水反复多次冲洗。升汞对环境危害大,对人畜的毒性极强,使用后应做好回收工作。

(3)次氯酸钠($NaClO$)。

利用有效氯离子杀死细菌,是一种较好的表面消毒剂,在外植体消毒时其常用浓度为有效氯离子2%。次氯酸钠的杀菌能力强,不易残留,对环境无害,但具有强碱性,对植物材料有一定的破坏作用。因此,次氯酸钠的处理时间不宜过长。

(4)漂白粉。

漂白粉是一种常用的低毒高效的消毒剂,有效成分为$Ca(ClO)_2$,能分解产生杀菌的氯气,并挥发掉,外植体消毒后易于去除。常用浓度为5%～10%或其饱和溶液[Ca

$(ClO)_2$含量为10%～20%]。漂白粉应密封存储，防止吸潮失效，现用现配为宜。

(5)过氧化氢(H_2O_2)。

过氧化氢也称双氧水，利用其强氧化性达到消毒灭菌效果，使用浓度一般为6%～12%，外植体消毒后易于去除。

(6)新洁尔灭。

新洁尔灭又称为苯扎溴胺或溴化苄烷铵，是一种阳离子表面活性剂类广谱杀菌药，能改变细菌胞浆膜通透性，使菌体胞浆物质外渗，阻碍其代谢而起到杀灭作用。它对绝大多数植物外植体伤害很小，消毒效果好，性质稳定，可贮存较长时间。使用时一般将原液(苯扎溴胺含量为25～30 g/L)用无菌蒸馏水稀释15倍。

2. 抗生素类杀菌剂

抗生素是生物代谢的产物，可以通过阻断微生物的正常代谢途径使微生物致死。在植物组织培养中，可以采用抗生素和消毒剂联合的方法对外植体进行消毒，或者在培养基中添加抗生素，针对细菌或真菌达到更好的抑杀作用。常用的抗生素有链霉素、青霉素、氯霉素、庆大霉素、四环素等，使用浓度一般为4～50 mg/L。抗生素虽然在植物组织培养中应用广泛，但是在使用中还存在以下问题：(1)抗生素抗菌谱不一，尚没有一种抗生素对所有的细菌或真菌都有效，而且药效期短；(2)抗生素一般不稳定，遇酸、碱或加热都易分解而失去活性；(3)单一抗生素抑菌，易产生抗药性，一旦停止使用，污染率又显著上升；(4)高浓度的抗生素会影响植物的生长。

3. 外植体消毒的一般步骤

(1)材料前处理。

用自来水洗掉材料表面附着的污垢，可加入洗洁精或洗衣粉助洗，再用自来水冲净。易漂浮或细小的材料，可装入纱布袋内冲洗。剪去材料上的残伤部分，把留用的材料切割成适当大小，以消毒容器能放入为宜。

(2)消毒剂配制。

在超净工作台上使用无菌水和无菌容器配制消毒剂，现配现用为宜。升汞在常温下溶解很慢，可以盖紧瓶盖加热溶解，密封避光短期内贮用。

(3)材料消毒处理。

在超净工作台上将沥干的材料转到消毒容器中，倒入消毒剂开始记时，并不断用玻璃棒或药匙轻轻搅动，以促进材料各部分与消毒剂充分接触，驱除气泡，使消毒彻底。在消毒时间结束前，用玻璃棒或药匙轻轻压住材料，将消毒剂倾倒入废液缸，注意勿使材料滑出。接着立即倒入适量无菌水，轻轻搅动以清洗去除残留的消毒剂。将消毒后的材料放在无菌滤纸上进行切割分离，即获得外植体，并将外植体接入培养基中。操作中所用的器具均需经过灭菌，多次使用的镊子、药匙等要随时用酒精灯或灭菌器灭菌。

常用的消毒剂使用方法有:① 单一消毒剂消毒,只用一种消毒剂对材料进行消毒后,用无菌水冲洗3次;② 联合消毒剂消毒,使用一种消毒剂对材料消毒一段时间后,用无菌水冲洗3次,再将材料转入另一种消毒剂中进行消毒,用无菌水冲洗3次,最常见的联合消毒剂是使用酒精+升汞和酒精+次氯酸钠;③ 抗生素和消毒剂联合消毒,用抗生素浸泡材料一段时间后,用无菌水冲洗3次,再将材料转入消毒剂中进行消毒,或者使用消毒剂在前,抗生素在后,也可以在培养基中添加抗生素来防止污染。

第二节 无菌操作技术

为了防止微生物污染培养物,操作的空间、使用的器皿和工具以及衣服和手都不带有任何活着的微生物,在这样的条件下进行的操作,叫作无菌操作。

植物组织培养是一种无菌操作技术,因此不仅要求整个操作过程,一切用具、材料、培养基、培养室、工作人员的衣服都要无菌,而且要求工作人员在操作过程中要遵守无菌操作规程,如果稍有疏忽,都会造成无法挽回的后果,使工作前功尽弃。工作人员操作要熟练,动作要快并且规范,这样可以缩短操作时间,减少污染。

一、无菌技术操作规程

(1)无菌操作室内定期用甲醛配合高锰酸钾熏蒸灭菌。日常工作期间,无菌操作室应保持清洁,除了使用紫外灯照射灭菌,还可以用70%~75%酒精、1%~2%来苏尔、0.25%~1%新洁尔灭等化学消毒剂喷洒无菌操作室空间进行灭菌,并使空气中的灰尘颗粒沉降下来。

(2)定期清洁和检查超净工作台的工作质量,尤其是滤板和紫外灯都有标定的使用年限,应按期更换。

(3)经常检查培养容器及封口材料,玻璃培养容器清洗时易发生碰撞,有缺口或裂缝的应淘汰不用,封口材料多为塑料盖、胶塞、棉塞、塑料薄膜等,用久了易老化或者被划破,密封性差,可能会造成污染,须及时更换。

(4)工作服、帽子和拖鞋每次穿过后用紫外灯照射灭菌,并定期清洗,布制品可以用纸包好进行高压蒸汽灭菌。

(5)需要带入无菌操作室使用的器械、瓶皿等一切物品,均应包扎严密,并应经过适宜的方法灭菌。无菌操作室内和超净工作台上的用品要放置有序、布局合理，应把不用的杂物及时拿走。超净工作台上不要摆放过多的东西，以免影响空气流通，导致空气质量下降。酒精灯放在中间，右手使用的物品放在右侧，左手使用的物品放在左侧。经过灭菌的培养基和器具，在使用前不要过早打开包装暴露于空气中。将植物材料在紫外灯照射灭菌之后放入超净工作台。

(6)工作忌忙乱、要有序，操作过程要严格遵循无菌操作规程。

(7)接种前，拉下超净工作台有机玻璃挡板，开启紫外灯照射20 min以上进行灭菌。

(8)工作人员进入无菌操作室前，必须用肥皂或洗手液清洗双手和前臂，然后更换工作服、鞋，戴上帽子和口罩。

(9)关闭紫外灯，打开风机调节至适当的风量，打开照明灯，再打开挡板至约20 cm高，两只手在操作台内可以顺利操作，用75%酒精棉球擦拭双手和台面，然后点燃酒精灯。

(10)在操作期间，经常用75%酒精棉球擦拭双手和台面以及用酒精灯火焰灼烧金属器械，避免交叉污染。在打开培养容器之前，将瓶口和瓶盖处在酒精灯火焰上转动烧一圈，时间不宜过长，防止受热变形，或者用75%酒精棉球擦拭，以防止瓶口边缘沾染的微生物落入容器内。

(11)打开无菌容器时，将需要继续使用的瓶(皿)盖盖面向上，放在稳妥的地方，手不可触及盖的内面及边缘。不能在容器上面将盖翻转，避免手和手臂跨越开口容器上方，以防止微生物落入容器内。应将开口容器拿成斜角，接种过程中也应保持倾斜，手不可触及瓶(皿)的内面及边缘。

(12)从无菌容器中取出材料及接种时，无菌器械不可触及容器的边缘。无菌用品疑有污染时，不能再用，应更换或重新灭菌。

(13)材料接种好以后，迅速封口，用记号笔在容器上注明材料名称及接种日期。

(14)接种过程中，戴好口罩，禁止讲话，尽量减少工作人员在无菌操作室走动。接种时双手不能离开超净工作台。

(15)操作完成后将实验器材清理出超净工作台，用75%酒精棉球擦拭台面，关闭照明、风机和挡板，开启紫外灯照射20 min后关闭紫外灯。

二、污染的原因及防控措施

污染是植物组织培养中经常会遇到的问题，连同褐化、玻璃化被称为植物组织培养的三大难题。污染的发生增加了成本，浪费了资源，延误了时间，影响了工作效率。

虽然植物组织培养基础理论研究已经很深入,但是污染问题时有发生,严重时会导致试验和生产彻底失败,使科研和生产蒙受巨大损失。如何防控污染是植物组织培养中的一项艰巨而又关键的任务。

1. 污染的原因

污染的原因主要来自两个方面,一是由外植体材料带入的微生物;二是植物组织培养过程中各技术环节操作不规范。

(1)外植体。

①年龄、种类和大小。成年植株带菌多;生理年龄老的材料带菌多;杂菌和内生菌多的外植体、有病虫害的植株,均易污染;室外生长的材料带菌多;表面有泥土的材料、地下器官均带菌多;表面积大的材料比表面积小的材料带菌多。

②取材时期和部位。雨季菌类繁殖旺盛,此时材料带菌多;阳光最强时紫外线较强,杀菌效果好,此时材料带菌较少;不清洁、生长不旺盛部位的材料带菌多。

③消毒效果。外植体消毒是组织培养的关键,消毒效果直接决定了组织培养的成败,消毒方法和消毒剂处理不当导致消毒效果差,使外植体带菌。

(2)操作不规范。

①培养基。培养基pH高、添加的有机成分均可导致细菌污染;培养基分装好后没有及时封口或封口后没有立即灭菌,均可导致培养基被污染;培养容器口没有封严导致灭菌后细菌和真菌孢子再次进入培养容器使培养基被污染;封口用的塑料盖、封口膜长时间在日光灯照射下易老化、破裂,导致密封性差,不慎使用后可能导致培养基被污染;橡皮筋长时间在日光灯照射下也易松动、断裂,杂菌可能趁机进入培养容器;灭菌方法不当导致培养基被污染;灭菌时间过短导致培养基灭菌不彻底;灭菌时间达到后立即打开灭菌锅,导致容器内压力差过大,使外部杂菌有可能被倒吸入容器中;过滤较多溶液后,滤膜过滤效果较差,使过滤后的溶液有菌,加入培养基后造成污染。

②培养容器和接种器具。培养容器不清洁;培养容器被污染后灭菌不彻底,再次使用时导致污染;灭菌锅内培养容器、接种器具装得过满,影响灭菌效果;培养容器、接种器具灭菌时间过短导致灭菌不彻底;灭菌结束后立即打开灭菌锅,强烈的冷热对流会导致冷空气被吸入包扎层内而重新造成污染。

③接种人员。指甲过长;双手及前臂未清洗干净;衣服和头发有较多灰尘,接种时未换拖鞋和工作服,未戴帽子和口罩;不慎将已污染的培养物拿入超净工作台,转接后再次污染;培养容器中接种的培养物过多;超净工作台上物品摆放过多、过高使气流被挡住,导致灭菌效果差;接种时说话或咳嗽会呼出大量细菌;操作时手超出工作台面;手接触培养容器边缘,放在器皿、接种器械上方致使微生物落入培养容器中;接种过程中器械被手或带菌材料污染后未经消毒,再次使用后又污染了材料;没有在超净工作

台下风方向操作而使微生物随风飘落到容器中;服装、帽子、口罩、拖鞋长期穿戴后较脏,表面有大量灰尘,未经清洗反复穿戴后造成污染。

④无菌操作室和培养室。接种过程中非工作人员进出无菌操作室和培养室;环境不清洁、不严格遵守定期和日常消毒灭菌的原则;超净工作台和空调系统的送风过滤装置使用过久、保养不当造成失效;门窗封闭不严,苍蝇蚊虫等趁机飞入,传播杂菌;室内温度高、空气湿度大,微生物繁殖旺盛也会加重污染。

2. 污染的类型

按病原可分为三大类,即细菌污染、真菌污染和病毒污染。

(1)细菌污染。

细菌污染的特点是在培养基表面或材料表面出现黏液状物体、菌落,或出现浑浊的水渍状痕,或出现泡沫发酵状等情况,一般接种2~3 d即可发现,菌落小,表面呈乳脂状光泽,一般有臭味。细菌污染主要来源于接种材料及工具。

(2)真菌污染。

真菌污染的特点是菌斑呈绒毛状、絮状,界限不明显,伴有不同颜色的孢子,一般接种3~10 d就会出现,菌落大,颜色多样,表面呈毛绒状,一般有霉味。真菌污染主要来源于环境。

(3)病毒污染。

病毒污染的概率比较小。病毒肉眼看不到,污染难以发现,用电子显微镜才能观察到。由于病毒一般潜伏在细胞内,对整个细胞培养不会致死。多数病毒来源于外植体本身。

3. 污染原因的初步判断

植物组织培养中,是否污染通常通过观察培养过程中培养基是否出现菌落来判断。不同成因造成的污染表观现象大多存在差异。通过对同批培养物的菌落位置、出现时间、污染状态的观察,即可初步判断出污染的原因(表4-2-1)。

表4-2-1 不同污染原因的表观现象

污染原因	菌落位置	出现时间		同批培养污染状态	
		细菌	真菌	污染瓶数	发生时刻
培养基	培养基表面和内部	2~3 d	3~5 d	几乎全部	同时
外植体外生菌	外植体周围	2~3 d	3~5 d	多数	同时
外植体内生菌	外植体周围	3~5 d 以后	5 d以后	多数	零散

续表

污染原因	菌落位置	出现时间		同批培养污染状态	
		细菌	真菌	污染瓶数	发生时刻
接种器械	外植体表面或近周	2~3 d	3~5 d	少数	同时
超净工作台或操作人员	外植体以外	2~3 d	3~5 d	多数	同时
培养阶段	外植体以外	7 d以后	7 d以后	少数	零散

需要说明的是表4-2-1中的判断标准并不是绝对的,有时污染是几个原因叠加的结果,所以表观现象会比表中所列出的现象复杂得多。

4. 污染的防控措施

植物组织培养中防止污染是关键,要着重注意以下环节。

(1)外植体的选取和消毒。

由于外植体大都采集于田间、野外或温室栽培植株,常带有灰尘和各种微生物,一旦被带入培养基,会迅速繁殖生长,造成污染,培养失败,所以培养前必须对外植体进行严格的选取、预处理和消毒。用于植物组培的外植体,通常应取自生长健壮、无病虫害的植株。杂菌污染与外植体的大小、植物种类、植物生长环境、取材的季节及操作者的技术有关。消毒剂及消毒方法需有良好的消毒效果,不会对外植体造成损伤或损伤较小,且容易用无菌水冲净或能自行分解,不会在外植体上残留而影响其生长。

(2)彻底的消毒灭菌。

为了减少污染,多采用密闭的、体积较小的玻璃容器作为培养容器,如培养瓶、培养皿、试管、三角瓶等,必须对培养容器进行严格的洗涤、干燥和灭菌。培养容器清洗干净后储存好,防止灰尘落入;培养容器被污染后要彻底灭菌。接种用的金属器械要及时灭菌,避免交叉污染。检查灭菌消毒设备的工作效果,做好维修保养。化学消毒剂现用现配为宜。

(3)操作规范。

工作人员应具备一定的专业知识,在植物组织培养操作过程中,每一步都要严格按照无菌技术操作规程进行,将其贯穿始终。

第三节
培养基的成分与制备技术

培养基(culture medium)是植物组织培养中由人工配制的，满足不同组织生长、繁殖或积累代谢产物的营养基质。在离体条件下，不同种植物的组织对营养有不同的要求，甚至从同一株植物不同的部位采来的组织，其营养要求也可能是不同的。植物生长发育需要多种营养，缺乏营养则生长不良或变态，组织生长对营养的要求也因植物种类、外植体、培养方式等的不同而异。一些组织可以生长在简单的培养基上，这些培养基只含无机盐和可利用的碳源(蔗糖)，但大多数组织必须在培养基中添加维生素、氨基酸和植物生长调节剂，而且经常还会将一些复合的营养物质(如马铃薯、香蕉、椰子汁等)加入培养基中。因此，在建立一项新的植物组织培养体系时，筛选到能满足该组织特殊需要的培养基是极其重要的，这是决定组培快繁成败的关键因素之一。

一、培养基的成分

培养基分为固体培养基和液体培养基，二者的区别在于是否加入凝固剂。培养基的主要成分包括水、无机盐、有机营养成分、植物生长调节剂、凝固剂等。

1.水

水是一切生物生命活动的物质基础，也是细胞内一切代谢过程的介质和溶媒。培养基的绝大部分组分为水。配制培养基时要用蒸馏水或纯水，以保持培养基成分的精确性，防止贮藏过程中发霉变质。在生产上，为了节约成本，常用自来水代替蒸馏水或纯水。由于自来水中除了含有大量的钙、镁、氯和其他离子外，还会含有机物质。因此，最好将自来水煮沸，经过冷却沉淀后再使用。研究培养基配方时尽量用蒸馏水或纯水，以防成分的变化引起结果的偏差。

2.无机盐

除了碳(C)、氢(H)、氧(O)以外，已知还有13种元素是植物生长所必需的营养元素，根据植物生长的需求量可以分为大量元素和微量元素。当无机盐溶于水中时，无机盐发生分解和电离作用。培养基中的一种离子可能由几种无机盐分解而来，例如，MS培养基中的NO_3^-由NH_4NO_3和KNO_3提供，K^+由KNO_3和KH_2PO_4提供。

(1)大量元素(macroelement)。

包括氮(N)、磷(P)、钾(K)、钙(Ca)、镁(Mg)、硫(S)。它们是植物细胞中核酸、蛋白质、生物膜系统、生理生化代谢等必不可少的营养元素。培养基中添加的氮元素有两种形态，即硝态氮(NO_3^-)和铵态氮(NH_4^+)，常使用的含氮化合物有硝酸铵(NH_4NO_3)、硝酸钾(KNO_3)或硝酸钙[$Ca(NO_3)_2$]。大多数培养基将硝态氮和铵态氮混合使用，以调节培养基的离子平衡，利于细胞生长发育。磷常用磷酸盐来提供，常用的有磷酸二氢钾(KH_2PO_4)或磷酸二氢钠(NaH_2PO_4)。常用的含钾化合物有氯化钾(KCl)或硝酸钾(KNO_3)。钙、镁、硫也是植物生长必需的元素，参与细胞壁的构成，影响光合作用，促进代谢等生理活动，培养基中其浓度以1～3 mmol/L为宜，常用的化合物：钙元素，如$Ca(NO_3)_2$、$CaCl_2$；镁元素，如$MgSO_4$；硫元素，如$MgSO_4$、$ZnSO_4$。

(2)微量元素(microelement)。

包括铁(Fe)、锰(Mn)、硼(B)、锌(Zn)、铜(Cu)、钼(Mo)、氯(Cl)等。微量元素是很多酶蛋白和辅助因子的重要组成成分，它们在培养基中的添加量一般在10^{-7}～10^{-5} mol/L，若添加过多，会引起培养物蛋白质变性、酶系失活、代谢障碍、生长抑制等毒害现象。在培养基中，铁盐是用量较多的一种微量元素，铁能促进细胞分裂与伸长，影响叶绿体的结构组成与叶绿素形成，在没有铁的培养基上生长，培养物会产生黄化(etiolation)或死亡现象。铁通常以硫酸亚铁($FeSO_4$)与乙二胺四乙酸二钠盐(Na_2-EDTA)螯合物的形式添加，可避免$Fe(OH)_3$沉淀所导致的培养物不能吸收利用铁。

3. 有机营养成分

为了维持培养物正常的生长、发育与分化，培养基中还必须添加糖类、维生素、氨基酸等有机化合物。

(1)糖类(sugar)。

植物组织在离体后，难以依靠光合作用维持其生存，因此必须在培养基中添加糖作为碳源和能源。糖不仅为细胞提供合成新化合物的碳骨架，也为细胞的呼吸代谢提供底物与能源，还有调节培养基渗透压的作用。常用的糖类有蔗糖、葡萄糖、果糖和麦芽糖等，其中蔗糖使用最为普遍，其添加浓度一般为2%～3%。培养基高压灭菌时，蔗糖大部分分解为葡萄糖和果糖，只剩下部分蔗糖。在培养过程中，植物组织先利用葡萄糖，然后利用果糖。在大规模生产中，为了降低生产成本，可用市售的白砂糖代替蔗糖，也有同样的效果，但对于不同的植物组织材料，其使用的可行性及其浓度范围需要做小规模的生产性实验。

(2)维生素(vitamin)。

维生素直接参与生物催化剂即酶的形成，以及蛋白质、脂肪的代谢等重要生命活动。当植物细胞和组织离体生长时，也能合成一些必需的维生素，但不能达到生长的最佳需要量。因此，在培养基中必须补充一种或几种维生素，有利于植物细胞的生长发育。常用的维生素浓度为0.1～1 mg/L，主要有盐酸硫胺素(维生素B_1)、盐酸吡哆醇(维生素B_6)、烟酸(维生素B_3)、泛酸钙(维生素B_5)、抗坏血酸(维生素C)，有的培养基还需添加生物素（维生素 H）、钴胺素（维生素 B_{12}）、叶酸（维生素 B_9）、核黄素（维生素 B_2）等。抗坏血酸有很强的抗氧化和还原能力，常用于防止组织氧化变褐，有时用量较高。维生素 B_1 可全面促进植物的生长，维生素 B_6 促进根的生长。维生素具有热易变性，在高温下易降解，可进行过滤除菌。

（3）氨基酸（amino acid）。

氨基酸作为一种重要的有机氮化合物，可直接被细胞吸收利用。它除了是蛋白质的组成成分外，还具有缓冲作用和调节培养物体内平衡的功能，对外植体的芽、根、胚状体的生长分化有良好的促进作用。常用的氨基酸有甘氨酸、精氨酸、谷氨酸、半胱氨酸、丝氨酸、丙氨酸以及酰胺类物质等，其用量一般在 1 ~ 3 mg/L。其中甘氨酸能促进离体根的生长；丝氨酸和谷氨酰胺有利于花药胚状体或不定芽的分化；半胱氨酸可作为抗氧化剂，防止培养物褐化，延缓酚氧化。

（4）肌醇（inositol）。

又名环己六醇。在组培中，肌醇本身不直接促进培养物的生长，可有助于活性物质作用的发挥，能提高维生素 B_1 的效果，参与碳水化合物代谢、磷脂代谢和离子平衡，从而促进培养物的生长和胚状体及芽的形成，其用量一般在 50 ~ 100 mg/L。

（5）有机添加物（organic addition）。

为了促进某些外植体的愈伤组织、器官、组织或细胞的生长分化，有时还使用一些营养混合物，如水解酪蛋白（CH）、水解乳蛋白（LH）、酵母浸出物（YE）、椰子汁（CM）、土豆泥、香蕉泥、苹果汁、番茄汁等。这些天然复合物的成分比较复杂，大多含有氨基酸、酶、蛋白质、植物激素等一些复杂化合物。它们对细胞和组织的增殖与分化有明显的促进作用，但对器官的分化作用不明显。由于这些天然复合物成分较复杂，且难确定，含量又不稳定，可能会影响到实验结果的重复性，所以应慎重使用。

4. 植物生长调节剂

植物激素（plant hormone），又称为植物天然激素或植物内源激素，是植物体内产生的一些微量而能调节（促进、抑制）自身生理过程的有机化合物。在细胞分裂与伸长、组织与器官分化、开花与结实、成熟与衰老、休眠与萌发等方面，分别或相互协调地调控植物的生长发育与分化。植物生长调节剂（plant growth regulator），又称为植物外源激素，是通过人工化学合成或微生物发酵等方式研究并生产出的一些与天然植物激素有类似生理和生物学效应的化学物质。

植物生长调节剂是培养基中的关键性物质，用量虽然微小，但是其作用很大，根据组织培养的目的、外植体的种类和生长表现来确定植物生长调节剂的种类、浓度和比例关系，调节植物组织的生长发育进程、分化方向和器官发生。常用的植物生长调节剂有生长素类、细胞分裂素类、赤霉素、脱落酸等，它们在植物组织培养中具有不同的作用。

(1)生长素类(auxin)。

在植物组织培养中,生长素的主要作用有诱导愈伤组织的产生,促进细胞脱分化;促进细胞分裂和伸长;促进生根;诱导某些植物胚状体的形成等。常用的生长素有吲哚乙酸(IAA)、吲哚丙酸(IPA)、吲哚丁酸(IBA)、α-萘乙酸(NAA)、萘氧乙酸(NOA)、2,4-二氯苯氧乙酸(2,4-D)、对氯苯氧乙酸(P-CPA)等。2,4-D一般被用于细胞启动脱分化阶段,对于愈伤组织诱导和生长非常有效。诱导增殖和分化阶段一般选用IAA、NAA、IBA,其中IBA和NAA被广泛用于生根,并能与细胞分裂素相互作用促进芽的分化。生长素常与细胞分裂素配合使用。

(2)细胞分裂素类(cytokinin)。

在植物组织培养中,细胞分裂素的主要作用有促进细胞分裂和扩大;诱导胚状体和芽的形成;延缓离体组织或器官的衰老等。常用的细胞分裂素有6-苄氨基腺嘌呤(6-BA)、激动素(KT)、玉米素(ZT)、2-异戊烯腺嘌呤(ZiP)、噻苯隆(TDZ)、氯苯脲(CPPU)等。在植物组织培养时,常将细胞分裂素和生长素配合使用,细胞分裂素与生长素的比值大时,促进芽的形成,这时细胞分裂素起主导作用;比值小时,则有利于根的形成,这时生长素起主导作用。培养基中细胞分裂素与生长素之间的比例是决定器官分化的关键。

(3)赤霉素(GA)和脱落酸(ABA)。

这两种植物生长调节剂不常用于植物组织培养中。一些植物需要赤霉素和脱落酸增强生长,而在另一些植物中需要它们抑制生长。在培养基中常添加的赤霉素是GA_3,GA_3能促进低密度培养细胞的生长,增强愈伤组织生长,诱导矮化或发育迟缓的植物伸长生长。GA_3最好现配现用,过滤除菌后加入培养基中。脱落酸有抑制生长、促进休眠的作用。在植物组织培养中,适量的外源ABA可明显提高体细胞胚的数量和质量,抑制异常体细胞胚的发生。在植物种质资源超低温冷冻保存时,可以用ABA促使植物停止生长和抗寒力的形成,从而保证冷冻保存的顺利进行。

(4)其他。

除了上述植物生长调节剂以外,在植物组织培养中应用的还有多效唑(paclobutrazol,PP333)、油菜素内酯(brassinolide,BR)、茉莉酸及其甲酯(jasmonic acid,JA)、水杨酸(salicylic acid,SA)等。多效唑具有延缓植物生长、促进分蘖和生根等效应。油菜素内酯具有增加叶绿素含量,提高光合作用效率,促根壮苗等效应。茉莉酸及其甲酯、水杨酸对诱导试管球茎、鳞茎、块茎和根状茎等变态器官的形成有促进作用。

5. 凝固剂

在配制固体培养基时,需要使用凝固剂,最常用的凝固剂是琼脂(agar)。琼脂是一种来源于海藻的多聚糖。琼脂凝胶不与培养基组分起反应,不会被植物细胞分泌的各种酶降解，稳定性好。琼脂本身不提供任何营养，在95 ℃以上热水中溶解成为溶胶，冷却至40 ℃时可凝固为固体凝胶。琼脂有粉状和条状之分，现在绝大多数使用的是琼脂粉。一般使用浓度是0.7%～1%。琼脂的使用浓度应适当，若浓度过高，会使培养基变硬，营养物质难以扩散，不利于培养物吸收营养；若浓度过低，凝固性差，培养物在培养基中不易固定，易发生玻璃化现象。另外，琼脂的凝固能力还与高压灭菌时的温度、时间以及培养基的pH等因素有关。

除了琼脂以外，在植物组织培养中应用的凝固剂还有结冷胶（gellan gum）、琼脂与结冷胶混合物（agargellan）、卡拉胶（carrageenan）等。结冷胶与琼脂相比具有无色、透亮、高韧性、用量少的特点。卡拉胶形成的凝胶强度一般不如琼脂，但是通常透明度要更好，在中性和碱性介质中很稳定，但是在酸性介质中，容易发生酸水解作用。

6. 其他成分

（1）活性炭（active carbon）。

培养基中添加活性炭的主要作用是利用其吸附能力，减少一些有害物质的影响，如防止酚类物质引起组织褐化死亡；使培养基变黑，有利于某些植物生根；还可降低玻璃化苗的产生频率，对防止产生玻璃化苗有良好作用。但是，活性炭对物质吸附无选择性，既吸附有害物质，也吸附营养物质，因此使用时应慎重考虑，不能过量，一般用量为0.5%～3%。高压灭菌前加入活性炭会降低培养基的pH，使琼脂不易凝固，因此要加大琼脂用量。

（2）抗生素（antibiotic）。

培养基中添加抗生素可防止菌类污染，减少培养物损失。常用的抗生素有青霉素、链霉素、庆大霉素、四环素、氯霉素、卡那霉素等，用量一般为5～20 mg/L，且大部分抗生素需要过滤除菌。使用抗生素时应注意以下四个问题：①不同抗生素能有效抑制的菌种不完全相同，因此必须有针对性地对抗生素的种类进行选择；②在有些情况下，单独使用无论哪一种抗生素对污染皆无效，必须几种抗生素结合使用才能取得较好的效果；③当所用抗生素的浓度高到足以消除内生菌时，有些植物的生长发育往往也同时受到了抑制；④在停用抗生素后，污染率往往显著上升，这可能是原来受抑制的菌类又滋生起来造成的。

（3）硝酸银（silver nitrate，$AgNO_3$）。

离体培养中植物组织会产生和散发乙烯，而乙烯在培养容器中的积累会影响培养物的生长和分化，严重时甚至导致培养物的衰老和落叶。硝酸银中的Ag^+通过竞争与细胞膜上的乙烯受体蛋白结合，从而可起到抑制乙烯活性的作用。在培养基中加入适量的硝酸银，能起到促进愈伤组织器官发生或体细胞胚发生的作用，并能使某些原来再生困难的植物物种分化出再生植株，对于克服试管苗玻璃化及早衰和落叶等也有明显的效果,其使用浓度一般为1～10 mg/L,用过滤除菌。

(4)抗氧化剂(antioxidant)。

植物组织在切割时会溢泌一些酚类物质,渗出细胞外会造成自身中毒,使培养物生长停顿,失去分化能力,最终变褐死亡。在木本植物尤其是热带木本植物及少数草本植物中较为严重。常用的抗酚类氧化剂有半胱氨酸(L-Cysteine)、聚乙烯吡咯烷酮(PVP)及抗坏血酸(维生素C),使用浓度一般为50～200 mg/L。用抗酚类氧化剂洗涤刚切割的外植体伤口表面,或过滤除菌后加入固体培养基的表层。

二、培养基的类型及其特点

1.培养基的类型

在离体培养条件下,不同种植物的组织对营养有不同的要求,甚至同一种植物不同部位的组织对营养的要求也不相同。因此,没有一种培养基能够适应所有类型的植物组织或器官。培养基有许多的种类,应根据不同的植物和培养部位以及不同的培养目的选用合适的培养基。

(1)根据培养基的不同相态分为固体培养基与液体培养基。

固体培养基是指加凝固剂(多为琼脂)的培养基。液体培养基是指不加凝固剂的培养基。在固体培养基中,培养物只是部分表面接触培养基,因此会使培养基中的效应物质产生一定的浓度梯度,从而有利于培养物的生长、分化。液体培养基常用于植物细胞的培养,需要转床、摇床设备。

(2)根据培养物的培养过程分为初代培养基与继代培养基。

初代培养基是指用来第一次接种外植体的培养基。继代培养基是指用来接种继初代培养之后的培养物的培养基。

(3)根据培养基的不同作用分为诱导培养基、增殖培养基和生根培养基。

(4)根据培养基的营养水平不同分为基本培养基和完全培养基。

只含有大量元素和微量元素的培养基常被称为基本培养基,如MS、White、B5、N6等。完全培养基就是在基本培养基的基础上,根据试验的不同需要,附加一些物质,如植物生长调节剂和其他复杂有机添加物等。

(5)根据培养基的成分及其浓度特点分为高盐成分培养基、硝酸盐含量较高的培养基、中等无机盐含量的培养基和低无机盐类培养基。

①高盐成分培养基。包括MS、LS、BL、BM、ER培养基等,其特点:无机盐浓度高,尤其是硝酸盐、钾盐和铵盐含量均较高;微量元素种类齐全,浓度较高,元素间的比例较适合;缓冲性能好,营养丰富,不加入水解蛋白等有机成分。其中MS培养基应用最

广泛，广泛用于植物的细胞、组织、器官和原生质体的培养。

②硝酸盐含量较高的培养基。包括B5、N6、LH、GS培养基等，其特点：除含有较高的钾盐外，还含有较低的铵态氮和较高的盐酸硫胺素。B5培养基较适合南洋杉、葡萄、豆科及十字花科等植物的培养。N6培养基适用于单子叶植物花药培养，也适合柑橘花药培养，在楸树、针叶树等的组织培养中使用效果良好。

③中等无机盐含量的培养基。包括H、尼奇（Nitsch，1969）、米勒（Miller，1963）培养基等，其特点：大量元素含量约为MS培养基的一半；微量元素种类减少而含量增加；维生素种类比MS培养基多，如增加了生物素、叶酸等。适于花药培养和藻类植物的培养。

④低无机盐类培养基。大多数情况下用于生根培养，其特点：无机盐含量很低，一般为MS培养基的1/4左右，有机成分含量也很低。主要有改良White、WS（Wolter和Skoog，1966）、克诺普液（Knop，1965）、HB（Holley和Baker，1963）培养基等。

2. 几种常用培养基的特点

（1）MS培养基。

MS培养基是1962年由Murashige和Skoog为培养烟草细胞而设计的。特点是无机盐和离子浓度较高，为较稳定的平衡溶液。其养分的数量和比例较合适，可满足植物的营养和生理需要。它的硝酸盐含量较其他培养基高，广泛地用于植物的器官、花药、细胞和原生质体培养，效果良好。有些培养基是由它演变而来的。

（2）White培养基。

White培养基是1943年由White为培养番茄根尖而设计的。1963年又做了改良，称作White改良培养基，提高了$MgSO_4$的浓度，增加了硼素。其特点是无机盐含量较低，适用于生根培养。

（3）N6培养基。

N6培养基是1974年朱至清等为水稻等禾谷类作物花药培养而设计的。其特点是成分较简单，KNO_3和$(NH_4)_2SO_4$含量高。在国内已广泛应用于小麦、水稻及其他植物的花药培养和其他组织培养。

（4）B5培养基。

B5培养基是1968年由Gamborg等为培养大豆根细胞而设计的。其主要特点是含有少量铵，这可能对不少培养物的生长有抑制作用。从实践得知，有些植物在B5培养基上生长更适宜，如双子叶植物特别是木本植物。

（5）SH培养基。

SH培养基是1972年由SchenkHid和Hidebrandt设计的。它的主要特点与B5相似，不用$(NH_4)_2SO_4$，而改用$NH_4H_2PO_4$，是无机盐浓度较高的培养基。在不少单子叶和双子叶植物上使用效果很好。

(6)Heller培养基。

Heller培养基是1953年由Heller等设计的，钾盐和硝酸盐是通过不同的化合物来提供的，含大量元素、维生素，不含蔗糖、琼脂。

(7)Miller培养基。

与MS培养基比较，Miller培养基无机元素用量减少1/3～1/2，微量元素种类减少，无肌醇。

(8)Nitsch培养基。

Nitsch培养基是1969年由Nitsch JP和Nitseh C设计的，属于无机盐含量适中的培养基，主要用于花药培养。

三、培养基的制备

1. 培养基母液的配制和保存

在组织培养数量大，特别是工厂化生产时，为了操作方便，通常先配制一系列母液，即贮备液。所谓母液是欲配制溶液的浓缩液，这样不但可以保证各物质成分的准确性及配制时的快速移取，而且便于低温保藏。一般先配成高于所需浓度10倍或100倍的母液，用时再稀释10倍或100倍，母液配制时可分别配成大量元素、微量元素、铁盐、有机物质等母液。

配制母液时注意不能产生沉淀，易沉淀的化合物主要是磷酸钙和硫酸钙，产生沉淀后一般不可逆转，导致所配溶液不能使用。因此，在配制母液时要避免Ca^{2+}和PO_4^{3-}、Ca^{2+}和SO_4^{2-}相遇产生沉淀。一定要充分溶解后再放入母液，混合时要有先后次序，把易产生沉淀的试剂错开，并且一定要在较稀的浓度下混合，混合时要充分搅拌。例如，配MS大量元素时有5种试剂，包括KNO_3、NH_4NO_3、$MgSO_4 \cdot 7H_2O$、KH_2PO_4和$CaCl_2 \cdot 2H_2O$。将这5种组分分别用5个烧杯单独溶解，先把前4种加在一起不会产生沉淀，而后加水到将近900 mL时再将溶解后的$CaCl_2 \cdot 2H_2O$溶液(近100 mL)倒入，定容至1000 mL，这样配制不会产生沉淀。

铁盐必须单独配制，因为铁盐与其他母液混合后易产生沉淀。早期的培养基多采用硫酸亚铁、柠檬酸铁、酒石酸铁和氯化铁等，这些溶液在pH高于5.2时易形成$Fe(OH)_3$沉淀，不易被植物吸收。现在多采用螯合铁，即把硫酸亚铁和乙二胺四乙酸二钠分别溶解后加热混合产生螯合物NaFe-EDTA，不会产生沉淀，易被植物吸收。有机物质一般也可配成浓缩100倍的母液。在工厂化生产时，几个有机成分可以混合在一起。但如果生产量较小，有机物最好单独配置，因为几种有机成分混在一起后，浓度较高容易发生霉变。配制母液时要用灭菌的蒸馏水或纯水。

2. 干粉培养基的配制

干粉培养基是将培养基的各种成分经过适当处理,根据各种培养基的配方所需量充分混匀,脱水处理成粉末状。其优点是培养基达到标准化,可节省培养基的配制时间,且质量稳定。使用时取培养基粉末按比例加蒸馏水或纯水溶解灭菌即可,现用现配为宜。

3. 植物生长调节剂的配制和保存

由于多数植物生长调节剂难溶于水,因此配法各不相同。IAA、IBA、NAA、ZT、ABA和GA_3可用少量95%酒精溶解,再用无菌蒸馏水或纯水定容;2,4-D可用少许1 mol/L NaOH溶解,再用水定容;6-BA和KT等细胞分裂素可先溶解于少量1 mol/L HCl中,再用水定容。植物生长调节剂母液的浓度一般配成1 mg/mL。配好后装入棕色试剂瓶中,贴上标签,注明母液名称、浓度、日期等信息,存放在4 ℃冰箱中备用。

4. 培养基的配制及其灭菌

(1)将洁净的各种器具,如量筒、烧杯、移液管、移液枪、玻璃棒等放在指定位置。培养基的成分比较复杂,为避免配制时忙乱而将一些成分漏掉,可以准备一份配制培养基的成分表,将培养基的全部成分和用量填写清楚。配制时,按表列内容顺序,按项按量称取,就不会出现差错。

(2)取出母液按顺序放好,取一只烧杯,放入所配制培养基总量约1/3的蒸馏水或纯水,根据配方要求,从每种母液中分别取出所需的用量,将母液按顺序加入同一烧杯中,并不断搅拌。如果使用干粉培养基,则取适量培养基粉末按比例加蒸馏水或纯水溶解即可。

(3)加入蔗糖溶解。

(4)加入植物生长调节剂。NAA、2,4-D、6-BA、KT等可直接加入培养基中进行高压灭菌。IAA、IBA、ZT、GA_3、ABA等需提前过滤除菌,待培养基高压灭菌后冷却至50 ℃左右时加入。

(5)用蒸馏水或纯水定容后,用1 mol/L NaOH或HCl将pH调到5.8左右。培养基的pH直接影响培养物对离子的吸收,过酸或过碱不仅影响到培养物的生长,而且影响到琼脂的凝固。通常培养基经高压灭菌后,由于某些成分的降解或氧化,酸度会增加(pH一般可降低0.2),因此调pH时应加以考虑。

(6)若高压灭菌前分装培养基,则需将琼脂加热溶解后加入培养基中再分装;高压灭菌后分装培养基,可将琼脂粉末直接加入培养基中,灭菌后在超净工作台上分装到无菌器皿中。分装后的培养基应及时封口。

(7)培养基配制完毕后,应立即高压灭菌。

(8)经高压灭菌的培养基凝固后,应放在培养室中预培养3 d左右,没有污染才可使用。灭菌后的培养基不宜长期保存,常温保存的培养基最好在1周内用完。暂时不用的培养基应用保鲜膜包裹后放在4 ℃冰箱内保存,保存时间最好不要超过1个月。

第四节
外植体的种类与接种技术

外植体(explant)是植物组织培养中作为离体培养物的器官或组织的片段,在继代培养时,将培养的组织切段移入新的培养基时,这种切段也称外植体。从理论上讲,植物细胞都具有全能性,能够再生新植株,因此植物体的各个器官、组织、细胞及原生质体都可以作为外植体。但在实际组织培养过程中,需要对外植体进行选择,因为不同来源的外植体,在离体条件下对消毒剂的敏感性不同;生长潜力不一样;细胞恢复分裂(即脱分化)的能力或愈伤组织再次分化(即再分化)的能力也有差异。如果选择不好,就很难培养成功。因此,在进行植物组织培养时,必须选择合适的外植体,以确保组织培养工作的顺利进行。

一、供体植物材料

1. 野外材料

在野外取材时,应选择从健康、新鲜、无病虫害的植株上采集外植体材料,用适当的方法保鲜并及时运回实验室进行消毒接种。植株较小的植物,可整株带根带土采挖,盆栽后立即运回实验室。采集的植物材料,应用保鲜纸和保鲜膜包裹后立即运回实验室。

2. 田间材料

从田间栽培的植物上取材时,首先应对植物品种进行选择,即选择性状优良、抗逆性强、品色俱佳的优良品种,并根据取材要求适时栽培。在管理上力争精耕细作,加强水肥调控,及时防治病虫害,从而获取良好的外植体材料。

3. 温室材料

具备温室条件的地方,应进行温室栽培供组织培养取材,其不受气候条件限制,为植物提供良好的生长环境,并可根据实际需要随时栽植,取材方便。

4. 无菌苗材料

利用种子繁殖的植物,可以进行无菌发芽,用无菌苗作为外植体的来源。这种方法的优点是可降低外植体带菌的概率，提高组培实验效率和成功率。具体做法：严格遵守无菌技术操作规程，将种子消毒后放在培养基中进行无菌培养，待种子发芽出苗后即可取用外植体。对于正处在休眠状态的种子，可以用低温处理、GA_3浸种等方法打破休眠，再进行消毒和培养。

二、外植体的种类

1. 带芽外植体

如茎尖、腋芽、鳞芽、原球茎、类原球茎等，培养此类外植体的目的：(1)诱导茎轴伸长；(2)抑制主轴的发育，促进腋芽最大限度生长，以产生丛生芽。这类外植体再生出植株的成功率高，而且很少发生变异，容易保持材料的优良特性。

2. 分化的器官和组织

如根、茎、叶、花茎、花瓣、花萼、胚珠、果实等，这类外植体大多由已分化的细胞组成。这类外植体常常要经过愈伤组织阶段再分化出芽或胚状体而形成植株。有些器官还可以不经愈伤组织直接形成不定芽或体细胞胚。

3. 胚胎

植物胚胎培养是指对植物的胚（种胚）及胚器官（如子房、胚珠等）进行人工离体无菌培养，使其发育成幼苗的技术，可以分为成熟胚培养和幼胚（未成熟胚）培养两类。成熟胚一般在比较简单的培养基上就能萌发生长，成熟。胚生长依赖胚乳、子叶的贮藏营养，对培养基的要求简单。只要提供合适的生长条件以及打破休眠，即可萌发成幼苗。幼胚（未成熟胚）一般不能像成熟胚一样在简单培养基上生长，它们比成熟胚对营养的需要更为复杂，主要是改良培养基，使离体幼胚能沿着胚珠内胚胎发生的途径发育，即维持胚性生长。

4. 花粉和花药

花粉和花药培养是指花粉在培养基上改变其正常发育和机能，不经受精而发生细胞分裂，由单个花粉粒发育成完整植株的技术。花粉和花药都可以在培养过程中诱导单倍体细胞系和单倍体植株。花粉培养属于细胞培养；花药培养属于器官培养。

三、外植体的选择

外植体的来源是决定植物组织培养成败的一个重要因素。根据植物细胞全能性的理论，任何细胞、组织和器官都可以作为外植体，但实际上，不同品种、不同器官之间的分化能力有巨大区别。一般裸子植物多采用幼苗、芽、韧皮部细胞，被子植物采用胚、胚乳、子叶、幼苗、茎尖、根、茎、叶、花药、花粉、子房和胚珠等各个部分。因此，外植体的选择需要从植物品种、取材部位、适当的时期、大小、外植体来源、消毒难易等方面予以考虑。

1. 选择优良的种质及母株

无论是离体培养繁殖种苗，还是进行生物技术研究，培养材料的选择都要从主要的植物入手，选取性状优良的种质或特殊的基因型。尤其是进行离体快繁，只有选取优良的种质和基因型，离体快繁出来的种苗才有意义，才能转化成商品。组织培养用的材料最好从生长健壮的无病虫害植株上，选取发育正常的器官或组织。因为这些器官或组织代谢旺盛，再生能力强，培养后比较容易成功。

2. 选择合适的部位

植物组织培养几乎在植物体的各个部位都获得了成功，这些部位包括：茎尖、茎段、皮层及维管组织、髓细胞、表皮、块茎的储藏薄壁细胞、花瓣、根、茎、子叶、鳞茎、胚珠和花药等。但是不同种类的植物以及同一植物的不同器官对诱导条件反应是不一致的，有的部位诱导分化率高，有的部位很难脱分化，或者分化率很低。

3. 选择适当的时期

植物组织培养选择材料时，要注意植物的生长季节和生长发育阶段，对大多数植物而言，应在其开始生长或生长旺季采样，此时材料内源激素含量高，容易分化，不仅成活率高，而且生长速度快，增殖率高。若在生长末期或已进入休眠期时采样，则外植体可能对诱导反应迟钝或无反应。花药培养应在花粉发育到单核靠边期取材，这时比较容易形成愈伤组织。在春夏季采集的百合鳞茎片，在不加生长素的培养基中，可自由地生长、分化；而其他季节则不能。植物的腋芽培养，如果在1～2月间采集，则腋芽萌发非常迟缓；而在3～8月间采集，萌发的数目多，萌发速度快。

4. 选取适宜的大小

外植体的大小根据植物种类、器官和目的来确定。通常情况下，快速繁殖时叶片、花瓣等的大小为5 mm×5 mm，其他外植体的大小为0.5～1 cm。如果是胚胎培养或脱毒培养的材料，则应更小。材料太大，不易彻底消毒，污染率高；材料太小，多形成愈伤组织，甚至难以成活。

5. 外植体来源要丰富

为了建立一个高效而稳定的植物组织离体培养体系，往往需要反复实验，并要求实验结果具有可重复性。因此，就需要外植体材料丰富并容易获得，一般从野外或温室中选取生长健壮的无病虫害的植株器官或组织作外植体，离体培养容易成功。最好对所要培养的植物各部分器官的分化能力先进行比较，再筛选最易再生的部位作为最佳外植体，例如，同一种百合鳞茎的外层鳞片要优于内层鳞片，下段鳞片要优于上、中段鳞片。对多数植物来说，茎尖是较好的选择，但往往数量有限，也可用茎段、叶片作外植体，如菊花、秋海棠等；还可选择鳞茎、球茎、根状茎、花茎、花瓣、根尖、胚等作为外植体进行培养。

6. 外植体要易于消毒

在选择外植体时，应尽量选择带杂菌少的器官或组织，降低初代培养时的污染率。一般地上组织比地下组织、一年生组织比多年生组织、幼嫩组织比老龄和受伤组织容易消毒。

四、外植体的消毒

从外界或室内选取的植物材料，都不同程度地带有各种微生物。这些污染源一旦带入培养基，便会造成培养基污染。因此，植物材料必须经严格的表面消毒处理。消毒剂的选择和消毒处理时间的长短取决于植物材料对消毒剂的敏感性，越幼嫩或越敏感的植物材料处理时间不宜过长，也不宜采用强消毒剂。

1. 表面消毒和其他处理

对于大多数植物材料只需要进行表面消毒即可，而有些植物材料由于携带内生菌，为达到较好的消毒效果，除需要进行表面消毒外，还需要其他处理。

外植体表面消毒的关键是选择合适的消毒剂和消毒时间。因为消毒剂不仅杀灭微生物，也对外植体产生一定的伤害。例如，升汞的杀菌能力最强，最为常用，但它对外植体的伤害也最大，不易去除。不同植物或同一植物的不同外植体消毒的方法是不同的，为达到满意的消毒效果，需要根据外植体的情况，选择合适的消毒剂，摸索出合理的消毒时间。为使消毒剂充分浸润外植体，达到更好的消毒效果，可以在消毒剂中加入数滴（浓度小于0.1%）表面活性剂（Tween-20或Tween-80）。

对于携带内生菌的外植体进行消毒要比表面消毒复杂得多，主要有以下方法。（1）在外植体表面消毒前，采用超声波、热击等物理方法处理后再进行表面消毒。例如，水仙的鳞茎，采用1%次氯酸钠对其进行消毒时，当消毒时间为30 min时，污染率为40%～60%；将消毒时间延长为2 h甚至4 h后，仍然不能降低污染率；而在使用消毒剂前用热水浸泡，可以将污染率降低到5%。（2）采用抗生素和消毒剂联合的方法对外植体进行消毒，或者在培养基中添加抗生素。在使用抗生素时要有针对性地选择抗生素的种类和使用浓度，一种抗生素可能只对一种或几种微生物有效；浓度低了效果差，而浓度高又容易对外植体产生毒害。

对于污染严重的并且尚不能摸索出有效消毒方法的外植体，在组织培养中，尽可能减少单位培养容器中外植体的个数，每个培养容器中可以只接入一个外植体，这样无污染概率相对较高。

2. **几种不同类型的外植体消毒方法**

(1)茎尖、茎段及叶片的消毒。

消毒前先对植物材料进行修整,去掉不需要的部分,然后用自来水冲洗。对于一些表面不光滑或长有绒毛的材料,可用洗涤剂清洗,必要时用毛刷充分刷洗,硬质材料可用刀刮。消毒时在超净台上操作,先用75%酒精浸泡10~30 s,无菌水冲洗3次,然后按材料的老、嫩和枝条的坚实程度,分别采用2%次氯酸钠浸泡10~15 min或用0.1%升汞浸泡5~10 min。消毒时要不断搅动,使植物材料与消毒剂充分接触。最后用无菌水冲洗3~5次。

(2)果实和种子的消毒。

先用自来水冲洗10~20 min,再用75%酒精迅速漂洗一下,无菌水冲洗3次。果实用2%次氯酸钠浸泡10 min。种子则用10%次氯酸钠浸泡20~30 min,难以消毒的可用0.1%升汞消毒5~10 min,对于种皮太硬的种子,可预先去掉种皮,再用4%次氯酸钠浸泡8~10 min。最后用无菌水冲洗3~5次。

(3)花药的消毒。

用于组织培养的花药多未成熟,其外面有花萼、花瓣或颖片保护着,通常处于无菌状态。所以一般对整个花蕾或幼穗进行表面消毒即可。消毒时将整个花蕾或幼穗用75%酒精浸泡数秒钟,然后用无菌水冲洗3次,再在漂白粉中浸泡10 min,最后用无菌水冲洗2~3次。

(4)根和贮藏器官的消毒。

这类材料大多埋于土壤中,表面带菌量大,消毒较为困难。可先用自来水冲洗,软毛刷刷洗,用刀切去损伤及污染严重部位,再用75%酒精漂洗2~3次后,置于0.1%~0.2%升汞中浸泡5~10 min,或用2%~10%次氯酸钠浸泡10~15 min,最后用无菌水冲洗3~5次。

五、外植体的接种

外植体消毒后,应尽快接种到培养基上。接种是将已消毒好的根、茎、叶等离体器官,经切割或剪裁成小段或小块,放入培养基的过程。以上已对接种前的材料表面消毒进行介绍,现将接种前后的程序连贯地进行介绍。

(1)将初步洗涤及切割的材料放入烧杯,带入超净工作台,用消毒剂消毒,再用无菌水冲洗,最后沥去水分,取出放置在灭过菌的滤纸上。

(2)材料吸干表面水分后,一只手拿镊子,另一只手拿剪刀或解剖刀,对材料进行适当切割。例如,叶片切成0.5 cm见方的小块;茎切成长度为0.5~1 cm的带节小段。

(3)用灼烧灭菌过的器械将切割好的外植体插植或平卧放置到培养基上。在消毒、切割和接种过程中要经常灼烧器械,防止交叉污染。

(4)接种的基本操作步骤及要求:①将剪刀、镊子等器械灼烧后放置在工具架上,冷却备用;②在打开培养容器之前,将瓶口和瓶盖在酒精灯火焰上转动灼烧一圈,时间不宜过长,防止受热变形,或者用75%酒精棉球擦拭,以防止瓶口边缘沾染的微生物落入容器内;③打开培养容器,将需要继续使用的瓶(皿)盖盖面向上,放在稳妥的地方,手不可触及盖的内面及边缘,瓶(皿)口在酒精灯火焰上方转动,让瓶(皿)口里外灼烧数秒钟;④一只手将开口容器拿成斜角,另一只手用镊子夹取一块切好的外植体送入瓶(皿)内,轻轻放在培养基上,接种时也应保持倾斜;⑤接种完毕后,将瓶(皿)口在火焰上再灼烧数秒,然后用封口材料迅速封口;⑥用记号笔在容器上注明材料名称及接种日期。

第五节

培养条件及其调控技术

接种后的外植体应送到培养室,在适宜的条件下对其进行培养。培养条件要根据植物对环境条件的不同需求进行调控。在植物组织培养中,温度、光照、湿度、渗透压、pH、气体等都会影响外植体的生长发育和分化。

一、温度

培养温度对外植体的生长发育和分化有着重要影响。通常,植物组织和细胞的培养温度采用(25±2) ℃。

1.离体培养条件下的温度控制原则

温度控制主要依据植物的起源和生态类型来确定。将植物分为喜温性植物和冷凉性植物两大类。喜温性植物培养温度一般控制在26～28 ℃比较适宜。冷凉性植物通常培养温度控制在18～22 ℃或25 ℃以内较为适宜。一般温度低于15 ℃或高于35 ℃对植物细胞的分裂、分化不利。在细胞脱分化阶段(诱导期)和愈伤组织增殖期(分裂期),对温度要求高一些,而在器官发生阶段(分化期)则要求低一些。

2. 培养周期中的昼夜温差

培养过程中采用恒温培养还是变温培养,要依植物种类及其生长环境要求而定。

目前多数植物从器官到细胞培养均采用恒温培养。国内有关小麦、水稻花药培养温度试验报道认为:在诱导花药形成愈伤组织时,昼夜恒温较好;在器官分化时,昼夜具有一定温差比较好,分化出的幼苗也健壮。对于生长在高海拔、昼夜温差较大地区的植物,在组织培养中,变温培养有利于种子的萌发及培养物的分化。

3. 低温预处理

低温预处理在花药和花粉培养方面的研究报道较多,花药离体培养前,实行低温预处理,可以促进植物细胞脱分化和再分化,这已成为一项有效的诱导分化措施。

二、光照

光作为一种物理因子影响离体培养物的脱分化、器官发生、幼苗形态建成及生长发育过程。光环境调控是指通过人工调节光强、光质、光周期等光环境因子,并考虑到光与其他环境因子的协同作用,以满足植物生长发育过程中所需的光环境条件。在植物组织培养中,培养物是否需要光照,不能一概而论。例如,愈伤组织诱导和增殖阶段可以光照或者不需要光照;而在愈伤组织形成芽、根,直到完整植株的分化阶段,需要光照,光照是培养物胚状体形成和分化的重要条件。

LED(light emitting diode)即发光二极管,是一种在PN结上施加正向电流时能发出紫外光、可见光、红外光的半导体固体发光器件。LED灯因具有体积小、质量轻、寿命长、能耗低、发光效率高、发热低、光强光质可调等光电特性优点,成为植物光环境调控的重要工具之一,并在节能和促进植物生长方面都具有明显的优势。目前,LED在植物组织培养中已得到广泛应用。

1. 光照强度

光照强度用于指示光照的强弱和物体表面单位面积上所接受的光的能量,常称为照度,单位为勒克斯(lx或lux)。对植物来说,光强即光量子通量密度(photosynthetic photon flux density,PPFD),是指对植物光合作用有效的,单位时间单位面积上所入射400~700 nm辐射波的光量子数,单位为μmol/(m^2 • s)。lx与μmol/(m^2 • s)之间可以换算,不同的光源换算得出的数值不同,例如,LED日光灯1000 lx相当于18 μmol/(m^2 • s),传统荧光灯1000 lx相当于12.5 μmol/(m^2 • s)。

光强是影响植物组织培养过程光合作用的重要参数之一,必须合理选择光强大小。不同培养物需要的光强大小不同。在葡萄组织培养过程中,会使用到4种不同波长的LED灯,光强要控制在40~55 μmol/(m^2 • s)。在菊花试管苗培养中,为了实现株高、根数以及叶数等生长指标的良好性,必须将光强控制在60 μmol/(m^2 • s)左右。

2. 光质

LED出现早期，在植物组织培养中常常运用660 nm左右的红光LED作为主光源，而辅助光源则通常选择传统荧光灯。随着LED技术的不断发展，各种波段的LED纷纷被用于植物组织培养，主要有460 nm左右的蓝光，660 nm左右的红光，730 nm左右的远红光和白光。

LED光质对植物愈伤组织的诱导和分化、试管苗增殖、生长发育和生根壮苗等方面有影响。不同培养物及同种培养物的不同生长时期，需要的光质是不同的。在辣椒愈伤组织诱导研究中发现，红光和白光促进辣椒子叶愈伤组织的诱导，绿光和蓝光则表现出抑制作用。在越南人参（*Panax vietnamensis*）愈伤组织增殖培养时，黄光LED促进愈伤组织生长，红光和蓝光LED抑制愈伤组织生长，而绿光和白光LED对愈伤组织生长无显著影响。在怀山药（*Dioscorea opposita*）愈伤组织分化过程中，蓝光下芽分化率最高，其次是红光和白光，绿光和黄光较低，黑暗条件下最差。红蓝LED组合光下，菊花试管苗叶片净光合速率明显高于单色红、蓝光，且植物鲜重和干重均达到最大值。

3. 光周期

在植物组织培养中，除了要明确光强大小和光质，还必须合理选择光周期。光周期是影响外植体分化的条件之一，大多数植物对光周期敏感。在菊花组织培养中，在24 h/d光照下菊花干重/鲜重比值最大，并且叶片数目以及干鲜重积累最快，而株高、根长和根数在16 h/d光照下最大。一般情况下，培养室的光周期被设定为16 h光照、8 h黑暗。

三、湿度

湿度对植物组织培养的影响主要表现在培养容器内相对湿度和培养环境相对湿度两个方面。容器内的相对湿度在培养初期接近100%，之后随着培养时间的延长，水分会逐渐散失，湿度也会有所下降。容器内相对湿度主要受培养基水分含量和封口材料的影响。培养基水分含量又受琼脂含量的影响。封口材料至少要保证在一个月内容器内有充足的水分来满足培养物的需要。如果容器内水分散失过多，培养基渗透压会升高，阻碍培养物的生长发育，但密闭性较高的封口材料会影响气体交流，也会导致有害气体难以散去，影响培养物的生长发育。培养环境相对湿度会影响培养基的水分蒸发，湿度过低会导致培养基失水干涸；湿度过高会造成杂菌滋生，导致大量污染。一般要求培养室内保持70%～80%的相对湿度。

四、培养基的渗透压

培养基的渗透压主要影响植物细胞对养分的吸收，只有当培养基中组分的浓度低于植物细胞内浓度时，根据渗透作用，植物细胞才能从培养基中吸收养分和水分。

培养基各种组分中，糖对调节培养基的渗透压起决定性作用。因此，渗透压调节往往从调节糖的浓度着手。常用的是蔗糖，有时候也可以用葡萄糖和果糖代替。培养基中糖的浓度应依据培养要求来确定。多数植物对糖浓度的要求在2%～6%，生根培养只需2%～3%。体细胞胚胎的发生需要较多的糖，最高可达15%。有些植物在不同组培阶段中对糖的需求不同，例如，诱导百合试管苗鳞茎生成时，蔗糖浓度要求在5%～9%，花粉培养需要在固体培养基中添加10%～15%的蔗糖。

五、培养基的pH

植物在自养条件下可以调节体内酸碱度，但在离体条件下则失去自行调节能力。pH不但影响培养基的硬度，还影响培养物对培养基组分的吸收。因此，培养基pH的调节对植物组织培养有重要意义。培养基的pH通常在5.6～6.0。一般来说，pH高于6.5时，会造成培养基过硬；低于5.0时，琼脂不能很好地凝固。调节pH可用1 M NaOH或1 M HCl来调整。

六、气体

氧气是植物组织呼吸活动所必需的。使用固体培养基时，接种时不要把外植体全部埋入培养基中，以免造成缺氧。使用液体培养基时，振荡培养是解决通气问题的良好办法。在培养过程中，培养物释放的微量的乙烯和高浓度的CO_2，有时会有利于培养物的生长和分化，但更多的是阻碍甚至毒害培养物。因此，培养容器和培养室内要有良好的空气循环流通。培养容器封口时，可用附有滤气膜的封口材料、parafilm封口膜。培养室要经常换气，改善室内的通气状况。

第六节
继代培养技术

一、继代培养的作用

随着培养时间的延长，培养物在增殖过程中会不断消耗其培养基中的营养物质；同时，培养基中的水分会逐渐散失；培养物在空间有限的培养容器内堆积，不利于细胞呼吸并导致组织生长受限；组织细胞生长过程中积累大量次生代谢产物，对组织细胞产生毒害作用，影响其继续生长。因此，培养物培养一段时间后必须转移到新鲜的培养基上，以保持培养物继续正常生长。

将外植体经诱导增殖后形成的愈伤组织、原球茎、胚状体、丛生芽、试管苗等培养物重新分离或切割，接种到新鲜培养基上进一步扩大培养的过程，称为继代培养（subculture）。

二、继代接种方法

根据培养物生长和分化的方式不同，培养物在继代培养中的接种方法也各不相同。

1. 愈伤组织

一般情况下，初代愈伤组织生长到直径 1 cm 以上时可将其与外植体分离，并将其打散或分割成小块转移到新鲜培养基上继代培养。如果愈伤组织的大小或形状不规则，则可选取生长迅速的部位作为继代培养的初始材料。

2. 多节茎段

将顶芽或腋芽萌发伸长形成的多节茎段嫩枝，剪成带 1～2 枚叶片的单芽或多芽茎段，接种到继代培养基上进行培养。

3. 丛生芽和不定芽

将由植物器官和愈伤组织发育形成的丛生芽或不定芽分割成小丛或单芽，接种到继代培养基上进行培养。

4. 胚状体

将由植物器官和愈伤组织发育形成的胚状体，带少量外植体组织分割成小块，接种到继代培养基上进行培养。

5. **原球茎和类原球茎**

将由植物种子萌发形成的原球茎或植物组织发育形成的类原球茎，打散或分割成小块，接种到继代培养基上进行培养。

6. **试管苗**

将成丛的试管苗分离成小丛或单苗转接到继代培养基上。

三、影响继代培养的因素

1. **植物材料**

培养物的继代增殖能力与植物的种类、品种、器官类型及取材部位等密切相关。一般是草本植物 > 木本植物，被子植物 > 裸子植物，年幼材料 > 老年材料，刚分离组织 > 已继代的组织，胚 > 营养体组织，芽 > 胚状体 > 愈伤组织。

2. **培养基及培养条件**

培养基及培养条件对继代培养有较大影响。对于一些培养物来说，在多次继代培养中可以使用同一种培养基。而另外一些培养物，经过几次继代培养后，需要适当调整培养基组分，例如，在胡萝卜薄壁组织培养过程中，初代培养时加入 6 ~ 10 mg/L IAA，才能达到最大生长量，但经过多次继代培养后，在不加IAA的培养基上也可达到同样的生长量。在水仙鳞片基部再生子球的继代培养中，加入活性炭的培养基中再生子球的数量比不加活性炭的高。

3. **继代周期和继代次数**

继代周期是指从接种培养开始到下一次接种继代所经历的时间。更换一次培养基称为一次继代培养，依照移接操作的次数分别称为第1次继代培养、第2次继代培养等。继代培养的周期和次数不是一成不变的，主要取决于培养物的生长速度和生长状态。对于一些生长速度快或者繁殖系数高的培养物，继代周期比较短，一般不超过15 d；对于生长速度比较慢的培养物，继代周期就要长一些，30 ~ 40 d继代1次。有的经过一定时间继代培养后才能有分化再生能力，例如，沙枣愈伤组织继代6次后才分化出芽。有的随继代培养时间延长而分化再生能力下降，例如，杜鹃茎尖外植体，通过连续继代培养，产生小枝数量开始增加，但在第4 ~ 5代则下降，虽可用光照处理或在培养基中提高生长素浓度，以减慢下降，但无法阻止，因此必须更换材料。

4. **驯化现象**

一些植物的组织经长期继代培养会发生一些变化，在开始的继代培养中需要植物生长调节剂的植物材料，其后加入少量或不加入植物生长调节剂就可生长，这就是植物组织培养中的驯化现象。驯化现象的出现，可能是由于在继代培养中细胞积累了较多的植物激素，可供自身生长发育所需，时间越长，对外源植物生长调节剂的依赖性越低。因此，在继代培养中应注意继代培养代数，并根据继代培养代数的增加适当减少植物生长调节剂的加入。长期的“驯化”不一定好，会导致只长芽不长根，芽的增殖倍数很高，但芽又细又弱，不利于生根壮苗。为了调整这种状况，需要在培养基中增加生长素进行过渡培养，经过一至几次的继代培养才可长出较多的根。

5. 衰退现象

培养物经多次继代培养，会出现形态发生能力丧失、生长发育不良、再生能力降低和增殖率下降等现象，称为衰退现象。一般认为，衰退现象发生的主要原因有3个：①愈伤组织中含有从外植体启动分裂时就包括进来的成器官中心（拟分生组织），长期的继代增殖培养，可能使成器官中心逐渐减少或丧失；②形态发生能力的减弱和丧失，可能与植物内源激素的减少或产生植物内源激素的能力丧失有关；③可能是细胞染色体出现畸变，数目增加或丢失，导致分化能力和方向的变异。

四、增殖倍数调控

一般能达到每月继代增殖3～10倍，即可用于大量繁殖。如果盲目追求过高的增殖倍数，一是所产生的苗小而弱，给生根、移栽带来很大困难；二是可能会引起遗传性不稳定。因此，需要合理控制增殖倍数，形成有效试管苗，以达到最佳组培快繁效果。

第七节 生根培养技术

一、生根培养的作用

根系发生于根原基，根原基通常分为诱生根原基和潜伏根原基两种。诱生根原基是从外植体的维管形成层、韧皮薄壁组织细胞、韧皮射线等部位形成的，在生根前并不存在；而潜伏根源基在外植体取材时便具有，但处于休眠状态，待接种后在适宜环境下发育成根。根原基的形成和生长素有关，根原基的伸长和生长则可以在没有外源生长素下实现。

在植物组织培养中，通过外植体的初代培养以及继代增殖培养所诱导产生的不定芽、丛生芽，多数无根，需要进一步诱导生根，才能得到完整的植株。有些培养物可同时分化形成芽和根，例如，西藏虎头兰和金钗石斛的种子原球茎在增殖培养时，有些原球茎呈梭形且两端有突起并逐渐分化为芽和根。

生根培养(rooting culture)是使无根苗生根形成完整植株的过程。这个过程的目的就是使无根苗生出浓密而粗壮的不定根，以提高试管苗对外界环境的适应力及驯化移栽的成活率。生根培养是组织培养中不可缺少的一步，尤其对于以根部入药的药用植物，需诱导生根才能具有药用价值。

二、生根的方法

试管苗的生根方法有试管内生根和试管外生根两种方法，需要使用植物生长调节剂生长素类物质诱导。不同生根方法所用的基质、植物生长调节剂种类及含量有所不同。

1. 试管内生根法

试管内生根法根据培养基的不同相态分为固体培养基生根法和浅层液体培养基生根法。

固体培养基生根法包括以下3种。(1)持续诱导生根法。试管苗在含生长素的固体培养基上持续培养，诱导不定根发生。(2)生长素-活性炭诱导生根法。试管苗先在含生长素的培养基上培养一段时间以诱导根原基的发生，再转移到含活性炭的培养基上持续培养以促进根原基生长。(3)生长素速蘸-活性炭诱导生根法。将试管苗基部浸入生长素溶液中一定时间，再转接到含活性炭的固体培养基上持续培养。

浅层液体培养基生根法，在培养基中不加琼脂，液体培养基用量约为固体培养基用量的2/3。继代培养时，采用芽团转苗的方式繁殖，小芽团可连愈伤组织一起接种，使芽团在浅层液体瓶中站立起来，只有基部浸泡在液体中，经20 d培养可分割再接种。无根苗转入浅层液体生根培养基可以培养出壮苗，移栽成活率较高。在移栽时不需冲洗试管苗，也不伤根，但必须整个芽团转入生根培养基才能站立，移苗时可整体移植，形成丛苗。

2. 试管外生根法

试管外生根法是将试管苗作为微型插穗直接扦插于无菌基质上，使之生根形成小植株的方法。试管外生根的优点在于其把生根与驯化相结合，节约了育苗成本，同时瓶外生根苗根系更加健壮，且生出的根系有正常的输导组织。但当试管苗从无菌状态的高温、高湿、弱光环境移栽到有菌状态的自然条件下，一些弱苗、小苗会因不适应环境条件的变化而死亡。

三、生根培养的影响因素

1. 植物材料

不同植物种、不同的基因型,甚至同一植株的不同部位和不同年龄对根的分化都有决定性的影响。因植物材料的不同,生根从诱导至开始出现不定根,一般快的只需3～4 d,慢的则要1个月左右甚至更久。此外,生根难易还与母株所处的生理状态有关,因取材季节和所处环境条件不同而异。不同植物材料生根的一般规律:木本植物较草本植物难,老龄材料较幼嫩材料难,乔木较灌木难;同一植株中上部材料较基部材料难;休眠季节取材的较开始旺盛生长季节取材的难。但是具体到不同的植物种类也存在个性的差异,一般自然界中营养繁殖容易生根的植物材料在离体培养中也容易生根。

2. 基本培养基

诱导生根的基本培养基一般需要降低无机盐浓度以利于根的分化,常使用低浓度的MS培养基,如1/2MS、1/3MS或1/4MS基本培养基。矿质元素的种类对生根也有一定的影响。对大多数植物而言,大量元素中NH_4^+多不利于生根;生根培养一般需要P和K元素,但不宜太多;Ca^{2+}一般有利于根的形成和生长;微量元素中B、Fe对生根有利。此外,糖的浓度对试管苗的生根也有一定的影响。一般低浓度的蔗糖对试管苗的生根有利,且有利于试管苗的生活方式由异养到自养转变,提高生根苗的移栽成活率,其使用浓度一般在1%～3%,如桉树的不定枝生根最适宜的蔗糖浓度为0.25%,马铃薯生根则为1%。但也有些植物的试管苗在生根时需要较高浓度的糖,例如,怀山药在6%蔗糖条件下生根状况最好。

3. 植物生长调节剂

在试管苗不定根的形成中,植物生长调节剂起着决定性的作用。一般生长素类植物生长调节剂促进生根,如NAA、IAA、IBA等,常用浓度为0.1～1 mg/L。不同种类的生长素可混合使用,但大多数情况下单用一种生长素即可获得较好的生根效果。细胞分裂素、赤霉素和乙烯通常不利于生根,如与生长素配合使用,则浓度一般宜低于生长素浓度。多效锉(PP333)、矮壮素(CCC)、丁酰肼(B9)对不定根的形成具有良好的作用,在诱导生根中所使用的浓度一般为0.1～4 mg/L。另外,生根粉(ABT)是一种新型的广谱高效复合型植物生长调节剂,也可促进试管苗不定根的形成。

4. 培养条件

试管苗在试管内生根或在试管外生根,都要求有适宜的温度,一般为16～25 ℃,温度过高过低均不利于生根。植物生根培养的温度一般要比增殖培养芽时的温度略低一些,但不同植物生根所需的最适温度不同。光照强度和光照周期对生根的影响十分复杂,结论不一。一般认为黑暗条件对根的生长有利,因此在生根培养基中加入适量的活性炭对许多植物的生根有利。

第八节

培养物的褐化现象及其防治措施

褐化(browning),又称褐变,是指在植物组织培养中,培养物自身组织从表面向培养基释放出褐色物质,以致培养基逐渐变成褐色,培养物也随之进一步变褐而死亡的现象。培养物的污染、褐化、玻璃化现象是制约植物组织培养发展的重要因素,并称植物组织培养的三大瓶颈。其中,褐化问题涉及方面复杂,受植物材料、培养基、培养条件、外源物添加等内部和外部多种因素的影响。从外植体处理阶段到初始诱导和继代培养阶段均可能受到环境胁迫、酚酶氧化和醌类毒害的影响而发生褐化,进而阻碍培养物的生长分化甚至导致死亡,降低组织培养研究和生产的成功概率。因此,能否有效地控制褐化是植物组织培养成功的关键。

一、褐化类型及其机制

1. 酶促褐化

酶促褐化(enzymatic browning)是在有氧条件下,酚酶催化酚类物质形成醌及其聚合物的反应过程。植物组织中含有的酚类物质作为细胞呼吸传递物存在于完整植物体的细胞中,并且酚类物质与多酚氧化酶存在区域不同,一直并长期处于酚-醌系统的动态平衡中,因此正常发育中的植物无褐化特征。植物组织培养是在离体状态下进行,会对植物产生创伤刺激并形成伤口,使细胞结构遭到破坏,酚类物质与多酚氧化酶在氧气条件下氧化成褐色物质醌和水,从而显现褐化特征。换言之,当细胞完整性被破坏后,酚-醌未能保持动态平衡,同时具备了酶、底物和氧气3个条件,发生酶促褐化现象。

酚类物质是植物中普遍存在的一类次生代谢产物,同时也是主要的酶促褐化底物。酚类物质主要分为黄酮类、酚酸类、鞣质类。酚类物质主要有两种生物合成途径:一种是通常在高等植物中发生的苯丙氨酸脱氨基反应;另一种则是莽草酸途径生成查尔酮等一系列后续反应。植物组织培养涉及的酶促褐化的相关酶,主要为多酚氧化酶(PPO)、超氧化物歧化酶(SOD)、过氧化氢酶(CAT)、过氧化物酶(POD)、苯丙氨酸解氨酶(PAL)等。

2. 非酶促褐化

酚类等物质在非酶促条件下被氧化而发生显著颜色变化、趋向加深的现象为非酶促褐化(nonenzymatic browning)。非酶促褐化主要是受环境胁迫所致,主要表现为美拉德(Maillard)反应、焦糖化作用、抗坏血酸褐化等。

美拉德反应包括3个阶段,从羰基缩合与分子重排开始后进入果糖胺(重排后)进一步降解的中间过程,最后羟醛缩合与聚合形成褐色素。焦糖化作用是糖类在不含氨基化合物时经高温作用形成糖的脱水产物及裂解产物。抗坏血酸氧化形成脱氢抗坏血酸,再水合形成2,3-二酮古洛糖酸,脱水脱羧形成糠醛后再形成褐色素。

二、褐化现象的影响因素

1. 植物材料

(1)基因型。

植物材料的基因型不同,褐化程度也不同。例如,大多数块茎和鳞茎(马铃薯、百合、水仙等),天南星科植物(魔芋、芋头等),松柏科植物(红豆杉、松、柏等),茶科植物(山茶、油茶等),木兰科植物(荷花玉兰、白兰等)很容易褐化,而蔷薇科植物(玫瑰、月季等),金缕梅科植物(红花继木等),木犀科(桂花等)不容易褐化。容易褐化的植物多于不容易褐化的植物。因此,对于易褐化的植物,在组培中应注意筛选褐化程度轻的材料作为外植体。有一点需要说明,虽然有些植物容易褐化,但是并不影响丛生芽或者愈伤组织的诱导。例如,在接种菊花的茎段时,虽然茎段已经褐化,但是休眠芽能够顺利被诱导出来或者能够出现愈伤组织,在这种情况下可以不考虑褐化问题。只有在褐化严重影响了愈伤组织或者芽的诱导的情况下,才要采取措施抑制褐化的出现,褐化严重时组织会坏死。

(2)生理状态。

植物材料本身的生理状态不同,接种后褐化的程度也不同,其原因可能是不同生理状态的材料,酚类物质的含量及酚酶活性都不同。幼龄材料一般比成龄材料褐化轻、褐化率低,例如,用桑树基部发出的幼芽作外植体比用桑树上部高大枝条上的壮芽作外植体褐化轻。一般而言,用分生部位作外植体接种后形成的醌类物质少,褐化轻,而用分化部位作外植体形成的醌类物质多,因此容易褐化,这与分生组织生长速度快、细胞分裂频率高有一定的关系。取材部位也会影响褐化程度,取材部位不同意味着在位置效应影响下的植物发育及生理状态有所差异,内源激素表达差异性就决定了褐化程度必然不同。例如,选择藏红花无菌芽、花芽幼叶、球茎为外植体,30 d后发现球茎愈伤组织诱导时间比前两者晚9 d左右,但褐化率明显低于无菌芽和花芽幼叶。另外,植物材料中致褐物质的含量也因季节的不同而不同,通常冬春季取材褐化少,夏秋季取材褐化较严重。

2. 外植体大小和受伤害程度

一般认为外植体越小,切面与体积的比例越大,伤害及褐化的程度就越明显,而相对较大的材料褐化程度较轻。除了机械伤害外,外植体消毒时使用的化学消毒剂也会引起褐化。不同的消毒剂种类对褐化的影响不一,酒精消毒效果较好,但对植物材料的伤害较重;升汞消毒的褐化率低于次氯酸钠处理,但与消毒剂浓度和消毒时间长短密切相关。一般而言,消毒剂浓度越高,消毒时间越长,消毒效果越好,但褐化也越严重。

3. 培养基

(1)培养基状态。

培养基可配成固体培养基、半固体培养基或液体培养基。酚类物质氧化后形成的醌类物质在液体培养基中能及时分散,不会聚集在培养物附近造成毒害作用,利于褐化的防治。例如,在曼地亚红豆杉和白首乌愈伤组织培养中,褐化率随琼脂浓度增加而加大,抗褐化效果最好的是以珍珠岩为支撑物的液体培养基,其次为半固体培养基,固体培养基褐化率和致死率最高。

(2)无机盐。

培养基中无机盐浓度过高,酚类物质会大量外溢,导致培养物褐化。原因是无机盐中的一些离子,如Mn^{2+}、Cu^{2+}参与酚类合成或是氧化酶类的组成成分与辅因子,因此无机盐浓度过高会增加这些酶的活性,酶又进一步促进酚类物质合成与氧化。例如,柚棕用MS培养基容易引起外植体的褐化,而用降低了无机盐浓度的改良MS培养基时则可减轻褐化,而且可以获得愈伤组织和胚状体。

(3)植物生长调节剂。

植物生长调节剂也是影响褐化的主要原因之一。在杜仲组织培养中,以B5为基本培养基,添加6-BA和NAA,发现随着NAA浓度的增加,褐化率升高,呈现出与6-BA相反的效果,1.0 mg/L 6-BA的抑褐效果好。在桑组织培养中,6-BA的使用浓度低、褐化轻;随6-BA浓度的提高,其褐化率升高。

(4)抗褐化剂。

植物组织培养常用的抗褐化剂主要是通过吸附作用和抗氧化作用发挥抗褐化作用。吸附剂主要有活性炭(AC)和聚乙烯吡咯烷酮(PVP);抑制酚类氧化的试剂主要有维生素C(VC)、核黄素(VB_2)、硝酸银($AgNO_3$)等。

不同抗褐化剂的效果有所不同,同一种抗褐化剂对不同种类培养物的抗褐化效果也不一样。在金线吊乌龟(*Stephania cepharantha*)组织培养中,单独使用AC可在出芽率保持在70.8%的基础上降低褐化率至25%,PVP也可减轻褐化程度,但效果不及AC。在牡丹品种凤丹(*Paeonia ostii*)的组织培养中,1 g/L PVP可以将褐化率降至零。PVP是具有专一性的吸附剂,可专一吸附组培过程中培养物所释放的醌类物质,而AC不仅会吸附有害物质,还可能会无选择性地吸附培养基中的养分。VC为酸性已糖衍生物，是稀醇式己糖酸内酯，添加VC于培养基时要特别注意培养基pH的波动。在白及组织培养中，使用植物生长调节剂时加入15 mg/L VC，愈伤组织无褐化现象。

4. 培养条件

温度和光照对培养物发生褐化具有较大影响。温度过高或光照过强，均可使多酚氧化酶的活性提高，从而加速培养物的褐化。另外，为防止营养缺失和醌类物质积累出现褐化，还需要在一定时间内将培养物转入至新鲜培养基中或在更换培养基时及时切除已经褐化的组织。换言之，继代周期的选择也会在一定程度上影响褐化率的高低，但是继代周期过短不仅不利于组织的脱分化与分化，还会增加污染率。

三、褐化的防治措施

1. 选择适宜的外植体

不同基因型的植物，有不同基因表现型，加之褐化过程是一个复杂的基因网络，故在实践中要做好筛选工作，尽量避开褐化极其严重的品种。长势粗壮的外植体生命力旺盛，分化和脱分化性能强，褐化概率相对较低，因此是组培工作的首选。有学者认为，遮阴处的植物材料要比全光下的植物材料的褐化率低；腋生枝的顶芽要比其他部位顶芽的褐化率低。

2. 调控培养基

理想的组培培养基环境可以通过碳源、琼脂浓度、无机盐和微量元素量以及pH来设置，良好的培养基有助于抗褐化。通常来说，降低蔗糖浓度有助于降低褐化率；琼脂浓度越低越有助于醌类物质的分散；降低无机盐及增加微量元素的含量可减轻褐化；多酚氧化酶的活性于pH6～6.5时最大，随pH的降低呈减弱趋势。

3. 在培养基中加入抗褐化剂

植物组织培养中的褐化问题主要是因为产生过多的酚类物质所致，过量的酚类物质抑制培养物生长和分化，但是一定浓度的酚类物质也是植株再生所必需的。在培养基中加入少量抗褐化剂，如AC、PVP、VC、VB_2、$AgNO_3$、L-半胱氨酸、柠檬酸等，或者在含抗氧化剂的培养基中进行预培养，既可以促进培养物的生长和分化，又可以起到削弱醌类物质毒害的效果。

4. 选择适宜的光温条件

在预防褐化过程中，可对光温条件进行适当控制。通常对培养物进行黑暗、低温等预处理有明显降低褐化的效果。也有学者认为短时间热激处理能使酶失活，从而抑制褐化发生。

5. 其他措施

对容易褐化的培养物，可以适时更换新鲜培养基，去除积累的醌类物质。剪切外植体时保证愈伤诱导率的同时，要尽量保持伤口最小，这样才能保证酚类物质以最低量流出，减轻褐化程度。植物生长调节剂虽然用量少，但对组织生长、褐化及抗褐化都有着不容忽视的作用。NaCl不仅有助于细胞增长，还可抑制酚酶活性。

第九节
培养物的玻璃化现象及其预防措施

在植物组织培养中，常可以观察到一些半透明状的畸形试管苗，这类植物体被称为“玻璃化苗”，这种现象称为“玻璃化现象(vitrification)”，又称“过度水化现象”。由于玻璃化苗的组织结构和生理功能异常，故分化能力低，难以分化、增殖、生根、移栽成活，是组培工作中亟须解决的一大难题。

一、玻璃化苗形态解剖学特点

与正常试管苗相比，玻璃化苗在形态学上发生了显著变化，其共同特点是呈半透明状。玻璃化苗的茎尖顶端分生组织相对较小；茎尖发育部分保持分生能力的时期也缩短；叶片表面缩小或增大，叶片皱缩并纵向卷曲，脆弱易破碎，颜色不正常；幼苗难以生根等。

玻璃化苗的茎皮层及髓部薄壁组织过度生长，细胞间隙大，疏导组织发育不良或畸形，导管和管胞木质化不完全。叶片的栅栏组织细胞层数减少，或仅有海绵组织。叶肉细胞间隙大，表皮组织发育不良(包括叶表角质层变薄或缺少角质层，有的是蜡质发育不完全，或蜡质结晶的结构发生变化)，果胶及纤维素等也发育不良。在有些植物玻璃化苗的叶表发现有大量的排水孔。气孔器数量或多或少，但功能不正常，其原因可能是保卫细胞中胼胝质含量增加，而纤维素含量减少。叶绿体中基粒和基质的组织结构异常，叶绿体含量低。根茎之间维管组织联系有缺陷。

二、玻璃化苗生理生化变化

玻璃化苗的含水量、还原糖和蔗糖、K^+、Ca^{2+}、Cl^-的含量明显较高，而鲜重、干重、粗纤维、木质素和蛋白质、肌醇、Fe^{2+}、Cu^{2+}的含量明显较低，这表明玻璃化苗的细胞壁发育差、细胞质膜透性改变、蛋白质合成能力和光合作用能力弱。玻璃化苗中某些酶的活性也发生明显变化，如与木质素合成有关的羟基肉桂酸CoA连接酶、与木质化进程相关的苯丙氨酸解氨酶的活性比正常苗低。

玻璃化苗的内源激素状况也有明显的变化，例如，用高效液相色谱法测定苹果砧木茎尖培养苗玻璃化过程中内源激素的含量变化，发现玻璃化苗叶片及茎尖中GA_3、IAA、ABA含量极显著降低，同时CTK含量则显著上升；在继代培养过程中，叶片玻璃化症状出现之前5～10 d，已进入了GA_3、IAA含量的下降和CTK含量的上升过程。

三、玻璃化现象的影响因素

玻璃化的起因是细胞生长过程中的环境变化。试管苗为了适应变化了的环境而呈玻璃状。产生玻璃化苗的因素主要有植物生长调节剂浓度、培养基成分、培养环境、通风条件、消毒方法等。

1. 植物生长调节剂浓度

植物生长调节剂浓度增加尤其是细胞分裂素浓度提高，或细胞分裂素与生长素比例高，易导致玻璃化苗的产生。产生玻璃化苗的细胞分裂素浓度因植物种类的不同而异。细胞分裂素的主要作用是促进芽的分化，打破顶端优势，促进腋芽发生，因而玻璃化苗也表现为茎节较短、分枝较多的特点。使细胞分裂素增多的原因有以下几种：(1)培养基中一次性加入过多细胞分裂素，比如6-BA、ZT等；(2)细胞分裂素与生长素比例失调，细胞分裂素含量远远高于生长素，从而使植物过多吸收细胞分裂素，体内激素比例严重失调，试管苗无法正常生长，而导致玻璃化；(3)在多次继代培养时愈伤组织和试管苗体内积累过量的细胞分裂素，通常是继代次数越多玻璃化苗的比例越大。

2. 培养基成分

植物生长需要一定的矿物质营养，但是，如果营养离子之间失去平衡，试管苗生长就会受到影响。植物种类不同，对矿物质的量、离子形态、离子间的比例要求不同。如果培养基中离子种类及其比例不适宜该种植物，玻璃化苗的比例就会增加。一般培养基中增加K、P、Fe、Cu、Mn、Zn元素的含量，降低B含量，增加硝态氮，降低铵态氮，均可避免玻璃苗的发生。培养基中琼脂浓度低时玻璃化苗比例增加，水浸状严重；随着琼脂浓度的增加，玻璃化苗比例减少，但由于硬化的培养基影响了养分的吸收，试管苗生长减慢，分蘖亦减少。因此，琼脂的浓度一定要适当。另外，碳源的种类和含量对试管苗的玻璃化也有较大影响。

3. 培养环境

培养基水势和环境湿度对试管苗玻璃化有明显的影响。玻璃化发生的原因与培养基水势过高密切相关，已经证实，液体培养比固体培养更容易产生玻璃化苗，试管内空间相对湿度提高容易产生玻璃化苗，故提高培养基琼脂浓度能降低玻璃苗的发生。随着培养温度的升高，苗的生长速度明显加快，但高温达到一定限度后，会对正常的生长和代谢产生不良影响，促进玻璃化的产生。变温培养时，温度变化幅度大，忽高忽低的温度变化容易在瓶内壁形成小水滴，增加容器内湿度，提高玻璃化发生率。光照影响光合作用和碳水化合物的合成，光照不足再加上高温，极易引起试管苗的过度生长，加速玻璃化发生。

4. 通风条件

瓶内湿度与通气条件密切相关，使用有透气孔的膜或通气较好的滤纸、牛皮纸、封口膜时，通过气体交换，瓶内湿度降低，玻璃化发生率降低。相反，如果用不透气的瓶盖、封口膜、锡箔纸封口时，不利于气体的交换，在不透气的高湿条件下，苗的生长势快，但玻璃化的发生频率也相对较高。一般而言，在单位容积内，培养的材料越多，苗的长势越快，玻璃化出现的频率也越高。

5. 消毒方法

对容易发生玻璃化的植物材料进行接种时，要尽量减少在水中浸泡的时间，做到随洗随灭，漂洗后马上接种。特别是一些草本植物，其幼嫩的组织在长时间的清洗和消毒后很容易出现水渍状，继而产生玻璃化。

四、玻璃化的预防措施

目前对待玻璃化的策略就是尽可能采取有益、无害的预防性措施，必要时进行个别因子的筛选试验，具体预防措施如下。

（1）适当控制培养基中的无机营养成分。

大多数植物在MS培养基上生长良好，玻璃化苗的比例较低，主要是由于MS培养基的硝态氮、钙、锌、锰的含量较高。适当增加培养基中钙、锌、锰、钾、铁、铜、镁的含量，降低氮和氯元素比例，特别是降低铵态氮浓度，提高硝态氮浓度，可降低玻璃化苗的比例。

（2）适当提高培养基中蔗糖和琼脂的浓度。

适当提高培养基中蔗糖的含量，可降低培养基中的渗透势，减少培养物从培养基中可获得的水分。而适当提高培养基中琼脂的含量，可降低培养基的衬质势，造成细胞吸水阻遏，也可降低玻璃化。

(3)适当降低细胞分裂素和赤霉素的浓度。

细胞分裂素和赤霉素可以促进芽的分化,但是为了防止玻璃化现象,应适当减少其用量,或增加生长素的比例。在继代培养时,要逐步减少细胞分裂素的含量。

(4)增加自然光照,控制光照时间。

玻璃化苗放在自然光下几天后茎、叶变红,玻璃化逐渐消失。这是因为自然光中的紫外线能促进试管苗成熟,加快木质化。光照时间不宜太长,大多数植物以8~12 h为宜;光照强度在1000~1800 lx,就可以满足植物生长的要求。

(5)控制好温度。

适当进行低温处理,避免过高的培养温度,可预防玻璃化发生。

(6)注意通气。

尽可能降低培养容器内的相对空气湿度和改善氧气供应状况。

(7)在培养基中添加其他物质。

在培养基中添加多效唑、$AgNO_3$、活性炭等可抑制玻璃化现象的发生。活性炭对克服试管苗玻璃化有明显的效果,活性炭浓度在0.5~1 g/L时对试管苗的生长和克服玻璃化现象有良好的作用。

第十节
试管苗炼苗与移栽技术

试管苗炼苗与移栽成活是试管育种、快繁的重要环节,是室内科研成果转化为田间生产力的重要步骤。

一、试管苗的生长环境与特点

1. 试管苗的生长环境

试管苗和一般的田间幼苗不同,试管苗长期生长在培养容器内,与外界环境隔离,形成了一个恒温、高湿、弱光、无菌的独特生态环境。

(1)恒温。

在试管苗整个生长过程中,常采用恒温培养,即使某一阶段稍有变动,温差也是极小的。而外界环境中的温度由太阳辐射的日辐射量决定,处于不断变化之中,温差较大。

(2)高湿。

组织培养中培养容器内的水分移动有两条途径，一是试管苗吸收的水分，从叶面气孔蒸腾；二是培养基向外蒸发，而后又凝结进入培养基的水分。循环的结果会使培养容器内相对湿度接近于100%，远远大于培养容器外的空气湿度。

(3)弱光。

组织培养中采取人工补光，其光照强度远不及太阳光，组培苗生长较弱，移栽后经受不了太阳光的直接照射。

(4)无菌。

试管苗所处的环境是无菌的。不仅培养基无菌，而且试管苗也无菌。在移栽过程中试管苗要经历由无菌向有菌的转换。

2. 试管苗的特点

试管苗的根系不发达，有些不容易生根的植物有时只能形成1～2条根，而且经常没有侧根和根毛；有些愈伤组织上产生的根没有和维管束相连接，这种根基本上没有吸收和运输水分、无机盐的能力。试管苗叶片幼嫩，叶片表面角质层或蜡质层不发达，因此水分蒸发快，很容易失水萎蔫。一般的叶片正面有角质层或蜡质层，背面多有茸毛，叶背面气孔有很多茸毛可以保护气孔，减少水分蒸发。而试管苗表皮基本没有茸毛，所以水分蒸发量大。试管苗的细胞排列疏松，细胞间隙大，容易失水。试管苗的机械组织发育较差，茎杆嫩而不坚挺，在缺水时易萎蔫和倒伏。

二、试管苗的炼苗

1. 炼苗的作用

因为试管苗在培养容器内与温室的条件差别很大，主要是培养容器内的温度稳定、湿度高、光照较弱等。为了使试管苗适应移栽后的环境并进行自养，必须要有一个逐步锻炼和适应的过程，这个过程叫驯化或炼苗(seedling hardening)。炼苗的目的在于提高试管苗对外界环境条件的适应性，提高其光合作用的能力，促使试管苗健壮，最终达到提高试管苗移栽成活率的目的。

2. 炼苗的方法

试管苗从试管内移到试管外，由异养变为自养，由无菌变为有菌，由恒温、高湿、弱光向自然变温、低湿、强光过渡，变化十分剧烈。炼苗应从温度、湿度、光照及有无菌等环境要素进行考虑，炼苗开始的数天内，应和培养时的培养室环境条件相似，炼苗后期，则要与移栽的条件相似，从而达到逐步适应的目的。常用的炼苗方法有闭瓶强光炼苗和开瓶强光炼苗。

(1)闭瓶强光炼苗。

当生根后或根系得到基本发育后,将培养容器移到室外遮阴棚或温室中进行强光闭瓶炼苗7~20 d,遮阴度为50%~70%。

(2)开瓶强光炼苗。

将培养容器的盖子打开,在自然光下进行开瓶炼苗3~7 d,正午强光或光照较强的地区应该注意要采取遮阴措施,如用遮阴棚或温室避免灼伤小苗。如果在培养容器中开盖培养不够1周,一般不会引起含蔗糖培养基的污染问题。开瓶炼苗可以分阶段进行,即首先部分开盖1~2 d,然后完全揭去盖。培养容器的开口大小也影响开盖的速度,开口大的瓶盖应比开口小的瓶盖除去的速度慢一些。

炼苗的方法一般都是靠一些经验,需要不断摸索积累经验。一般的方法就是将培养试管苗的容器带封口材料移到温室,开始保持与培养室比较接近的环境条件,适当遮光,提高湿度,以后逐渐去掉培养容器的盖子,使容器内的光照条件接近生长环境,使试管苗逐步适应环境条件。炼苗成功的标准是试管苗茎叶的颜色加深。

三、试管苗的移栽

试管苗经过一段时间的炼苗后,对自然环境有了一定的适应能力,即可进行移栽。

1. 移栽的方式

炼苗后的试管苗先移栽到带基质的穴盘、营养钵等育苗器中,称为容器移栽。容器移栽的优点在于每株幼苗处于一个相对独立的空间,如果发生病害,则不会快速蔓延到临近植株,引起其他植株死亡。在育苗容器中当苗长到商品苗的要求时,就可以进行出售或定植。有些试管苗经容器移栽培育一段时间后,还要移栽到大田中,称为大田移栽。

2. 移栽使用的基质

为了有利于试管移栽苗根系的发育,栽种试管苗的基质要求具备透气性、保湿性和一定的肥力,且容易灭菌处理,不利于杂菌滋生。以下介绍几种常见的试管苗栽培基质。

(1)珍珠岩。

珍珠岩是硅铝火山岩形成的矿物质在高温作用下形成的质轻蓬松的颗粒体。珍珠岩容重小,搬运方便,总孔隙度93%,可容纳自身质量3~4倍的水。其pH基本呈中性,阳离子代换量小,含有硅、铝、铁、锰、钾等的氧化物,不易发生分解。珍珠岩一般不单独使用,多与其他基质混合使用,如珍珠岩与泥炭等量混合。单独使用时因质轻,浇水过猛易漂浮,不利于根系固定。

(2)蛭石。

蛭石为云母类次生硅质矿物在高温作用下膨胀形成的多孔海绵状物体。蛭石质地较轻,容重较小,总孔隙度大,有良好的透气性和保水性,具有较高的阳离子代换量和较强的缓冲性能,能够暂时保存养分,其中还含有钙、镁、钾、铁等成分。蛭石一般不单独使用,多与其他基质混合使用。

(3)河沙。

取材方便,资源丰富,成本低,透气性好,排水性强,但沙子容重大(1.5 ~ 1.8 g/cm^3),不便运输,热传导快,保水持水力差,易受河水污染。一般不单独用来直接栽种试管苗,选用粒径为0.5 ~ 3 mm的沙为宜。

(4)草炭。

草炭又称泥炭,是由沉积在沼泽中的植物残体经过长时间的腐烂所形成。草炭质地细腻,持水和保水能力强,但通常通透性较差,草炭富含有机质和营养物质,具有较强的缓冲能力。草炭通常不能单独用来栽种试管苗,宜与其他基质混合形成复合基质,从而充分发挥各自的优势,弥补其不足。

(5)腐殖土。

腐殖土是由植物落叶经腐烂所形成,含有大量的矿质营养、有机物质,持水和保水能力强,但通透性较差。通常不单独使用,宜与其他基质相互混合使用。掺有腐殖土的栽培基质一般有助于植株发根。

3. 移栽技术

将试管苗从所培养的瓶中取出,取时要用镊子小心地操作,切勿损坏根系,然后把根部黏附的培养基洗掉,要全部除去,而且动作要轻,以减少伤根伤苗。培养基若不去掉,一旦条件适宜,微生物就会很快滋生,从而影响植株的生长,甚至导致烂根死亡。

移栽前,将基质浇透水,并用一根筷子粗的竹签在基质中开穴,然后再将植株种植下去。最好让根舒展开,并防止弄伤幼苗。种植时幼苗深度应适中,不能过深或过浅,覆土后需把苗周围基质压实。也可只将容器轻摇几下待基质紧实即可,以防损伤试管苗的细弱根系和根毛。移栽时最好用镊子或细竹筷夹住苗后再种植在小盆内,移栽后需轻浇薄水,再将苗移入高湿的环境中,保证空间湿度达90%以上。

本章小结

一个完整的植物组织培养过程一般包括准备阶段、外植体选择与消毒、初代培养、继代培养、生根培养和炼苗移栽等步骤。无菌操作是贯穿于整个组织培养过程的一项关键技术。无菌操作过程中必须在每个操作环节上都格外注意,如培养基和器具灭菌、外植体消毒、环境灭菌以及无菌操作时都应该严格遵守无菌技术操作规程，避免污染。污染是植物组织培养中经常会遇到的问题，连同褐化、玻璃化被称为植物组织培养的三大难题。

植物组织培养中温度、光照和湿度等物理环境条件，培养基组成、pH和渗透压等化学环境条件，以及外植体种类、大小和接种密度等生物环境条件都会影响外植体的生长和分化，需要通过试验筛选出最适宜的培养条件。

培养基是植物组织培养中由人工配制的，满足不同组织生长、繁殖或积累代谢产物的营养基质。植物组织培养成功与否，很大程度上取决于培养基的种类及植物生长调节剂成分的选择，应该根据不同的外植体材料和培养目的，选择适宜的培养基。不同的培养基特点不同，了解和分析它们的特点，既便于选择合适的培养基，又可以在组织培养中开发出新的培养基。植物生长调节剂是培养基中的关键物质，虽然用量极少，但对外植体愈伤组织的诱导、器官分化和植株再生起着重要的调节作用。因此，选择合适的植物生长调节剂种类和浓度，对植物组织培养获得成功至关重要。

外植体的来源在植物组织培养中也起着决定性的作用。虽然从理论上讲，植物细胞都具有全能性，能够再生新植株，但实际上不同来源的外植体，在消毒剂敏感性、脱分化和再分化能力等方面都有很大的差别，因此，选择再生能力强、遗传稳定性好和容易消毒的外植体是非常重要的。

离体培养物和栽培植物一样，也受到温度、光照、湿度、培养基的渗透压和pH等各种环境因素的影响，因此，在植物组织培养中需要严格控制培养条件。由于植物的种类、取样部位及时间的不同，其对培养条件的要求也有差异。

当培养基中的养分被消耗殆尽时，需要对培养物进行继代培养。继代培养可迅速增殖培养物，增加繁殖率，培养多代后，可能出现驯化现象，即培养基中加入少量或不加入初代培养时所用的植物生长调节剂就可满足生长发育需求。但若用之不当，则会产生衰退现象，使得培养物形态发生能力丧失、生长发育不良、再生能力降低、增殖率下降。

受植物材料、培养基、培养条件、外源物添加等内部和外部多种因素的影响，培养物可能发生褐化或玻璃化现象，从而降低组织培养研究和生产的成功概率，可以从外植体选择、调控培养基成分、改善培养条件等方面预防褐化和玻璃化现象的发生。

通过外植体的初代培养以及继代增殖培养所诱导产生的不定芽、丛生芽，多数无根，需要进一步诱导生根。生根方法有试管内生根和试管外生根两种方法，需要使用植物生长调节剂生长素类物质诱导。不同生根方法所用的基质、植物生长调节剂种类和含量有所不同。获得完整的再生植株后，需要进行炼苗移栽，使其适应外界的栽培环境，以获得高质量的种苗。

思考题

1.一个完整的植物组织培养过程一般包括哪些步骤？

2.常用的灭菌方法、特点及其应用有哪些？

3.外植体消毒常用的消毒剂有哪些？它们的使用方法和效果是什么？

4.如何对外植体进行消毒？

5.植物组织培养无菌技术操作规程包含哪些内容？

6.造成培养物污染的主要原因是什么？应如何防控污染现象的发生？

7.培养基的主要成分有哪些？怎样制备培养基？

8.如何选择合适的外植体？

9.影响培养物生长发育和分化的主要环境条件有哪些？

10.什么是继代培养？它有什么作用？

11.生根培养的作用是什么？主要有哪些方法？

12.什么是褐化现象？褐化的类型及其机制是什么？

13.什么是玻璃化现象？玻璃化苗有哪些形态解剖学特点和生理生化变化？应如何预防玻璃化现象的发生？

14.试管苗为什么要进行炼苗？主要有哪些方法？

15.试管苗怎样移栽？

参考文献

1. 白荣芬. 刺五加组培苗生产中存在的问题与建议[J]. 辽宁林业科技，2016(3)：43-45.

2. 鲍庆晗，赵一欣，明玥彤，等. 百合玻璃化试管苗的生理生化特性及其调控[J]. 江苏农业科学，2016，44(12)：104-107.

3. 蔡祖国，徐小彪，周会萍. 植物组织培养中的玻璃化现象及其预防[J]. 生物技术通讯，2005，6(3)：353-355.

4. 戴莹，杨世海，赵鸿峥，等. 药用植物组织培养中褐化现象的研究进展[J]. 中草药，2016，47(2)：344-351.

5. 冯叶红. 蓝莓试管苗生根技术研究进展[J]. 安徽农学通报，2019，25(10)：25-28.

6. 巩振辉，申书兴. 植物组织培养(第2版)[M]. 北京：化学工业出版社，2013.

7. 谷艾素，张欢，崔瑾. 光调控在植物组织培养中的应用研究进展[J]. 西北植物学报，2011，31(11)：2341-2346.

8. 郭佳祺，单良，杨世海．药用植物再生体系建立的研究进展[J]. 中药材，2016，39(10)：2386-2391.

9. 郭晓博，张晓丽，李俊华，等．山药愈伤组织研究进展[J]. 北方园艺，2014(24)：183-186.

10. 韩淑兰，王慧梅，张丹．降低黄芩再生苗玻璃化率及其生根的研究[J]. 植物研究，2016，36(1)：90-96.

11. 胡凯，张立军，白雪梅，等．植物组织培养污染原因分析及外植体的消毒[J]. 安徽农业科学，2007，35(3)：680- 681.

12. 胡颂平，刘选明．植物细胞组织培养技术[M]. 北京：中国农业大学出版社，2014.

13. 刘静，施明，乔改霞．枸杞玻璃化组培苗恢复技术[J]. 北方园艺，2019(3)：138-143.

14. 刘晓鹏，王锋，赵黎明，等．药用植物组织培养研究进展[J]. 湖北民族学院学报(自然科学版)，2019，37(1)：13-18.

15. 罗天宽，张小玲，陈珍红，等．浅层液体培养在生姜脱毒苗快繁体系中的应用[J]. 中国农学通报，2006，22(4)：75-77.

16. 罗阳春，杨云，李仕伟，等．组织培养中植物外植体及愈伤组织褐变的研究进展[J]. 贵州农业科学，2018，46(1)：5-10.

17. 罗天宽，王晓玲．植物组织培养[M]. 北京：中国农业大学出版社，2016.

18. 叶添谋．植物组织培养过程中的常见技术难题研究进展[J]. 韶关学院学报(自然科学版)，2010，31(3)：84-90.

19. 于永梅，王冰，余海英，等．蓝莓组织培养中污染褐变玻璃化的防止措施[J]. 现代农业科技，2018(10)：105-106.

20. 袁学军．植物组织培养技术[M]. 北京：中国农业科学技术出版社，2016.

21. 周鹏，张敏．LED 光质对植物组织培养影响研究进展[J]. 江苏林业科技，2016，43(4)：44-48，52.

22. 张旭东，陶佩琳．LED光源在植物组织培养中的应用浅析[J]. 农村科技，2018(10)：46-48.

第五章

植物器官培养

【教学指引】

植物器官培养是植物组织培养技术的核心内容之一，应用广泛。本章主要介绍各种植物器官培养的概念和基本程序，包括外植体的选择原则、外植体的消毒程序与接种、影响器官培养的因素以及形态发生途径和再生方式。

植物的器官是指多细胞植物体内由多种不同组织联合构成的结构单位，具有一定的形态特征，能行使一定的生理功能。植物的器官一般分为两类：根、茎、叶属于营养器官；花、果实和种子属于繁殖器官。植物器官培养（plant organ culture）是指植物某一器官的全部或部分，或器官原基的离体培养，包括离体的根、茎、叶、花、果实及子房和胚等的培养。以器官作为外植体进行离体培养是植物组织培养中最主要的一个方面，进行的植物种类最多，应用的范围也最广。

器官培养不仅是研究器官生长、营养代谢、生理生化、组织分化和形态建成的最好材料和方法，并且在生产实践上具有重要的应用价值。如利用茎、叶和花器官培养建立的试管苗，可在短期内提高繁殖速率，加速优良品种和名贵品种的繁殖速度；可以用于植物种质保藏；利用茎尖培养可得到脱毒试管苗，解决马铃薯、甘薯、草莓等品种的退化问题，提高作物的产量和品质，解决品种的退化问题，提高产量和质量；将植物器官做诱变处理，用器官培养可得到突变株，进行细胞突变育种。此外，植物花器官中的胚、具胚器官、胚乳及花药、花粉是植物有性繁殖的产物，或是植物进行有性繁殖的器官，与植物育种紧密相关。

植物器官培养的主要程序一般为：外植体的选择→外植体的消毒→外植体的接种与培养→外植体的形态发生→诱导生根→再生植株的炼苗移栽。外植体通常可以通过不定芽、腋（侧）芽增殖、原球茎、小鳞茎和胚状体5种形态发生途径，再形成完整的再生植株。

(1)不定芽途径。

在叶腋和茎尖以外的其他器官上所形成的芽称为不定芽(adventitious bud)。在器官培养中,外植体可以在芽原基以及分生组织处形成大量不定芽,直接萌发成苗。根据不定芽发生的来源,可以分为直接不定芽发生和间接不定芽发生。直接不定芽发生指不定芽由外植体直接产生,这类不定芽通常是从表皮细胞或表皮以下几层细胞产生的,有时带有少量的愈伤组织。间接不定芽发生指外植体诱导产生愈伤组织,愈伤组织上产生不定芽。这两种途径的首要条件就是外植体的细胞要进行脱分化,由分化状态的细胞回到具有分裂能力的分生细胞。第二步由已经脱分化的细胞或新形成的愈伤组织细胞形成一些分生细胞团。这些细胞有时呈较有规律的排列。较大的细胞在外,越向内细胞愈小,排列也越紧密。细胞质浓厚,核相对较大,中心的一些细胞可以认为是分生组织,以后由这些分生组织形成器官原基,进一步发育成不定芽。

不通过愈伤组织直接形成不定芽的途径更优越一些,因为植物在脱分化形成愈伤组织中可能会出现一些变异。但直接形成的不定芽并不总能保持原品种的特性,有时在繁殖中还会出现严重的质量问题。观赏植物中有不少遗传学上的嵌合体。如一些带镶嵌色彩的叶、花,带金边、银边的植物等,在通过不定芽繁殖时,再生植株就失去了这些富有观赏价值的特性。

(2)腋(侧)芽增殖途径。

植物能一年接一年地长高,就是茎尖分生组织不断活动的结果。在适宜的外界环境条件下,茎尖分化出叶片和侧芽,侧芽又再次分化为叶片和侧芽。同样,在离体培养时外植体如果是茎尖,就会诱发腋芽(axillarv bud)、侧芽(lateral bud)萌发,进而形成芽丛。芽丛被分割成单芽或小芽丛,进行继代增殖,短期内就可以产生大量的试管苗。例如,草莓若采取这种方式,半个月以内就可以增殖10倍,1年内可以产生数以百万计的试管苗。

(3)原球茎途径。

原球茎最初是兰花种子发芽过程中的一种形态学构造。种子萌发初期并不出现胚根,只是胚逐渐增大,种胚的细胞质变浓,细胞核变大,中间部分的胚细胞分裂增殖,突破合点端种皮形成球形或椭球形的结构,即原球茎(protocorm)(图5-1 A)。在兰科植物的组织培养中,根尖、叶片等适宜外植体也可诱导类似原球茎的组织结构,即类原球茎或拟原球茎(protocorm-like body,PLB)。人们陆续发现除兰科植物外其他科属植物,如芋(*Colocasia esculenta*)、蝎尾蕉(*Heliconia psittacorum*)、麝香百合(*Lilium longiflorum*)、安祖花(*Anthurium andraeanum*)、鹤望兰(*Strelitzia reginae*)、香蕉(*Musa AAB* Silk ‘Guoshanxiang’)、狗蔷薇(*Rosa canina*)、粉团蔷薇(*Rosa multiflora* var.*cathyensis*)、香水月季(*Rosa odorata*)等植物在组培条件下也可产生外观球形或椭球形等与兰花类原球茎相似的器官或组织（图5-1 B～D），并在此基础上又进行了其解剖结构、生理生化、功能及应用等相关研究，发现它们也具有与兰花类原球茎相似的性质和功能。（类）原球茎本身可以增殖。将继代培养出来的（类）原球茎转接于特定的固体培养基上，可以进一步大量增殖，并抽叶生根，形成完整的种苗。

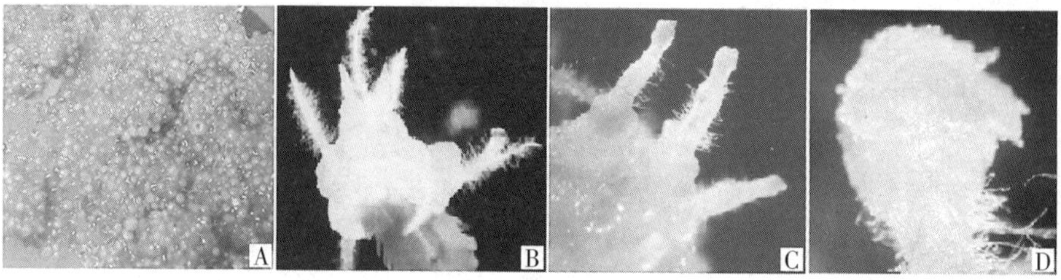

图5-1　原球茎与类原球茎的外部形态

（A引自Paromik Bhattacharyya等，2014；B～D引自姜福星等，2010）

A.金钗石斛种子萌发形成的原球茎 B.狗蔷薇毛状不定根 C.狗蔷薇毛状不定根顶端变绿膨大形成的类原球茎，长成高粱粒大小（4 mm×4 mm）D.狗蔷薇毛状不定根类原球茎长成绿豆粒大小（6 mm×6 mm）

（4）小鳞茎途径。

一些植物的变态茎（如鳞茎、球茎、块茎等）在组织培养中容易形成相应的变态茎。例如，百合鳞茎的鳞片在MS＋6-BA 0.5 mg/L＋NAA 0.1 mg/L的培养基上，经过4～5 d的培养，就会在鳞片的近轴面切口处，出现明显的膨大，8～9 d后形成小白点，并逐渐长大形成小鳞茎。每块鳞片外植体至少有3～4个小鳞茎，多则8～9个，继续培养35～40 d后，小鳞茎在光下就能抽叶成苗，并在基部发生根系，进而形成完整的百合植株 。

（5）胚状体途径。

胚状体（embryoid）的概念及其发育时期详见本书第二章第四节（二、体细胞胚胎发生）。胚状体不同于合子胚，因为它不是两性细胞融合产生的。胚状体也不同于孤雌/雄胚，因为它不是无融合生殖的产物。胚状体也不同于器官发生方式形成的茎芽和根，因为它经历了与合子胚相似的发育过程且成熟的胚状体是双极性结构。胚状体发生途径与器官发生途径形成植株的区别：①最根本的特征是胚状体具有两极性，即在发育的早期阶段，从其方向相反的两端分化出茎端和根端，而不定芽和不定根都为单向极性；②胚状体的维管组织与外植体的维管组织无解剖结构上的联系，而不定芽或不定根往往总是与愈伤组织的维管组织相联系；③胚状体维管组织的分布是独立的“Y”字形，而不定芽的维管组织无此现象。能产生胚状体的植物在维管植物各大类群中均有报道。植物体上具有产生胚状体能力的部位也十分广泛，离体培养的根、茎、叶、花芽、花药、幼苗、合子胚及胚状体的子叶和下胚轴，胚乳以及植物体各部分的单细胞和原生质体；从单倍体到二倍体和多倍体细胞，都能直接产生或通过诱导愈伤组织再分化为胚状体。

第一节
植物营养器官培养

一、植物根培养

1. 概念及发展

植物离体根培养是指从植物体上分离出根系,在离体条件下进行培养使其进一步生长、发育的技术。

早在1922年,美国的Robbins和德国的Kotte分别报道获得了豌豆和玉米根尖离体培养的成功。同年,Robbins还对豌豆、玉米及棉花的茎尖进行了培养,只形成了一些缺绿的叶和根。1934年,White在含有无机盐、糖和酵母提取物的液体培养基上使番茄根连续继代培养成功,建立了第一个活跃生长的无性繁殖系。1934至1940年间,我国科学家罗宗洛和罗士韦对玉米等禾谷类作物根尖进行了培养,并长期继代培养成功。1958年,J. Reinert和F. C. Steward分别发表了由胡萝卜直根髓的愈伤组织制备的单细胞,经悬浮培养产生了大量的胚状体和幼株,不但证实了细胞全能性的设想,也为组织培养中研究器官建成和胚胎发生开创了一个新的领域。至今,离体条件下已能使紫花苜蓿、三叶草、红车轴草、曼陀罗、烟草、樱桃、番茄、马铃薯、黑麦、小麦等物种根系进行连续培养较长时间。

2. 根培养的意义

离体根培养是进行根系生理和代谢研究的最优良的实验体系,因为根系生长快,代谢强,变异小,加上无菌不受微生物的干扰,并能根据研究需要,改变培养的成分来研究其营养吸收、生长和代谢的变化。另外,由根细胞可再生成植株,不仅证明根细胞的全能性,而且也能产生无性繁殖系,用于生产实践。

3. 根培养的过程

(1)取材。

离体根的来源有两种:一种采源于土壤中的植株,另一种来源于无菌苗的根系。前者污染严重,需经消毒处理。后者本身无菌,直接切割后便可接种及培养。

(2)外植体的消毒。

来源于土壤的根系的消毒方法:首先用自来水冲洗,对于较大的根需用软毛刷刷洗掉根表面的土壤、微生物等杂质,接着用解剖刀分割,吸干根表面的水分。转入超净工作台,放入无菌瓶,用75%酒精漂洗10~30 s,0.1%~0.2% $HgCl_2$处理5~10 min或用2% NaClO溶液浸泡15~20 min,最后再用无菌水冲洗3~5次。用无菌滤纸吸干根表面多余的水分后用手术刀及镊子将根部切割成一定的大小。

(3)培养。

离体根的培养方法有固体培养法、液体培养法和固体-液体法3种。固体培养法是离体根培养的常用方法,即在培养基中加入琼脂粉等凝固剂进行固体培养。离体根的液体培养通常采用一定规格的三角瓶、生物反应器或发酵罐,加入适量的液体培养基,将准备好的根段接种到培养液中,在适宜的温度和转速条件下进行培养。固体-液体法是将根基部一端插入固体培养基中,根尖浸在液体培养基中培养的方法,例如番茄根的培养。

(4)根无性系繁殖及植株再生。

根部接种后,这些根的培养物生长甚快,几天后发育出侧根。待侧根生长约1周后,切取侧根的根尖进行扩大培养,它们又迅速生长并长出侧根,又可切下进行培养,如此反复,就可得到从单个根尖衍生而来的离体根无性系。这种根可用来进行根系生理生化和代谢方面的实验研究。培养条件一般为暗光,温度为25~27 ℃。

植物根的离体培养也可以用来再生植株。第一步诱导其形成愈伤组织,第二步再在分化培养基上诱导芽的分化,在愈伤组织上分化生长成小植株。

4. 根培养的影响因素

(1)植物种类。

不同植物种类、同一植物的不同部位和不同年龄对培养的反应不同。如番茄、烟草等植物的离体根能快速生长并产生大量健壮的侧根,可进行继代培养并无限生长;而木本植物的根培养较困难,一般情况下,木本植物的离体根培养难于草本植物;处于旺盛生长期的根系和根尖易于培养。这说明不同的植物类型需要提供相应的培养条件,而且即使在同一生长条件下,由于营养、代谢和基因型的差异也会表现出生长特性上的差异。

(2)培养基。

一般采用无机盐浓度低的White培养基,也可采用MS、B5培养基等,但必须将其浓度稀释到2/3或1/2。

(3)营养条件。

离体根培养要求培养基含有植物生长所需的全部必需元素。在适合的pH条件下,大量元素中硝酸铵是一种理想的氮源。微量元素对离体根的培养影响也很大,如缺铁会导致根细胞停止分裂,无法实现增殖,并破坏根系的正常活动;缺硼会降低根尖细胞的分裂速度,阻碍细胞伸长。培养基中添加维生素B_1和B_6最重要,缺少则根的生长受阻,一般使用浓度为0.1~1 mg/L。糖是培养基必不可少的附加物,双子叶植物离体培养一般以蔗糖为最好,其次是葡萄糖和果糖,在有些植物中蔗糖的效果甚至比葡萄糖好10倍,但使用时浓度应稍低,如蔗糖浓度为1.5%~2%。在禾本科植物离体根的培养中,葡萄糖的效果则较好。

(4)植物生长调节剂。

生长素对离体根的生长有明显的作用。一般情况下,加入适量的生长素能促进根的生长,但其对离体根生长的影响因种类或品种而有差异。比如生长素能抑制樱桃、番茄等植物的离体根生长,也能促进欧洲赤松、白羽扇豆、矮豌豆、玉米、小麦等植物的离体根生长,黑麦、小麦的一些变种的生长却依赖于生长素的作用。赤霉素能明显影响侧根的发生与生长,加速根分生组织的老化。激动素则能增加根分生组织的活性,具有抗老化的作用。

(5)pH。

根培养适宜的pH范围随培养材料和培养基的组成而发生变化,一般为5~6。如在番茄根的培养中,用单一硝态氮作为氮源时,培养基的pH应为5.2;用单一铵态氮源时,pH在7.2为宜。在培养过程中pH的改变会影响到铁盐的吸收,进而影响根的生长速度。使用非螯合态的铁,当pH升高至6.2时,铁盐失效,造成培养基中缺铁;当使用Fe-EDTA时,pH为7时,也不会造成培养基中缺铁。一般可用$Ca(H_2PO_4)_2$或$CaCO_3$作为缓冲剂,以获得稳定的pH。

(6)光照和温度。

离体根培养的温度一般以25~27 ℃为最佳,但西藏植物的根部培养温度一般较低,为15~22 ℃。一般情况下离体根均需进行暗培养,但也有一些植物,光照能促进其根系生长。

二、植物茎培养

1. 概念和意义

植物离体茎培养是指对植物不带芽和带有腋(侧)芽或叶柄的茎切断进行离体培养,包括块茎、球茎、鳞茎在内的幼茎切段。茎段培养的主要目的是进行植物的离体快速繁殖、茎细胞分裂潜力和全能性的理论研究、诱导突变体的育种实践。用于快速繁殖的培养技术简单易行,繁殖速度较快,通过芽生芽方式增殖的苗木质量好,无病,性状均一,使不能进行有性繁殖的植物实现快速繁殖。

2. 茎培养的过程

(1)材料的选择、预处理。

田间材料的选取及处理:取生长健壮无病虫的幼嫩枝条,除去叶片,剪成一定大小带有腋芽或不带芽的小段,用自来水冲洗1~3 h。转入无菌条件下,用75%酒精消毒

30～60 s，0.1%$HgCl_2$浸泡3～8 min（处理时间因材料年龄和有无蜡质多少而定），或用饱和漂白粉浸泡10～20 min，用无菌水冲洗数次。对于带有球茎或鳞茎等变态茎的球根类花卉，可用分球茎或鳞片进行离体培养。取材时注意茎的基部比顶部切段成活率低，侧芽比顶芽成活率低，所以应优先利用顶部的外植体，但由于每个新梢仅有一个顶芽，也可利用腋芽和茎上部的腋芽，其培养效果也较好。还应注意尽量在生长期取芽，在休眠期取外植体，成活率降低。例如，苹果在3～6月取材时外植体的成活率为60%，在7～11月下降到10%，12月至翌年2月下降至10%以下。

无菌发芽材料：种子消毒后接种并培养一定天数后，取无菌苗的胚轴或幼嫩茎段，该类材料已处于无菌状态，无须再进行消毒处理。

（2）接种。

剪去消毒后茎段两端被消毒剂损伤的部位，将茎段切成3～4 cm带芽小段，按形态学下端迅速插入固体培养基中。若不带芽茎段，可剪成1 cm大小，平放至培养基表面或竖直插入培养基中。若用鳞茎，可将其切成小块，每块上都带有腋芽，然后接种于培养基表面。

无菌发芽材料：取出幼苗后，将其幼嫩茎切割成1 cm大小，平放至培养基表面。最常用的基本培养基为MS培养基，加3%蔗糖和0.7%琼脂粉固化。

（3）培养。

培养温度控制在25 ℃左右，并给予适当的光照。茎段接种后，基部切口上可能会长出愈伤组织，芽开始生长，有时会出现丛生芽。或腋芽开始生长，形成新梢或丛生芽。带芽茎段经消毒处理后，经适当培养可获得单芽苗、丛生芽、完整植株、愈伤组织，可能是茎段增殖时，不同植物及茎段组织的细胞对培养环境的反应不同导致的。

（4）继代培养。

主要有两种途经：一是促进腋芽的快速生长；二是诱导形成大量不定芽。其中，第二种方式运用于植物的离体快速繁殖，如花卉、农作物、药用植物的快速繁殖。

（5）生根培养。

生根培养的目的是使幼苗长出根系，获得完整的植株。生根培养基需要降低或除去细胞分裂素而加入生长素，如NAA浓度一般为0.1～1 mg/L，IBA和IAA浓度可稍高。生根基本培养基对无机盐的需求较低一些，如MS、B5、White等培养基都可用于诱导生根，但是其含盐浓度可适当加以稀释，可降低到1/2、1/3或1/4，甚至更低水平。生根培养时光照有利于发根，且对成功地移栽到盆钵中有良好作用。强光直接照射根部时会抑制根的生长，所以在生根培养时最好在培养基中加入0.3%活性炭。

3. 影响茎培养的因素

(1)植物材料。

不同科、属植物要求的条件差别较大,甚至同一属的不同种间以及品种间也不一样。由于枝条上芽着生的位置不同,其生长势和发育程度也不同,离体培养效果也有较大差异。植物的芽有休眠期和生长期之分,生长期取材比休眠期取材培养效果好,特别以旺盛生长期取材效果最佳。此外,幼年茎较成年树容易成活,一年生植物营养生长早期取材较营养生长后期取材容易培养。

(2)植物生长调节剂。

在茎段培养过程中,6-BA是促进腋芽增殖最为有效的物质,其次为KT、ZT等。生长素虽然不能促进腋芽增殖,但可改善苗的生长。

三、植物叶培养

1. 概念和意义

叶的培养是对叶原基、叶柄、叶鞘、叶片、子叶在内的叶组织进行的离体培养。叶是植物进行光合作用的自养器官,也是某些植物的繁殖器官,因此离体叶培养不仅可用于研究叶形态建成、光合作用、叶绿素形成等理论问题,也可用于建立无性繁殖系,提高不易繁殖的植物的繁殖效率。此外,叶细胞培养物是良好的遗传诱变系统,经过自然变异或者人工诱变处理可筛选出突变体,在育种实践中加以应用。

2. 叶培养的过程

(1)取材及预处理。

田间材料:从生长健壮、无病虫害的植株上摘取幼嫩的叶片、叶柄或叶鞘,用流水冲洗干净,若材料表面有毛状物,可用软毛刷配合洗涤剂进行清洗。

无菌材料:一般采用种子培育出无菌苗,再取其子叶或叶片作为外植体。

(2)消毒处理及接种。

田间材料:外植体转入超净工作台后进行常规消毒,消毒时间及消毒剂种类应根据材料的老嫩和质地而定。较为成熟的叶器官可适当延长消毒时间,而幼嫩的叶器官消毒时间宜短,且应采用对植物材料损伤较小的消毒剂。对于较粗糙或带绒毛的叶器官,可在消毒剂溶液中加入一定量的表面活性剂,以便消毒剂与外植体表面充分接触。消毒处理后的叶片、叶柄或叶鞘转入铺有滤纸的无菌培养皿中,无菌滤纸吸干多余水分,然后将叶片切成5 mm×5 mm大小的切片,叶柄或叶鞘切成一定长度的小段,将外植体接种于培养基表面,叶片的上表皮朝上平放于固体培养基上。

无菌材料:取出无菌苗,将子叶或叶片切成5 mm×5 mm大小的切片,接种于培养基表面。有些材料的子叶较小，不易切割时，可将子叶两端剪去后接种。

（3）培养。

离体叶器官的培养条件一般为25 ℃左右、光照时间10～12 h/d，光照强度1500～3000 lx。在不定芽的分化和生长期，光强应增加。

（4）再生方式。

再生方式主要有以下4种。(1)叶器官脱分化先形成愈伤组织，再由愈伤组织产生不定芽。由愈伤组织再分化形成不定芽，一般有两种情况：一步诱导法，即在诱导分化培养基上诱导出愈伤组织并分化出不定芽；两步诱导法，即先在诱导培养基上诱导出愈伤组织，再转接到分化培养基中分化出不定芽。将不定芽切取后转移到生根培养基中诱导生根，形成完整植株。由于植物种类、培养基成分、培养条件等不同，诱导出愈伤组织的时间长短和质地也不同。一般培养2～4周后切口处开始增厚肿大，进而形成愈伤组织。当愈伤组织表面凹凸不平，出现绿色芽点时，从外观上就可以断定其进入分化期，进而分化出不定芽。(2)叶器官离体培养诱导出愈伤组织，诱导产生胚状体，再发育成完整植株，该途径也较为普遍。如：叶肉栅栏组织和海绵组织、叶片表皮细胞脱分化后能产生胚状体。菊花、烟草、番茄、非洲紫罗兰等植物的叶片组织也有分化成胚状体的能力。(3)直接产生不定芽。在离体叶片切口处迅速愈合并产生瘤状突起，不形成愈伤组织，直接分化产生大量不定芽。这种再生方式以蕨类植物最多，双子叶植物次之，单子叶植物最少。(4)形成类原球茎。从外植体材料直接或经愈伤组织再生出类原球茎、小鳞茎（或球状体），进而发育成小植株，如兰科植物、大蒜、水仙等。

3. 影响叶培养的因素

（1）培养基。

离体叶的培养常用MS、White、N6、B5等培养基。植物生长调节剂作为影响叶组织脱分化和再分化的主要因素，其种类和浓度将直接影响离体叶培养的成活率。对于大多数双子叶植物来说，细胞分裂素（如KT、6-BA）有利于芽的形成，其中6-BA浓度一般为1～3 mg/L。2,4-D则有利于愈伤组织的形成，其浓度一般为0.5～1 mg/L。

（2）叶龄。

不同植物种类的叶器官，再生成完整植株的潜能有一定的差异，同一个物种的不同品种间也不尽相同。一般双子叶植物较容易。幼嫩叶片比成熟叶片脱分化能力强，子叶比真叶容易培养。

（3）叶脉。

离体叶片培养时，一般带有叶脉的切口处更有利于诱导出愈伤组织，可能是叶脉的分化能力较强。此外，损伤有利于离体叶片愈伤组织的形成。无损伤的叶片，诱导时间较长。

第二节
植物繁殖器官培养

植物繁殖器官的离体培养除用于植物的离体快速繁殖、突变体诱导、育种和杂种胚的挽救外,也可用于花器官形态建成的研究。

一、植物花器官的培养

1. 概念和意义

植物花器官培养是指对植物的整朵花及其组成部分(如花托、花瓣、花丝、花柄、子房、花药)的无菌培养。通过离体花器官培养,可以了解整体植物和内源激素在花芽性别决定中所起的作用;可以了解花器官各部分对果实和种子发育的作用;内、外源激素在果实种子发育过程中的调控作用;生产上也可用于珍贵品种的扩大繁殖。

2. 培养过程

(1)取材。

从生长健壮、无病害的植株上取未开放的花蕾,用自来水冲洗干净,吸干多余的水分。

(2)消毒及接种。

先用75%酒精处理30 s,再用饱和漂白粉溶液浸泡10 min左右或用0.1%$HgCl_2$浸泡约5 min,无菌水冲洗3~5次。对整个花蕾进行培养时,花梗插入培养基中便可。若对某一部分花器官进行培养时,需用解剖针或镊子将其分离出来,切成小片后接种到培养基上。常用的培养基有MS、B5等。

(3)培养。

未授粉的花器官在适宜的培养基中(需加入适当的植物生长调节剂)诱导培养一段时间后,可能会得到成熟果实、不定芽、愈伤组织或丛生芽。授粉的花蕾一般在不加入植物生长调节剂的培养基上就可诱导发育成果实。未授粉的花蕾常常需要在培养基中加入适当的植物生长调节剂,才能诱导发育成果实。这已经在人参、番茄和葡萄等植物中获得了与天然果实相似的果实状结构,并在离体条件下将其培养成熟。花椰菜的花托可直接再生不定芽;蝴蝶兰的花梗腋芽可直接萌发形成丛生芽;菊花的花托、花瓣可先形成愈伤组织,再形成不定芽。

二、花药及花粉的培养

从器官组织角度来说，花药培养属于器官培养，花粉培养属于细胞培养，但两者的目的一样，都是诱导花粉细胞发育成单倍体植株。与花药培养相比较，花粉培养在某些方面具有一定的优越性，如花粉培养不存在花药中的有害物质，不影响小孢子启动第一次分裂；排除了药壁、花药隔和花丝的干扰，从小孢子中获得的材料是纯合的；小孢子能均匀接触化学和物理诱变因素，是研究吸收、转化和诱变的理想材料；小孢子培养可观察到雄核发育的全过程，是很好的遗传和发育研究的材料体系；小孢子培养可以从每个花药中获得更多的单倍体及双单倍体植株。

1. 花粉及花药培养的意义

植物花粉和花药培养这项技术的发展为植物育种实践和一些应用基础研究开辟了新途径，具有以下几点优势。

（1）缩短育种年限。

花药、花粉培养获得的单倍体植株，经过染色体加倍形成的纯合二倍体，自交后不会发生性状分离，缩短了育种年限。常规育种中，杂交F_2开始出现性状分离，需一代代种植纯化，育种周期长。

（2）构建遗传材料。

通过对F_1的花药或花粉进行培养，再经染色体加倍，得到纯合体植株群体（DH群体），DH群体是永久性群体，可以多年多点种植，有效减少环境误差，是遗传图谱构建、基因克隆等遗传学研究的理想材料。在远缘杂交F_1花药培养中出现的混倍体和丰富的染色体变异材料，可用于植物细胞遗传学基础性研究。此外，花药和小孢子培养体系可以用来研究细胞的分裂、分化，以及小孢子发育转变等机制。

（3）克服远缘杂种的不育性。

通过远缘杂交，可以导入新的基因和性状，在品种改良上有较大的潜力。远缘杂种后代往往存在分离年限长和不育的问题。若在花粉败育之前进行花药培养，则仍可能诱导出花粉植株，使远缘杂种后代的性状迅速稳定，克服远缘杂种的不育性和分离性。目前，花药培养已在小麦、高粱等作物远缘杂交育种中有应用。

（4）利用单倍体细胞进行基因转导。

单倍体细胞是外源基因转入的理想材料。以花药培养获得的单倍体愈伤组织或单倍体植株作为转化受体，可以实现外源基因的稳定转化，避免外源基因的丢失及发生致命突变。

2. 花粉的发育途径

（1）花粉的发育途径。

花粉是花粉粒的总称，花粉粒是由小孢子发育而成的雄配子体。为了了解离体培养条件下的小孢子发育,有必要首先了解小孢子的正常发育情况。

以被子植物为例,正常条件下,雄蕊的花药中可分化出孢原组织,孢原组织进行平周分裂形成造孢细胞,再进一步分化为小孢子母细胞(花粉母细胞),染色体数为2 n。从花粉母细胞到成熟花粉粒要经历以下4个发育阶段。①花粉母细胞经减数分裂,由一个细胞分裂形成4个子细胞,每个子细胞的染色体数目是花粉母细胞的一半,这4个子细胞起初是连在一起的,被一层膜包裹着,叫作四分体,这个时期被称为四分体期(图5-2-1A)。②每个子细胞就是一个单倍的小孢子,四分体的4个单倍体细胞彼此分离,形成4个具有单细胞核的花粉粒(单核花粉粒),此时的细胞含有浓厚的细胞质,核位于细胞中央,即单核居中期(图5-2-1B)。③单核小孢子的核由于细胞质的液泡化,被大液泡挤压到萌发孔相对的一边,这就是单核靠边期(图5-2-1C)。该时期是多数植物花粉离体培养的最佳时期。④紧接着进行第一次有丝分裂,成为二核小孢子,其中稍大的一个细胞为营养细胞,较小的一个为生殖细胞(图5-2-1D)。第二次有丝分裂仅限于生殖细胞,形成2个精子,这样就形成了成熟花粉粒(雄配子体,图5-2-1E)。

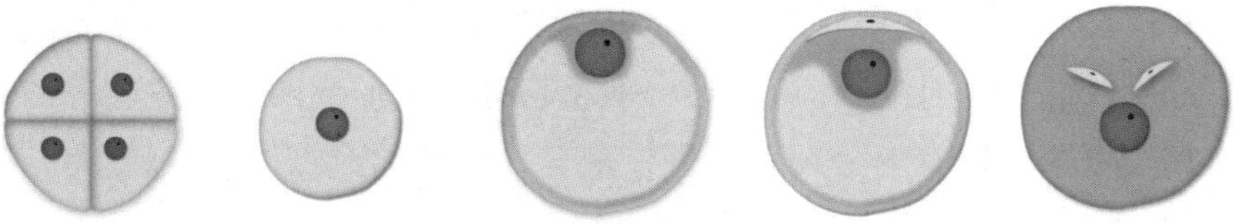

图5-2-1　花粉发育过程模式图(张芳源绘制)

A.四分体期;B.单核居中期(单核花粉);C.单核靠边期(单核花粉);D.二核花粉;E.三核花粉

(2)离体条件下花粉的发育途径。

花粉在离体培养条件下,通过孢子体发育途径,经过细胞分裂、增殖及分化阶段,最后形成完整的植株。一般情况下,花粉发育过程都要经过一次不均等的胞质分裂,形成一个较小的生殖细胞和一个较大的营养细胞,称为A型途径。在离体条件下,由于外界环境的改变,小孢子的首次分裂除了出现不均等分裂外,偶尔也发生不对称分裂机制受到破坏的情况,即花粉第一次有丝分裂时,细胞核在比较靠近小孢子的中心开始有丝分裂,从而发生对称的胞质分裂,最终产生两个相等细胞的花粉粒。这种对称胞质分裂的异常发育类型称为B型途径,在大麦、烟草等作物的花药培养中可以见到。

①花粉不均等分裂途径(A型途径)。当小孢子的第一次有丝分裂为不均等分裂时,形成一个较小的生殖细胞和一个较大的营养细胞,在离体培养条件下,由于改变了花粉原来的生活环境,花粉的正常发育途径受到抑制,花粉第二次分裂不再像正常花粉发育那样由生殖细胞再分裂一次形成两个精子,而是像胚细胞一样持续分裂增殖。这时花粉的分裂增殖方式有A-V、A-G、A-VG(E)和C 4种类型(图5-2-2)。

营养细胞发育途径(A-V途径)。花粉经第一次有丝分裂形成不均等的营养细胞和生殖细胞,其生殖细胞较小,一般不分裂或分裂几次就退化,而较大的营养细胞经多次分裂而形成多细胞团,并迅速增殖突破花粉壁形成胚状体或愈伤组织,最后再生成单倍体植株。

生殖细胞发育途径(A-G途径)。营养细胞分裂1次或2次后退化,而生殖细胞经多次分裂发育成多细胞团,最后再生成单倍体植株。

营养细胞和生殖细胞并进发育途径(A-VG途径),又称E途径。营养细胞与生殖细胞各自分裂形成单倍体愈伤组织或胚状体,最后形成单倍体植株。

营养细胞与生殖细胞融合发育途径(C途径)。在获得的花粉植株群体中,除单倍体外,常常有相当比例的二倍体、三倍体、四倍体、非整倍体等非单倍体植株,即小孢子培养过程中自发加倍现象。1977年,Sunderland提出C途径,即营养细胞与生殖细胞通过融合后共同形成多细胞花粉,经分裂产生非单倍体植株。

②花粉均等分裂途径(B型途径,图5-2-2)。花粉进行均等分裂形成两个均等的子核,这种分裂方式也存在两种情况,一是均等的子核各自分裂形成单倍体愈伤组织或胚状体,最后形成单倍体植株。二是小孢子均等分裂形成两个大致相等的子细胞,这两个细胞发生第二次有丝分裂后发生核融合,并继续分裂形成多细胞团,破壁后形成胚状体或愈伤组织,最后形成多倍体胚。

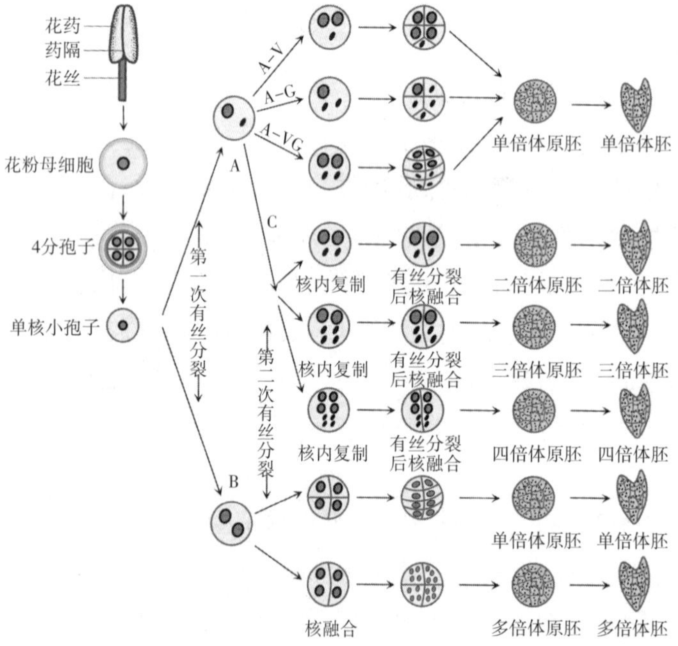

图5-2-2 小孢子正常发育途径与离体培养条件下胚胎发育途径的比较

(张芳源参考Reinert等绘制,1977)

3. 雄核发育启动的机理

花粉是产生花粉植株的原始细胞，其第一次有丝分裂在本质上与合子的第一次孢子体分裂相似，把花粉形成植株的途径称为花粉孢子体发育途径，也称为雄核发育途径。为了对单倍体诱导进行遗传操作和控制，人们对雄核发育启动的机理一直很感兴趣。在研究早期，人们发现植物中存在一种不正常的花粉具有胚胎发生潜力，后来人们又发现不正常花粉并不是花粉胚的唯一或主要来源。离体条件下，在外界环境的诱导下，花粉可以改变其正常发育途径转入雄核发育途径，在这个过程中，细胞内的基因表达和生理生化反应均发生了相应的变化。归结雄核发育启动的机理，大致可以分为以下三点。

（1）雄核发育与P-花粉。

Sunderland等在烟草和杂种牡丹的活体花粉和离体培养的花药中发现，在一个植物种或品种的花粉群体中出现正常和非正常两种类型花粉粒的现象，称为花粉的二型性。正常花粉的发育可划为单核小孢子早期、单核小孢子晚期、花粉第一次有丝分裂期、2细胞花粉早期和2细胞花粉晚期（成熟期）5个时期。异常花粉在单核小孢子晚期开始分化，其中大部分逐渐停止发育，少数可在体内启动雄核发育途径，朝着形成孢子体的方向发展，这类花粉比正常花粉粒小、细胞质染色浅、发育迟缓，具胚胎发生潜能，是在培养前由作用于活体的因素所预先决定的，离体花粉只是起孢子体发育的触发作用和维持相继生长的作用，称为P-花粉（Sunderland，1978），又称为S-花粉或E-花粉，或不染色花粉（NS-花粉），也称为小花粉。

在正常条件下，也有少数活体小孢子由于所处的局部条件的变化（包括遗传方面或生理上的变化）改变了它们的正常发育途径，形成不正常发育的花粉，如果在适当时期将这些小孢子进行培养，这些小孢子比其他正常发育小孢子更易于接受培养条件的影响，在离体条件下形成花粉胚。不正常花粉并不是花粉胚的唯一或主要来源，但是自然发生的不正常花粉与离体培养诱导的发育早期的花粉胚具有明显的相似性，在已得到大量花粉胚的茄科和禾本科植物中都发现了花粉二型性。

（2）逆境处理对雄核发育的诱导。

处于诱导适宜期的小孢子在受到胁迫因素诱导时，正常的花粉发育途径即会改变而转向雄核发育途径。大麦、油菜、小麦和烟草被认为是研究胁迫诱导雄核发育的模式植物。从这些模式系统的研究中可以看出，改变小孢子发育命运的胁迫诱导因素常取决于物种和种内的基因型。

①热激处理。热激处理在甘蓝型油菜中应用最普遍，32 ℃处理8 h以上才能有效地诱导孤雄生殖，如果在32 ℃条件下处理不到4 h就转移到常温下培养，孤雄生殖的诱导过程会被中断。32 ℃处理对甘蓝型油菜是必需的，这个温度几乎接近花粉的致

死温度（一般致死温度为35～37 ℃或37 ℃以上）。有趣的是，供体植株生长的温度与花药培养时热激处理的温度至少应有5 ℃的差异，这个差异越大，热激处理的效果越明显。对于十字花科植物，高温处理有效地提高了小孢子核对称分裂的频率，使部分小孢子在第一次核分裂过程中偏离原配子体的发育模式而向孢子体方向发育。尽管已经发现逆境有促进孤雄生殖的效果，但对其机制了解甚少。发现一种小热激蛋白smHSP在热激处理时转录增加，可能与热激诱导孤雄生殖有关。

②物理或化学处理。γ射线对小孢子胚胎发生也具有刺激作用，尤其是与热激处理相结合时。最有效的处理是照射率为5 rad/min，总剂量为500 rad。花药培养前用γ射线照射，促进花粉愈伤组织形成和花粉胚胎发生，在烟草、小麦、水稻和油菜中均有报道。秋水仙素处理比γ射线处理的效果明显，但不如热激处理，在培养基中添加25～50 μmo1/L秋水仙素，对小孢子和花粉处理48 h，可以收到很好的效果。秋水仙素的作用被认为是扰乱了对不对称分裂起决定作用的微管细胞骨架，使单核花粉的细胞核移向中央，导致均等分裂。

③低温处理。低温是另一种促进小孢子胚胎发生的方法，对多数物种来讲，花药/花粉经低温（4～13 ℃）处理一段时间，再转移到25 ℃条件下培养能促进孤雄生殖。最适低温处理时间的长短，随温度、花粉发育时期和基因型的变化而变化。在水稻的花药培养中，通常需要将取回的幼穗在4 ℃或其他较低的温度下处理一段时间，再进入培养程序，能获得较理想的效果。

④营养饥饿处理。饥饿处理也是促进小孢子胚胎发生的一种方法，在25 ℃条件下对烟草小孢子进行饥饿处理，或在有糖存在的情况下，以33～37 ℃热激均能使小孢子实现胚胎发生，而且，将糖饥饿与热激处理结合起来具有一定加性效应。在大麦的研究中发现，肌醇、钙和脱落酸胁迫均有刺激小孢子胚胎发生的效果。将烟草花药放在无糖培养基上培养几天抑制了小孢子的正常发育途径，启动了孤雄生殖途径。糖饥饿处理后再转移到含糖培养基上使生殖细胞核合成DNA的能力丧失，而营养细胞核在糖饥饿的情况下却获得了合成DNA的能力。

⑤重金属胁迫。重金属胁迫能够提高玉米花培效率。将玉米花药接种在添加了0.25～1 mmol/L的$NiC1_2$、$CdC1_2$、$ZnCl_2$的诱导培养基中处理1～14 d，然后转移到正常诱导培养基中，结果表明，对具有花药培养能力的基因型而言，三种重金属盐均能明显影响其培养效率，但对无花药培养能力的基因型无效。

（3）雄核发育启动的分子机理。

处于诱导条件下的小孢子在受到外界因素诱导时，正常的花粉发育途径即会改变而转向雄核发育途径。在这个过程中，细胞内的基因表达和生理生化过程均发生了相应的变化。关于雄核发育启动特异性或相关基因的研究已有一定进展，但目前分离得到的基因仍然只能说是花粉或胚特异性的基因，还难以断定与雄核发育启动有关。热激诱导早期热激蛋白Hsp70在甘蓝型油菜小孢子胚胎发生中有明显上升表达，Hsp70在胚性小孢子中明显高于正常小孢子。蛋白质的修饰（如磷酸化和甲基化）可能比基因产物的存在与否更重要。很多基因仅仅在花粉第一次有丝分裂后表现出很高的转录活性，甘蓝型油菜孤雄生殖能力的缺失与所谓“晚期基因”的表达相吻合。“晚期基因”在花粉第一次有丝分裂后活跃转录，是花粉萌发和受精过程所必需的。

4. 花药培养

花药培养（anther culture）是指将花粉发育到一定时期的花药接种到培养基中，脱分化形成体胚或愈伤组织，最终再生出完整植株的技术。

（1）培养过程。

①取材。不同植物种类花药培养的最佳时期不同，可根据花药内花粉发育期与花蕾大小、外观形态、色泽等相关特征来选取适宜时期的材料。单核中期至晚期是多数植物花药培养的最佳取材时期。基本操作：在适宜的气候条件下，从生长健壮的植株上选取一定大小的花蕾，用醋酸洋红染色压片法镜检，观察花粉发育时期，确定花蕾发育形态特征与花粉发育年龄的相关性，便于取同一时期的花蕾。

②预处理。将采集后的花蕾进行物理或化学处理，以期能够有效提高花粉发育成小植株的诱导率。常见预处理方法有低温、高温、辐射、离心、磁场、紫外线、化学试剂等。低温处理是常用的方法，具体做法是将植物带叶鞘的穗子或花蕾用湿纱布包裹后，置于冰箱中经适宜的低温处理。不同植物低温处理的温度和时间不同，如水稻7 ~ 10 ℃处理10 ~ 15 d，玉米4 ~ 8 ℃处理7 ~ 14 d，大麦3 ~ 7 ℃处理7 ~ 14 d。

③消毒及接种。转入无菌条件下，将花蕾用75%酒精擦拭其表面或浸10 ~ 30 s，再用饱和漂白粉溶液浸泡10 ~ 20 min，或用0.1%$HgCl_2$溶液浸泡5 ~ 8 min，然后用无菌水多次冲洗即可。花蕾或幼穗的消毒时间不宜太长，防止消毒剂溶液渗入花蕾或颖片，且残留在花药上，影响材料的生长。

接种前先用解剖刀或镊子剥开花蕾，用镊子夹住花丝，取出花药，接种于培养基上。禾谷类作物可先摘下各个枝梗，用剪刀剪去颖壳基部，用镊子夹住颖壳顶部，在培养瓶或试管口轻轻敲打，使花药落入培养基上。接种时避免损伤花药。

④培养方法。通常花药培养方法有3种，固体培养法、液体培养、固体-液体双层培养基培养。根据材料不同，选取适宜的培养基进行培养。不同植物种类的花药对温度需求不同，离体下花药对温度较敏感，培养温度一般在23 ~ 28 ℃。先暗培养再光照培养，光照强度2000 ~ 3000 lx。一般10 ~ 30 d，可诱导生成愈伤组织或胚状体。再诱导成苗，一般需20 ~ 30 d。待幼苗长至4 ~ 5 cm时，便可炼苗移栽。

⑤发育途径。花药培养可通过两种途径发育成完整植株：一是胚状体发育途径，

即花药中的花粉经分裂形成原胚，再经一系列发育过程最后形成胚状体，进而形成再生植株，如茄子、大白菜、油菜等；二是器官发生途径，即花药经多次分裂形成愈伤组织，一般从花粉壁上形成，再经诱导器官分化，形成完整植株。这种发育途径较为普遍，但该途径会发生遗传变异，且倍性较为复杂，需要进一步做倍性的鉴定。

(2)鉴定。

花药培养技术相对简单，也易于成功，是目前诱导单倍体的重要途径。但在培养过程中可能受到花药壁的干扰，再生植株不一定完全来自花粉，有可能获得二倍体植株。因此，操作人员需要对其进行倍性鉴定。

5. 花粉培养

花粉培养(pollen culture)是将花粉从花药中分离出来，以花粉为外植体进行培养，获得完整植株的技术。花粉培养获得单倍体植株的频率较高，不易因药壁、花丝、药隔等体细胞组织干扰形成体细胞植株。但花粉分离及其培养技术难度大，不易成功。花粉培养过程如下。

(1)取材、预处理及消毒处理。

基本操作过程和上述花药材料的处理方法一样。

(2)花粉的分离。

分离小孢子的方法有挤压法、散落法和器械法3种。

①挤压法。将消毒处理后的花蕾置于无菌滤纸上，取出花药，放入液体培养基中，然后用玻璃棒在烧杯壁上挤压花药，使花粉从花药中释放出来。

②散落法。一种方法是将花药接种于固态培养基上，当花药裂开时，花粉自然散落在培养基表面，再移走花药，让花粉继续培养生长；另一种方法是将花药接种于液体培养基中，培养数天后，花粉散落到培养基中，再取出花药，收集花粉。

③器械法。用小型搅拌器或超速旋切机来分离小孢子。由于器械上有调速器和时间控制器，操作控制较为简单，重复性好，可得到大量有活力的小孢子，尤其适用于花序较大的材料。

(3)花粉的纯化。

一般需要先过筛除杂质，再离心收集花粉。可以先根据花粉粒的大小，采用一定孔径大小的滤网除去药壁组织、花丝或未被损伤的花药等。再经低速离心(100～1000 r/min)或梯度离心使花粉粒收集于离心管中，再用新鲜液体培养基稀释，便可得到一定浓度的纯净花粉群体。

(4)花粉的接种及培养。

将收集到的花粉或悬液接种于固体或液体培养基中进行培养，主要有以下几种培养方法。

①平板培养。将花粉置于固体培养基上进行培养,诱导产生胚状体,进而分化成植株。

②液体培养。将花粉接种在液体培养基中进行培养,由于液体培养容易造成培养物通气不良,影响细胞分裂和分化,需将培养物置于摇床上振荡,使其处于良好的通气状态。

③双层培养。将花粉置于固体-液体双层培养基中培养,培养基的制作过程:在培养皿中铺加一层琼脂培养基,待其冷却保持表面平整,然后在其表面倒入液体培养基。

④看护培养。将已诱导的花药愈伤组织放在琼脂培养基上,将圆片滤纸放在花药愈伤组织上,然后用移液管吸取花粉悬浮液,滴于滤纸上。培养30 d后,在滤纸上形成细胞群落,进而发育成愈伤组织或胚状体,再分化成植株。

⑤微室培养。将花粉培养在很少的培养基中,具体做法有两种:一是在一块小的盖玻片上滴一滴琼脂培养基,在其周围放一圈花粉,将小盖玻片粘在一块大的盖玻片上,然后翻过来放在一块凹穴载玻片上,用四环素药膏或石蜡-凡士林的混合物密封;二是把悬浮花粉的液体培养基用滴管取一滴滴在盖玻片上,然后翻过来放在凹穴载玻片上密封。微室培养方法的优点是便于培养过程中进行活体观察,可以把一个细胞生长、分裂、分化及形成细胞团的全过程记录下来;缺点是培养基太少,水分容易蒸发,培养基中的养分含量和pH都会发生变化,影响花粉细胞的进一步发育。

⑥条件培养基培养。即在预先培养过花药的液体培养基中或在加入失活的花药提取物的合成培养基中,接入花粉进行培养。前者的做法是将发育时期合适的花药接种在合适的培养基上一段时间后,去掉花药并离心清除培养基中的花粉,用所得上清液(即条件培养基)再培养合适的花粉。后者的做法是将花药接种于合适的培养基上培养一周,然后将这些花药取出浸泡在沸水中杀死细胞,研碎、离心,获得的上清液即为花药提取液。提取液经过滤灭菌后,加到培养基中,再接种花粉进行培养。由于条件培养基和失活的花药提取物中含有促进花粉发育的物质,有利于花粉培养成功。

(5)炼苗移栽。

花粉植株非常娇嫩,很难移栽成活,需采取逐步过渡的方式,使其适应从异养到自养,移栽的关键是保持高的空气湿度和低的土壤湿度。此外,花粉苗的白化现象较严重,易致其不能成活。

6. 鉴定

倍性鉴定主要有以下几种方法。

(1)植株形态的鉴定。

细胞染色体的倍性对植物细胞和各器官体积有明显效应,例如,西瓜单倍体植株的叶面积、茎长、茎粗低于二倍体,雌、雄花也明显小于二倍体,且雄花中没有花粉粒。

(2)染色体数鉴定。

染色体数鉴定是确定倍性精确、可靠的方法,对染色体较大,数目较少的植物尤为适合。通常以根尖、卷须、叶片、愈伤组织等为材料,采用压片染色法确定染色体数。例如,用醋酸洋红或苏木精对大叶黄杨子房培养再生植株的根尖染色压片,观察细胞中期染色体,结果表明单倍体占79.4%,二倍体占8.2%,其他倍性占12.4%。

(3)流式细胞分析法。

用流式细胞分析仪检测处于分裂间期的细胞DNA含量,通过计算机自动统计分析,绘制出DNA含量的分布曲线图,确定再生植株的倍性。该方法具有检测速度快、准确度高的优点,适合于大量样品的倍性检测分析。

(4)基于气孔鉴定。

叶片气孔保卫细胞的大小及气孔保卫细胞叶绿体数目与染色体倍性之间存在显著的相关性,可作为鉴定染色体倍性的一项指标。例如,烟草花粉植株(以展开第5叶为材料),叶绿体数少于或等于14个为单倍体,多于14个而少于或等于26个为二倍体,多于26个则为多倍体。气孔大小也可用于植株的倍性鉴定,如玉米单倍体植株的鉴定标准是气孔保卫细胞长度不超过29 μm。气孔长度、气孔密度及叶绿体数或三者同时可用于植物的倍性鉴定。

7. 加倍

因单倍体植株只有一套染色体,不能进行同源染色体配对形成正常配子,因而不能正常结实。单倍体植株染色体加倍获得纯合二倍体后可以正常开花结实。单倍体植株染色体加倍的途径主要是通过化学试剂诱变,常用的诱变剂有秋水仙素、对二氯苯、8-羟基喹啉等,其中秋水仙素应用最为广泛。

(1)小苗浸泡。

从培养基中取出幼小花粉植株,无菌条件下浸泡在一定浓度的秋水仙素溶液中,一定时间后转移到新鲜培养基上继续培养。秋水仙素处理的浓度和时间因品种材料而异,如烟草用0.2%~0.4%秋水仙素浸泡24~96 h;大麦用0.01%~0.05%秋水仙素浸泡1~5 d。

(2)茎尖处理。

用棉球蘸取0.2%~0.4%秋水仙素,放于单倍体植株的顶芽或腋芽上,处理一段时间后,冲洗干净,刺激芽组织细胞染色体加倍。待芽器官萌发,长出侧枝或主枝时,截取被处理的部位,将其转至生根培养基上,再生出完整的植株。

(3)茎段或愈伤组织处理。

将再生植株的幼嫩茎段或愈伤组织等接种至添加一定浓度秋水仙素的培养基中,诱导单倍体细胞或单倍体植株外植体的染色体加倍。秋水仙素处理后易导致倍性不稳定,即细胞多倍化,出现混倍体和嵌合体植株。因此,用秋水仙素处理时,应确定好浓度、处理时间及材料的选择等,获得加倍后的植株,需要进一步检测其倍性。

8. 影响花药和花粉培养的因素

(1)培养基成分。

在花药培养时,调节培养基中植物生长调节剂的成分,不但可以影响花粉发育的类型,而且可影响是二倍体的体细胞组织生长增殖,还是单倍体的花粉细胞生长增殖。植物生长调节剂的成分对花粉发育类型的影响主要表现在是诱导形成愈伤组织还是胚状体。为诱导愈伤组织的形成,较常使用的植物生长调节剂为2,4-D,当然不同的植物应用不同浓度的2,4-D。有资料表明,2,4-D与NAA配合使用,对诱导某些植物的花药形成愈伤组织效果明显。植物花药培养时,不同植物种类所要求的蔗糖浓度是不同的,一般为3%~12%,适当增加培养基中的蔗糖浓度是有必要的,提高培养基的蔗糖浓度可能有利于促进花粉愈伤组织的产生。

(2)花粉的发育时期。

花粉或花药培养时,取材一般选用处于单核居中期或单核靠边期的小孢子,其原因可能有两种:一种解释认为,小孢子发育的第三期(小孢子经二次有丝分裂形成成熟花粉)的初期是胚胎形成的临界期,如果接种的小孢子的发育期已超过此阶段,胚状体就不能形成,而且在小孢子的双核期,淀粉逐渐形成积累,小孢子就很难再生成植物体;第二种解释认为,小孢子发育过程中花药内源激素的平衡在不断变化,随着花粉的成熟,激素平衡变得不适合于小孢子的生长和分裂,或者生长所需的其他成分已被消耗殆尽,因此小孢子就不能再生成植物体。

(3)培养条件。

培养温度与花药培养的结果关系密切。如烟草花药的最适温度为25 ℃,当温度降低到15 ℃时,花粉生长不好,小植株形成率下降。变温处理烟草花蕾,即接种前把花蕾放在3~5 ℃低温下处理48 h,可使花粉培养时形成胚状体的频率提高。

三、植物幼果培养

1. 概念和意义

植物幼果培养是指对植物不同发育时期的幼小果实进行离体培养的技术。幼果培养主要用于果实发育和种子形成等方面的研究。

2. 培养过程

(1)取材及消毒。

采集不同发育阶段的幼果后,采用常规的消毒处理,具体方法可参考第四章。

(2)接种及培养。

取出完整的幼果或果肉小块,接种于适当的培养基上,在适当的培养条件下进行培养。

(3)发育途径。

幼果在适宜条件下培养后,可获得成熟果实、愈伤组织或不定芽等。例如,1978年Nickerson通过培养越橘幼果获得了成熟果实;佐藤洋一等(1989年)将葡萄的幼果培养为成熟果实。将朱顶红幼嫩蒴果培养在含2,4-D和6-BA的MS培养基上,果实表皮长出愈伤组织,在含有NAA和6-BA的培养基上可直接从果皮上发生不定芽,若提高NAA浓度则分化出根,再生出完整植株。取菠萝花苔的果肉,分割成1 cm的小块,接种于MS + 6-BA 2 mg/L + NAA 2 mg/L + 2,4-D 1mg/L + 3%蔗糖的诱导培养基中,诱导愈伤组织,愈伤组织发芽后转入生根培养基中生根。

四、植物种子培养

1. 概念和意义

种子培养是指对受精后发育完全的成熟种子或发育不完全的未成熟种子进行离体培养的技术。其用途可以打破种子休眠,提早萌发,提高萌发率,挽救种子败育等。广泛应用于花卉、蔬菜、果树、农作物、药用植物等种子的繁育。如兰科药用植物(金钗石斛、铁皮石斛等),种子自然萌发率较低,利用种子培养技术可以获得大量实生苗。

2. 种子培养过程

(1)种子消毒。

种皮较坚硬或较厚的种子的消毒方法:用75%酒精消毒1 min,0.1%$HgCl_2$消毒浸泡8～10 min,无菌水冲洗。种皮较薄、幼嫩或发育不全的种子的消毒方法:用饱和漂白粉溶液(或2%NaClO溶液)消毒15～20 min,无菌水冲洗;或采用10%H_2O_2处理10～15 min,无菌水冲洗。注意把控好消毒时间,时间不宜过长,不建议采用$HgCl_2$处理,否则萌发率降低,萌发时间延长。带有绒毛的种子的消毒方法:可在消毒剂中加入表面活性剂,以提高消毒效果。若种子的外种皮带有绒毛,可先去除外种皮,再消毒处理,降低污染率。有些种子遇水后表面有一层厚厚的保护黏液,如喜马拉雅紫茉莉的种子,可先用水浸泡后,去除外种皮,再用2%NaClO溶液消毒10～20 min,或用饱和漂白粉溶液消毒。有些较小的种子,在消毒时不易采用大容器或镊子夹取时,可用离心管作为消毒器皿,用吸管吸取溶液。易漂浮类的种子消毒时,建议采用滤网消毒装置,以免浪费种子。

(2)接种。

将种子直接接种至固体培养基表面即可。用于成熟种子培养的培养基一般选用低浓度无机盐的基本培养基,如1/2MS、1/4MS,通常可不加植物生长调节剂,成分较为简单,糖浓度可稍低,一般为1%~3%,易发育成完整的植株。对发育不全的种子进行培养时,应提供适当的植物生长调节剂,促进其形成愈伤组织或丛生芽、不定芽。壳厚难萌发的种子,可先去壳再培养。对休眠期的种子进行培养时,培养基中可加入适量的赤霉素。

(3)培养。

根据种子的种类及培养目的,确定培养条件。可先暗培养,再转移到光下培养,形成无菌幼苗,有些种子培养需要光照。一般光照强度为1000~2000 lx,光照时间为10 h/d,温度为20~28 ℃。

(4)发育途径。

将成熟或未成熟的种子消毒处理后,接种于适当的培养基上,其发育途径可能有几种情况:形成小植株、愈伤组织、丛生芽或不定芽。

五、胚胎培养

植物胚胎培养是指对植物的胚、子房、胚珠、胚乳等胚胎组织进行离体培养,使其发育成完整植株的过程,主要包括胚培养(成熟胚及幼胚)、胚乳培养、胚珠培养、子房培养等。

1. 胚培养

(1)概念和意义。

离体胚培养是指从植物种子中分离出胚组织进行离体培养的技术。根据植物胚发育的情况可分为幼胚培养和成熟胚培养。胚培养的主要目的及应用,主要有以下几个方面。

①克服远缘杂交不育或败育。远缘种间或属间杂交不育的原因可能是杂交不亲和,也可能是幼胚败育。杂交不亲和可以通过试管受精技术解决,幼胚败育可以通过胚培养技术来挽救。目前该技术已广泛应用于多种作物(如水稻、玉米、棉花、甘蓝、柑橘、猕猴桃和番茄等)的远缘杂交育种中,并获得了一些有价值的杂种。

②缩短育种周期。有些种子育种周期较长,为加快培育新品种,也可以用胚培养的方法缩短其育种周期。例如,许多李属的果树种子萌发受抑制,若剥离胚进行体外培养,则可短期正常萌发成苗。

③促进种子萌发。有些植物种子的休眠期很长,如鸢尾,一般种子成熟后要休眠

2～3年才能萌发，如果将胚取出后放到培养基上，几天内种子就能萌发，大大缩短了育种年限。此外，有些种子内有抑制物的存在，萌发周期较长，可采用该方法，提高发芽率，获得正常的植株。如大花黄牡丹种子萌发时间较长，一般需要1～2年时间，采用成熟胚培养，2～3周便可成苗。此外，为了提高种子萌发率，也可在培养基中加入一定浓度的植物生长调节剂，如赤霉素对打破种子休眠及提高种子萌发率有明显的促进作用。

④可作为转基因的受体材料。植物转基因技术的应用范围正在逐渐扩大，在提高植物抗逆性、改善品质、提高产量等方面都发挥着重要作用。在植物基因转化研究中，由胚诱导的愈伤组织是良好的受体材料。因此，建立植物胚培养再生体系也是非常必要的。

⑤单倍体育种。如果在授粉后一定时间内将幼胚取出，进行胚拯救培养，就能使未发育成熟的单倍体胚继续生长，得到单倍体后代。

(2)成熟胚的培养。

成熟胚的培养是指对发育成熟的种子胚进行培养，主要是为了打破种子的休眠、解除抑制，短时间内培育出小植林，其培养过程如下。①种子消毒。种子经常规消毒处理后，取其种胚。若种皮较为坚硬，可用无菌水浸泡一段时间。②成熟胚的分离及接种。将消毒后的种子取出后，用刀子或剪刀划破种皮，去除种皮及胚乳，取出成熟胚，接种于固体培养基表面即可。若种胚较大，可不用显微镜进行操作。分离胚若不好操作，可直接徒手剥离，注意手部的消毒处理即可。成熟胚所用的培养基成分一般较为简单，如MS、1/2MS等基本培养基即可，无须加入植物生长调节剂。若有些种子的成熟需要打破休眠，可加入适宜浓度的植物生长调节剂。③培养。温度一般为25 ℃左右，可光照或黑暗培养。一般培养3～5 d便可观察到成熟胚的膨大，子叶展开，3～4周可形成幼苗。

(3)幼胚的培养。

幼胚的培养是指对发育早期胚或未成熟胚的培养，使其发育成小植株的技术。与成熟胚的培养相比较，幼胚培养对营养条件的需求非常复杂，不同发育阶段的幼胚，对营养条件的要求差异很大。一般地，越早期的幼胚，要求的营养条件越高。幼胚培养要根据幼胚发育的不同阶段，选用相应的培养基、营养条件和培养条件。其培养过程如下。

①取材与消毒处理。根据研究的植物胚的生长特性，摘取一定发育时期的未成熟种子的子房，用75%酒精进行表面消毒，用2%NaClO处理15～20 min或0.1%$HgCl_2$溶液消毒8～10 min，无菌水冲洗3～5次。

②剥离幼胚及接种。将已消毒处理后的材料转入无菌滤纸上，剖开子房，用镊子

取出胚珠，除去珠被，小心取出完整的幼胚。因幼胚受珠被和子房壁的保护，属无菌环境，不需要再进行表面消毒。分离时操作须小心，以免幼胚受到损伤导致后期培养难维持胚性生长。若植物材料较小，难以分离时，可在显微镜或解剖镜下操作。由于幼胚较为幼嫩，且为一种半透明、高黏稠状组织，剥离时极易失水干燥。因此，在分离时需注意保湿。

将分离后的幼胚接种于培养基上进行培养。一般幼胚培养时需要较为复杂的培养基。幼胚具有不同的生长时期，越是发育早期的幼胚，越难培养。

③培养方法。幼胚前期处于异养期，到心形期才转为自养期。不同发育时期的幼胚对外源营养的需求不同，会随着胚龄的增加而逐渐趋向简单。

Monnier（1976、1978年）介绍了一种固体培养方法，用这种方法可以使发育球形早期的荠菜胚，在同一培养基中不需要转接就可完成全部发育过程，直到萌发。该方法就是在一个培养皿中装入两种不同成分的培养基，即在培养皿周围加入第1种较简单的固体培养基，中央加入成分较为复杂的第2种培养基。将幼胚置于中心部分成分较为复杂的第2种培养基上培养。培养过程中，幼胚从异养到自养，先后受到两种成分不同的培养基的作用，便能完成幼胚发育的整个过程。而对于发育后期幼胚的培养，即处于自养期的幼胚，可采用一种培养基的固体培养。该培养方法的操作较为简单，将幼胚直接接种于固体培养基表面即可。

另外，幼胚的培养还可以采用胚乳看护培养，当胚在发育的更早时期发生夭折，拯救杂种胚就有很大的困难。利用胚乳看护培养，可显著提高幼胚的成活率。因为在植物正常的生长发育中，胚是由紧紧包围它的胚乳组织供给营养的。Ziebur等（1951年）报道，在进行大麦未成熟胚离体培养时，如果在其周围培养基上存在来自同一物种另一些种子的离体胚乳，对胚的生长有明显的促进作用。也有将幼胚放入同一物种或异种未成熟种子的胚乳中，再转至培养基上进行培养的。

④培养条件。大多数植物的离体胚在25 ℃左右生长较好，也有一些植物需要较低温度。一般离体幼胚培养前期在散光条件下培养，后期需要转入1500 ~ 2000 lx光照下培养。

⑤发育途径。离体条件下幼胚的发育途径，主要有胚性发育、早熟萌发、胚脱分化与再分化3条途径。

胚性发育。在人为控制的条件下，离体的幼胚维持原来的胚性生长、发育的方式，即仍然按照在活体内的发育方式生长，最终形成成熟胚，进一步形成完整的植株。

早熟萌发。这种幼胚只具有胚分离时已具有的结构，不能维持原来的胚性生长，未完成正常的胚胎发育，便迅速萌发成幼苗的现象叫作早熟萌发。早熟萌发的后果是很难得到发育正常的健壮苗。在幼胚培养中，如何维持幼胚原来的胚性生长方式或发育过程进行正常生长是幼胚培养的关键，尤其是对于杂种幼胚的挽救。

胚脱分化与再分化。离体培养的幼胚在外源激素的诱导下，可经脱分化形成愈伤组织或胚性愈伤组织，再通过再分化形成完整植株。一些植物特定时期的幼胚，经培养可直接形成胚状体，经诱导后直接出苗。而从成熟种子中剥离出的成熟胚较易萌发产生幼苗，在较高浓度的植物生长调节剂的诱导下才能脱分化，但也可将成熟胚切割成小粒后再诱导脱分化。由于胚愈伤组织或胚状体再分化的特性是最好的，常用幼胚或成熟胚建立再生体系，用于遗传转化或杂种繁育。

(4)影响胚培养的因素。

①幼胚的发育时期。离体胚的发育时期是离件培养能否成功的重要因素，其发育时期主要有原胚期、球形期、心形期、鱼雷期等。母体中越是发育早期的幼胚，越更加需要胚乳及其周围组织提供营养及激素诱导，以便维持幼胚的发育，即为异养型。胚发育后期，转为自养型，代谢较为独立，若分离该类型的胚，较易培养，培养基成分不需过于复杂，成活率较高。胚由异养型转为自养型，是胚发育的关键时期，但这个时期出现的迟早因物种而异，在荠菜中，胚在球形期为异养，只有到了心形期转为自养。在这两个时期之内，离体胚对外源营养的要求也会随着胚龄的增加而趋于简单。

②培养基成分。成熟胚在简单的培养基上就可培养，一般由大量元素的无机盐和蔗糖组成；幼胚的培养比成熟胚要求高，常用Nitsch、MS、1/2MS等。培养基中的氮源常使用硝酸盐，一般认为硝酸盐比铵盐好，但也有铵盐能促使离体胚生长的情况。另外，不同植物胚培养适用的培养基不同，如十字花科植物胚培养主要采用B5和Nitsch培养基，而核果类果树(如桃、杏、李、樱桃等)采用MS培养基较多，禾谷类作物的幼胚培养多采用N6和B5培养基。

发育初期的幼胚需加入某些维生素，促进幼胚的生长、发育，常用盐酸硫胺素(维生素B_1)、盐酸吡哆醇(维生素B_6)、烟酸(维生素B_3)、抗坏血酸(维生素C)及肌醇等。在培养基中加入氨基酸也能起到促进作用，如甘氨酸、丝氨酸、天冬酰胺等，无论是单一的还是复合的，都能刺激胚的生长。此外，幼胚的培养还需加入适宜的天然有机物，既含多种天然激素，又可提供胚发育所需的营养物质，对离体幼胚的生长、发育具有促进作用，主要有椰子汁、香蕉、小麦、番茄、马铃薯、南瓜、牛奶、水解酪蛋白等。

植物生长调节剂在胚培养中的作用，因植物种类及胚胎发育时期不同有很大的差异。成熟胚生长一般不需要外源激素就能萌发。而幼胚的培养则需要加入植物生长调节剂，关键问题是加入的植物生长调节剂和植物内源激素之间需要保持某种平衡，以保持其胚性生长。如果激素浓度低，则不能促进幼胚的生长；如果激素浓度过高，将会使幼胚发生脱分化而影响其正常发育。

③碳源及渗透压的维持。培养基中的碳源在胚培养过程中的作用主要有调节培

养基的渗透压和作为碳源及能源。加入蔗糖保持适当的渗透压，对未成熟的胚培养尤其重要，胚龄越小，要求渗透压越高，这是由于在自然条件下原胚就是被高渗液体包围着。随着胚的发育，营养物质不断由营养液转移至胚，所需求的渗透压逐渐降低。

蔗糖最适浓度因胚的发育时期而有明显差异。幼胚所处的发育阶段越早，所要求的蔗糖浓度越高，以维持高渗环境，否则易导致幼胚早熟萌发，如球形胚所需蔗糖浓度为6%～12%，鱼雷形胚则只需4%～6%，成熟胚在2%蔗糖中也能很好地生长。因此，在培养过程中，随着培养时间的推移，需要将胚转移至蔗糖含量逐渐降低的培养基中。

④培养条件。接种后的幼胚一般在25 ℃、弱光或黑暗条件下培养一段时间后再逐渐转入光照下。具体光照和温度依植物种类而定。处于早期的原胚培养较难，往往不容易成功，可采用胚乳看护培养，促进原胚继续生长，使幼胚发育成熟。

⑤胚柄的作用。胚柄是一个“短命”的结构，长在原胚的胚根一端。当胚达到球形期时，胚柄则发育到最大。研究表明，胚柄可参与幼胚的发育过程。一般胚柄较小，很难与胚一起剥离出来，因此培养的胚都不具备完整的胚柄。在胚培养中，胚柄的存在是幼胚存活的关键，如红花菜豆幼胚培养时，不带胚柄会显著降低成苗率。

2. 胚乳培养

（1）概念和意义。

胚乳培养是指将离体的胚乳在人工控制的培养条件下，使其脱分化、再分化形成完整植株的过程。胚乳培养可用于胚乳细胞生长发育和形态建成、胚和胚乳的相互作用、胚乳内物质合成与代谢机制、胚胎发生等方面的研究。此外，利用胚乳培养可以获得三倍体植株，获得新品种，在提高作物的产量与品质改良方面具有重要意义。

（2）培养过程。

①取材、消毒处理及接种。对于含有胚乳的一般种子或果实，常规表面消毒后，剖开幼果或种子，剥离出胚乳，接种于培养基即可。具有较大胚乳组织的植物（如大戟科和檀香科），将种子常规表面消毒后，去除种皮后直接接种于培养基上培养。桑寄生科的植物，胚乳被一些黏性物质层包裹，先将种子进行常规消毒处理，再剥去种皮，去除黏性物质，取出胚乳，直接接种即可。

②培养基。一般可采用的基本培养基有White、LS、MS、MT等，其中最常使用MS培养基。常采用蔗糖作为碳源，一般浓度范围为3%～8%。培养基中常加入一些有机物，如酪蛋白水解物、酵母浸提物、番茄汁、椰子汁等，更有利于促进愈伤组织的生长、增殖。植物生长调节剂对胚乳愈伤组织的诱导和生长起着十分重要的作用。不同的植物生长调节剂对胚乳愈伤组织诱导和器官分化有不同程度的影响。在没有任何植物生长调节剂的培养基上，大麦、马铃薯、枸杞和橙的胚乳皆不能产生愈伤组织；苹果胚乳只产生少量的愈伤组织，但不能继续生长。虽然有些植物的胚乳在无植物生长调

节剂的培养基上可以诱导出愈伤组织，但在加入植物生长调节剂后，能显著提高愈伤组织形成的数量和质量。一般采用固体培养的方式进行培养。

③培养条件。愈伤组织生长的适宜温度为25 ℃左右。对光照和培养基pH的要求则因物种的不同而异。如玉米胚乳适合于暗培养，蓖麻胚乳则在1500 lx的连续光照下生长较好，其他植物的胚乳培养多数是在10～12 h/d光照条件下进行的。对pH的要求一般在4.6～6.3，但巴婆(*Asimina triloba*)的适宜pH为4，而玉米胚乳愈伤组织在pH为7时生长最好。

(3)再生途径。

①器官发生途径。培养过程中，除少数寄生或半寄生植物可以直接从胚乳分化出器官外，大多数被子植物的胚乳均需要先诱导出愈伤组织，然后才分化形成完整的植株。一般胚乳接种后6～7 d，外植体体积出现膨大，切口处形成乳白色的隆突，不断增殖成团块，成为典型的愈伤组织形态。大多数植物胚乳的初生愈伤组织为白色致密型，少数植物为白色、淡黄色松散型(如枸杞)或绿色致密型(如猕猴桃)。可通过愈伤组织再分化，形成不定芽，即通过器官发生型获得完整植物，通常以这种发生方式为主。

②胚胎发生型。由胚乳直接分化形成胚状体，获得完整植株。

(4)再生植株染色体倍性。

由于被子植物的胚乳是三倍体，因此，通过胚乳培养可得到三倍体植株，产生无籽果实，或由其加倍产生六倍体植株。无籽果实食用方便；多倍体植株又比原植株具有粗壮、叶片大而肥厚、叶色浓、花大或重瓣、果实大、结实率低的特征。这些变异性状可直接利用或作为育种材料，尤其在花卉和药用植物新品种选育方面有着重要的利用价值。

胚乳愈伤组织及再生植株的染色体数常常发生变化。例如，苹果($2n$=34)胚乳植株染色体数的分布范围是29～56条，多数是37～56条，三倍体细胞只占2%～3%；大麦胚乳植株染色体数目从1倍到4倍都有，另外还有许多具有6、8、11、12和13条染色体的非整倍体细胞；六倍体罗田甜柿胚乳培养只产生12倍体植株；枸杞、梨、玉米和桃等的胚乳植株的染色体数也不稳定，同一植株往往是不同倍性细胞的嵌合体。可见，染色体倍性的混乱现象在胚乳培养中是相当普遍的。但有些植物的胚乳培养，如核桃、檀香、橙和柚等，其倍性却表现出相对的稳定性，这些植物的胚乳细胞往往也能长期保持器官分化的能力。染色体变异对于以获得三倍体植株为目的的胚乳培养来讲是不利的，但是，胚乳培养可能比其他类型的培养具有更广泛的变异性，从而为植物育种和遗传研究提供更广泛的材料，在理论研究和实践应用中均具有重要意义。

(5)影响胚乳培养的因素。

①基因型。供体植株基因型是影响胚乳培养的关键因素。不同基因型植株的胚乳对培养基的反应不同,表现在胚乳培养能力,如愈伤组织诱导率、分化率、胚状体诱导率及植株诱导率等方面。

②胚在胚乳培养中的作用。胚乳培养中是否需要原位胚的参与,与接种时胚乳的生理状态有关。未成熟胚乳,尤其是处于旺盛生长期的未成熟胚乳,培养时不需要原位胚的参与就能形成愈伤组织,已在柚、橙、苹果、猕猴桃和石刁柏的未成热胚乳的培养中得到证实。已成熟的胚乳,特别是干种子中的胚乳,生理活动十分微弱,在诱导其脱分化形成愈伤组织前,必须首先借助于原位胚的萌发使其活化,如在巴豆、麻风树成熟胚乳的培养中强调原位胚的作用。

③胚乳发生类型和发育程度。被子植物胚乳的发生方式,分为核型、细胞型和沼生目型,其中核型胚乳占61%。胚乳发生类型直接影响胚乳愈伤组织的产生和诱导率。胚乳的发育时期可分为早期、旺盛生长期和成熟期。无论胚乳属于哪一种发生类型,均为处于发育早期的胚乳愈伤组织诱导率低于发育晚期的。处于游离核或刚转入细胞期的核型胚乳,无论是木本还是草本植物,都难以诱导出愈伤组织。处于旺盛生长期的胚乳,在离体条件下最容易产生愈伤组织,如葡萄、苹果和桃的胚乳,此时愈伤组织的诱导率可达90%~95%。因此胚乳培养时,旺盛生长期是取材的最好时期。

3. 胚珠培养

(1)概念和意义。

胚珠培养是将胚珠从母株上分离出来,在人工控制的条件下进行离体培养,使其生长发育形成幼苗的技术。在幼胚培养中,要取出心形期或比其更早期的胚进行培养,对培养技术的要求高,分离也更困难,特别在兰科植物中,即使已经成熟的种子也非常小,操作起来就更困难,而分离胚珠则较容易。根据培养目的不同,将胚珠培养分为受精胚珠培养和未受精胚珠培养。

胚珠培养的主要目的及应用主要有:利用胚珠培养技术,使杂种尽早在人为提供的优良环境中生长,防止杂种胚的早期败育,获得杂种植株;受精前的胚珠培养及未受精的胎座或子房培养技术,可作为试管受精的基础;未受精的胚珠培养可诱导出大孢子或促使卵细胞增殖,形成单倍体植株,用于单倍体育种;便于对合子及早期原胚的离体培养过程、种子的发育机理等方面进行研究。

(2)培养过程。

①取材及消毒。从大田中取回授粉后适当时期的子房,若培养未受精胚珠则应在授粉前的适当时间摘取子房。材料用75%酒精表面消毒30 s,2%NaClO溶液消毒10~15 min,无菌水冲洗3~5次,无菌条件下剥离胚珠。用解剖刀切开子房,取出胚珠,或将带有胎座的胚珠一起取下。

②培养基及接种。多用White、Nitsch和MS等，其中Nitsch使用更普遍。培养授粉后不久的胚珠则需要附加椰子汁、酵母提取液、水解酪蛋白等，同时还可添加一些氨基酸。离体胚珠发育中，培养基的渗透压起着重要的作用，特别是对幼嫩的胚珠。例如，刚受精之后的胚珠，蔗糖浓度通常为8%；若胚珠内含有合子和少数胚乳核，最适的蔗糖浓度为6%；当培养授粉后7 d，处于球形胚期的胚珠，蔗糖浓度在4%～10%。不同发育期的胚珠对培养基的要求也不同。例如，对罂粟授粉后2～4 d的胚珠进行培养时，要求培养基的成分较为复杂，在Nitsch培养基上即使附加酵母提取液、水解酪蛋白、细胞分裂素和生长素等，也不能促进胚珠发育；但发育到球形胚的胚珠在简单培养基上就能培养成功。

③培养条件。温度一般为20～25 ℃。大多数植物胚珠培养早期在黑暗或弱光照条件下生长良好。

(3)发育途径。

受精后形成的合子胚在胚珠内继续发育为成熟胚，在胚珠内萌发，最终形成植株。另一条途径是通过脱分化先形成愈伤组织，经愈伤组织再分化形成胚状体或不定芽，再形成完整的植株，即体细胞胚胎发生型或器官发生型途径。

(4)影响胚珠培养的因素。

①胚发育时期的影响。胚发育时期对胚珠培养成功与否影响较大。一般来说，合子和原胚早期的胚珠较难分离和培养，对培养基的成分要求也较高；培养发育到球形胚期的胚珠，较容易培养成功而获得种子，对培养基的要求也不高。许多植物的胚珠在有无机盐、蔗糖和维生素的培养基上培养即能获得成功，如果附加水解酪蛋白和椰子汁等，可促进其生长发育。

②胎座的影响。胚珠授粉后的天数、是否带有胎座或部分子房，对离体培养的胚珠发育有明显的影响。对带胎座或子房的胚球进行培养时，所需培养基成分较为简单，而受精后的胚珠也容易发育成种子。胎座组织对胚珠发育初期起着关键作用。因此，对于不易进行离体培养的胚珠，可以考虑连同部分胎座一起培养。

4. 子房培养

(1)概念和意义。

子房培养是指将子房从母体上分离下来，置于培养基上，使其进一步发育成幼苗的技术。子房是雌蕊基部膨大的部分，由房壁、胎座和胚珠组成。在进行胚珠培养时，常因分离胚珠困难而改用子房培养，其培养的意义在于：使未受精胚囊中的单倍性细胞诱导发育成单倍体植株；获得杂种植株；为试管受精提供基础技术。根据培养的子房是否授粉，可将子房培养分为授粉子房培养和未授粉子房培养。

(2)培养过程。

①材料准备及处理。若培养未受精的子房,一般选用开花前1~5 d大田植株的子房;若培养受精后的子房,则应根据培养目的,选择授粉后不同天数的子房作为外植体。子房培养与相同胚龄的胚培养比较,大大降低了难度。单子叶植物的幼龄子房包裹在颖壳里,而颖花又严密包裹在叶鞘里,子房无菌,因此只要在幼穗表面用75%酒精擦拭,即可在无菌条件下剥取子房直接接种;双子叶植物的花蕾可以用饱和漂白粉或NaClO消毒。对其他子房裸露的植物,则应按照常规表面消毒程序进行消毒。除去花萼、花冠或颖壳,将子房接种于合适的培养基上进行培养。

②离体子房的发育。由于子房存在两种细胞,即性细胞和体细胞,二者均能产生胚状体或愈伤组织并进一步发育成植株。因此,这些植株可以来源于性细胞,也可以来源于体细肥。来源于性细胞者,由于是由大孢子母细胞减数分裂而来的,因此形成单倍体植株;来源于体细胞者,即由珠被和子房壁表皮组织产生的植株,则属于二倍体。由于胚状体或愈伤组织有两种不同倍性的起源,因此其后代会出现不同倍性的植株。若想通过子房培养从大孢子产生单倍体植株,必须设法控制二倍体组织中的细胞分裂,为大孢子的细胞分裂创造良好的条件。若培养子房中卵细胞已受精的合子,则可通过胚状体或愈伤组织再分化途径,产生二倍体植株。

(3)影响子房培养的因素。

①培养基及培养条件。用于子房培养常用的基本培养基有MS、White、B5、N6和Nitsch等。不同培养基对子房培养有直接影响。禾本科植物常用N6培养基,其他植物多用MS和B5培养基。

在培养基中加入植物生长调节剂能促进子房的生长,但对胚珠和胚的发育有不利影响。如果需要诱导子房产生愈伤组织或胚状体再生植株,需要添加适当的外源激素。例如,在水稻子房培养时,在培养基中添加微量的2,4-D可明显促进子房的膨大并产生愈伤组织;在未授粉大麦子房培养时,在培养基中添加2,4-D、NAA和KT能诱导胚状体,进而发育成单倍体植株。培养基中的蔗糖浓度多在3%~10%之间,因不同植物材料而异,通常在诱导培养阶段蔗糖浓度稍高,分化培养时蔗糖浓度稍低。培养的方式多采用固体培养;有时也用液体培养,把子房放在液体培养基中的滤纸上,或把花梗端穿过滤纸,使其漂浮在液体培养基上。需要弱光的培养条件。

②基因型。无论是受精还是未受精的子房,不同植物及同种植物不同品种之间的诱导率和发育情况大部分表现出较大差异,如粳稻比籼稻易诱导未授粉的子房产生单倍体植株。

③胚囊的发育时期。离体培养处于合适的胚囊发育阶段的子房是非常重要的。不同植物不同胚囊发育时期的子房对离体培养环境的反应不同。例如,大麦和水稻在

胚囊各时期的子房都可以诱导胚状体或愈伤组织，但水稻选择四核胚囊期到成熟期的子房进行离体培养时诱导率最高，而大麦开花1～2 d后的子房诱导效果最好；胚囊处于单核期时，没有看到子房被诱导。总体上来讲与幼胚培养相似，即发育程度低的时期所需的培养基更复杂，培养更困难，随着发育程度的增加，对营养的要求降低，培养越容易。因此，培养时选择合适的时期对提高培养效率至关重要。

④附带组织。花被有利于授粉后的子房培养。例如，单子叶禾本科植物保留颖片有利于胚的发育。

5. 离体授粉

(1)概念和意义。

远缘杂交时，常遇到受精前的障碍问题。如花粉在柱头上不能萌发；花粉管的生长受到抑制而花粉不能进入胚珠；花粉管在花柱中破裂等，使受精作用不能正常进行等这些均属于受精前障碍。有时受精虽然能正常进行，但由于胚和胚乳之间的不亲和性，或胚乳发育不良，杂种胚不能发育为成熟种子，导致败育。因受精后障碍而导致远缘杂交的失败，即受精后障碍。为了更好地克服以上问题，可采用离体授粉的方式解决远缘杂交受精前障碍，获得成熟种子，通过组织培养的方式，发育出杂种植株。受精后障碍，通过胚胎培养的手段也能获得杂种植株。

离体授粉(pollination *in vitro*)是指将未授粉的胚珠或子房从母体上分离下来，进行无菌培养，并以一定的方法授以无菌花粉，使之在试管内实现受精的技术，又称为离体受精(fertilization *in vitro*)或试管受精(test tube fertilization)。离体授粉成功的标志是授粉后能由胚珠或子房形成有生活力的种子。受精后，有的可发育成种子，如烟草、矮牵牛、康乃馨等；有的则原位萌发，即直接长出植株。

(2)方式。

根据无菌花粉授粉于离体雌蕊的位置，可将离体授粉分为离体柱头授粉、离体子房授粉和离体胚珠授粉3种方式(图5-2-3)。进行离体授粉时，从花粉萌发到受精形成种子以及种子萌发和幼苗形成的整个过程，一般均是在试管内完成。

①离体柱头授粉(图5-2-3 A)。离体柱头授粉是指将无菌花粉授予离体培养的雌蕊(未受精的)柱头上，培养出可育的种子或果实的技术，又称为雌蕊离体授粉。离体柱头授粉的方法通常是在花药尚未开裂时切取母本花蕾，消毒后，在无菌条件下用镊子剥去花瓣和雄蕊，保留萼片，将整个雌蕊接种于培养基上，当天或第二天在其柱头上授以无菌的父本花粉。消毒处理时注意避免消毒剂接触到柱头，以免影响花粉在柱头上的萌发和生长。离体柱头授粉是一种接近于自然授粉情况的试管受精技术。

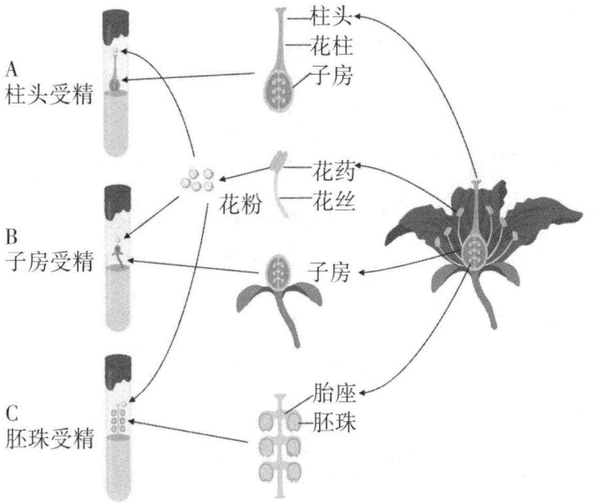

图5-2-3 离体授粉3种方式示意图(张芳源参考Razdan绘制,1993)

②离体子房授粉(图5-2-3 B)。在离体条件下,将无菌花粉直接引入子房中,使花粉粒在子房腔内萌发,并进行正常受精,最后获得具有生活力的种子的技术,也称为子房内授粉。把花粉直接送入子房,实现受精作用,可以克服柱头或花柱授粉不亲和性障碍。子房内授粉可分为两种类型,即活体子房内授粉和离体子房内授粉。

活体子房内授粉是指被授粉的子房并不离体,仍然在活体植株上,对其用花粉悬浮液进行授粉,使活体子房发育并形成成熟种子的过程。整个操作步骤包括:确定供试植物的开花和花药开裂时间;对母本花蕾去雄并套袋;采集父本花粉;确定适于父本花粉萌发的溶液;将花粉引入子房。花蕾去雄后1~2 d即可将父本花粉引入活体母本的子房中。花粉粒引入子房的方法有两种:一是直接引入法,即用锋利刀片在子房壁或子房顶端上开一切口,把花粉从切口处送进子房;二是注射法,即用100 mg/L硼酸将花粉粒配制成悬浮液,每滴悬浮液含100~300个花粉粒,母本开花后,将子房用酒精棉进行表面消毒,在子房两侧彼此对应的位置钻两个小孔,用注射器由一个小孔向子房内注入花粉悬浮液,子房内的空气则由另一个小孔排出,悬浮液要注满子房腔,直到开始由另一小孔中流出为止,注射完毕后,将两个小孔用凡士林封闭。

离体子房内授粉,指用无菌花粉对离体培养的子房进行授粉,使其发育成成熟种子的技术。取即将开花的花蕾,经过表面消毒,剥离花萼和花瓣,去掉柱头和花柱,在试管中将异种无菌花粉授粉于子房顶端的切口处,或将异种无菌花粉采用注射法直接引入子房内,从而实现受精过程。

③离体胚珠授粉(图5-2-3 C)。一般先对带胎座未受精的胚珠进行培养,在胚珠上授予无菌的花粉,在试管内结出正常种子的技术。整个操作步骤包括:切取未受精的花蕾或子房,表面消毒处理后,从子房中剥离出胚珠,接种于培养基上,将无菌的花粉撒在胚珠上;或先将无菌花粉接种于培养基上,再将无菌胚珠接种于该培养基上,完成授粉。

(3)影响离体授粉的因素。

①柱头及胎座的影响。胚珠或子房的发育时期不同,它们的受精能力也不同。有的植物开花前适于受精,而有的植物在开花后适于受精。所以,实验前应了解其生殖特性,以提高离体授粉的成功率。材料的处理也影响授粉成功率。柱头是某些植物受精的障碍,一般应切除柱头和花柱。去掉部分柱头,对产生种子的影响不大,但全部去掉则子房结实率较低。在试管受精中,子房或胚珠上带有胎座,有利于离体受精的成功。至今试管受精成功的大部分例子都是用带胎座的子房或胚珠作为材料。

②生理状态。胚珠或子房的生理状态对授粉后的结实率有明显的影响。开花后1~2 d剥离的胚珠比开花当天剥离的胚珠结实率高。在离体授粉中,可以把剥离胚珠的时间选择在雌蕊授粉后和花粉管进入子房之前,从而增加离体授粉成功的机会。

③培养基及培养条件。培养基的基本成分、植物生长调节剂的种类及浓度、渗透压和pH均会影响花粉萌发率、花粉管的生长及种子的发育。用于植物试管受精的培养基多为Nitsch,其次为MS、White培养基。培养基中蔗糖的浓度通常为4%~5%。培养基中加入500 mg/L水解酪蛋白,能提高子房结实率和种子的数量,在烟草和罂粟上都有一定的效果。Balatkova等(1977年)研究了IAA、KT、番茄汁、椰子乳和酵母提取物对烟草胎座授粉后种子的发育效果,发现番茄汁、椰子乳和酵母提取物有抑制作用;若加10 μg/L IAA或0.1 mg/L KT,则能显著提高每个子房的结实数。也有研究表明,钙离子会对花粉萌发及花粉管生长有促进作用,离体受精前可加入一定浓度的钙溶液。

不同的植物材料对培养条件要求不同,有些材料需光照,有些材料有光无光均可。一般离体授粉培养物在近乎黑暗或散光条件下培养,光照强度一般为1000 lx,光照时间为10~12 h/d。温度一般在25~28 ℃,也有些材料离体授粉后在低温下结实率会提高。

本章小结

植物器官培养是指植物某一器官的全部、部分或器官原基的离体培养。离体培养的植物器官通常可以通过不定芽、腋(侧)芽增殖、原球茎、小鳞茎和胚状体5种形态发生途径,形成完整的再生植株。离体植物器官培养可分为营养器官培养和繁殖器官培养。前者包括根培养、茎培养和叶培养,后者包括花器官培养、花药及花粉培养、花药培养、花粉培养、幼果培养、种子培养和胚胎培养。在器官培养中,避免污染和选择合适的植物生长调节剂种类和浓度,是植物器官培养成功与否的关键。以器官作为外植体进行离体培养是植物组织培养中最主要的一个方面,应用的植物种类最多,范围也最广。

思考题

1. 为什么说植物器官培养是组织培养的一个最重要的方面?
2. 植物器官培养时的外植体,通常可以通过哪些形态发生途径形成完整植株?
3. 植物的离体根培养有何意义? 并简述根培养的过程。
4. 植物的离体茎培养有何意义? 并简述茎培养的过程。
5. 植物的离体叶培养有何意义? 并简述叶培养的过程。
6. 花器官培养通常指花的哪些部分培养? 常用的基本培养基是什么?
7. 花药培养和花粉培养有何区别? 花药及花粉培养有何意义?
8. 以被子植物为例,简述正常条件下花粉的发育途径。
9. 简述离体培养条件下花粉的发育途径。
10. 离体条件下,花粉的培养方法有哪些?
11. 鉴定再生植株的倍性,主要有哪几种方法?
12. 简述植物幼果培养及其意义。
13. 简述植物种子培养及其意义。
14. 简述植物胚胎培养及其意义。
15. 简述离体培养条件下幼胚的发育途径。
16. 简述植物胚乳培养及其意义。
17. 简述植物胚珠培养及其意义。
18. 简述植物子房培养及其意义。
19. 简述离体授粉? 简述离体柱头授粉、离体子房授粉和离体胚珠授粉的过程。

参考文献

1. 陈耀峰. 植物组织与细胞培养[M]. 北京:中国农业出版社,2007.

2. 崔楠. 3种苜蓿花粉组织培养与单倍体鉴定[D]. 呼和浩特:内蒙古农业大学,2017.

3. 邓英,唐兵,吴康云,等. 南瓜未授粉子房培养形成再生植株的研究[J]. 西北植物学报,2018,38(2):381-385.

4. 韩霜. 钙和硼对菊花品种金陵丰收花粉萌发及花粉管生长的影响[J]. 江苏农业科学, 2016,44(5):258-261.

5. 郝津藜,董晓晓,袁涛. 四种药剂柱头处理对芍药属远缘杂交授粉结实率的影响[J]. 中国农业大学学报,2019,24(1):40-45.

6. 胡颂平，刘选明. 植物细胞组织培养技术[M]. 北京：中国农业大学出版社，2014.

7. 姜福星，田传卫，张建甫，等. 狗蔷薇类原球茎发育过程的显微观察[J]. 植物生理学通讯，2010，46(6)：589-596.

8. 李玉萍，罗凤霞，汤庚国，等. 兰属植物杂交亲和性及杂交胚培养研究[J]. 林业科技开发，2015，29(5)：14-17.

9. 罗杰，唐唯，李灿辉. 中国马铃薯单倍体诱导进展[J]. 中国马铃薯，2019，33(2)：114-118.

10. 罗天宽，王晓玲. 植物组织培养[M]. 北京：中国农业大学出版社，2016.

11. 穆瑢雪，赵丹丹，刘永立. 猕猴桃胚乳培养研究[J]. 安徽农业科学，2018，46(1)：59-60.

12. Paromik Bhattacharyya, Suman Kumaria, Reemavareen Diengdoh, *et al*. Genetic stability and phytochemical analysis of the *in vitro* regenerated plants of *Dendrobium nobile* Lindl., an endangered medicinal orchid[J]. Meta Gene, 2014, 2(4): 489-504.

13. 石玉波，刘和平. 植物组织培养[M]. 杭州：浙江大学出版社，2018.

14. 宋淑敏，夏尊民，王晓楠. 不同基因型亚麻花粉小孢子离体培养研究[J]. 安徽农业科学，2014，42(31)：10873-10874.

15. 孙朋朋，刘涛，沈虹，等. 利用南瓜属蔬菜未授粉子房培养单倍体的研究进展[J]. 黑龙江农业科学，2015(6)：141-146.

16. 孙永健，于美一，徐智强，等. 杜仲胚乳诱导产生三倍体愈伤组织的研究[J]. 江苏农业科学，2015，43(9)：90-92.

17. 谈晓林，崔光芬，郑思乡，等. 百合不同离体授粉方法的杂交结实研究[J]. 西南农业学报，2011，24(1)：270-274.

18. 谈晓林，吴丽芳，王继华，等. 被子植物离体授粉研究进展[J]. 云南农业大学学报(自然科学版)，2010，25(6)：884-888.

19. 唐伟，尹思明，玉永雄. 紫苜蓿花药培养的研究进展[J]. 安徽农业科学，2012，40(9)：5255-5258.

20. 王蒂. 植物组织培养(第2版)[M]. 北京：中国农业出版社，2013.

21. 吴硕，智福军，贾彦丽，等. 温度和光照时间以及贮藏条件对枣花粉萌发的影响[J]. 河北农业科学，2017，21(2)：32-35.

22. 肖熙鸥，林文秋，李威，等. 茄子小孢子培养研究进展[J]. 热带作物学报，2016，37(3)：633-639.

23. 姚富泉,董鲁浩,王悦,等. 植物生长调节剂优化不同品种冬小麦成熟胚再生体系[J]. 山东农业科学,2019,51(5):19-23.

24. 袁素霞,李佳,明军,等. 百合未授粉子房离体培养胚胎形成及植株再生[J]. 植物学报,2015,50(3):378-387.

25. 袁学军. 植物组织培养技术[M]. 北京:中国农业科学技术出版社,2016.

26. 张倩云,王莹,杜玉梁,等. 植物胚拯救技术的影响因素及其应用[J]. 南京林业大学学报(自然科学版),2014,38(5):143-148.

27. 张晓莹,傅巧娟,赵福康,等. 大花蕙兰花粉贮藏与离体萌发研究[J]. 浙江农业学报,2019,31(9):1502-1508.

28. 张永福. 植物组织培养[M]. 重庆:重庆大学出版社,2013.

第六章

植物组织培养

【教学指引】

本章所讲述的植物组织培养是狭义的组织培养，侧重介绍茎尖分生组织培养和愈伤组织培养的概念、意义、培养过程及影响因素。

植物组织培养的概念有广义和狭义之分。广义的植物组织培养是指从植物体分离出符合需要的组织、器官或细胞，原生质体等，通过无菌操作，在无菌条件下接种于含有各种营养物质及植物生长调节剂的培养基上进行培养以获得再生完整植株或生产具有经济价值的其他产品的技术。狭义的植物组织培养是指对植物的各部分组织，如分生组织、形成层、薄壁组织、表皮、皮层组织等及其培养产生的愈伤组织进行离体培养的技术。通过组织培养可以对不同类型组织的起源、形态发生、器官发生、植株再生等进行研究。

第一节

植物分生组织培养

一、概念和意义

1. 植物分生组织

(1)概念和分类。

分生组织(meristem)是在植物体的一定部位,具有持续或周期性分裂能力的细胞群。分生组织的细胞排列紧密、一般无细胞间隙;细胞体积较小,细胞壁薄,细胞质浓厚,细胞核大,一般呈等径多面体;一小部分仍保持高度分裂的能力,大部分则陆续长大并分化为具有一定形态特征和生理功能的细胞。高等植物的生长发育是由分生组织不断分裂、分化所成。

根据存在的位置,可将分生组织分为顶端分生组织、侧生分生组织和居间分生组织;根据细胞来源,可将分生组织分为原分生组织、初生分生组织和次生分生组织。

(2)茎尖分生组织的形态结构。

植株在早期胚形成后,上下顶端生长点开始有了保持分生能力的细胞群,称之为顶端分生组织(apical meristem)。随着种胚萌发生长,形成地上茎尖分生组织(shoot apical meristem,SAM)和地下根尖分生组织(root apical meristem,RAM)。其中,茎尖分生组织分化为初生分生组织,并逐渐形成植物地上部分,如茎、叶和花等。

植物茎尖分生组织一般为半球形穹顶状结构、具有持续或周期性分裂能力的细胞群,下端有叶原基和腋芽原基(图6-1-1 A),有的还有芽鳞原基。目前,关于茎尖分生组织的形态结构主要有两种学说。一种是细胞组织分区学说,即根据细胞质密度和细胞分裂率可将茎尖分生组织分为周缘分生组织区(peripheral zone,PZ)、中央母细胞区(central zone,CZ)和肋状分生组织区(rib zone,RZ)(图6-1-1 B)。中央母细胞区细胞体积较大,高度液泡化且分裂缓慢;周缘分生组织区细胞围绕中央母细胞区而生,体积较小,胞质致密且分裂十分迅速,并能分化出为叶和花等器官提供前体细胞的侧生器官;肋状分生组织位于组织中心下方,主要分化为茎干组织。此外,作为干细胞源泉的中央母细胞区,分化过程中不断补充周缘分生组织区和肋状分生组织区,并始终保持中央母细胞区的完整性。研究证实,细胞组织分区学说在大部分种子植物中均适用。另一种是原套-原体学说,该学说认为茎尖分生组织是由细胞的同源独立层组成。原套位于茎尖表面,由1层或数层排列整齐的细胞组成,原套细胞进行垂周分裂,扩大分生组织表面积;原体是原套内侧的一团不规则排列的细胞,可沿着各种方向进行分裂,增大体积。原套-原体结构是被子植物所特有，裸子植物并无此类结构，这也是被子植物和裸子植物的重要区别之一。被子植物中单子叶植物的茎尖分生组织只有表皮细胞与原体这两层，而大多数双子叶植物则由外表皮细胞层(L1)、亚表皮细胞层(L2)和原体(L3)组成(图6-1-1 C)。进一步研究表明，周缘分生组织区、中央母细胞区和侧生器官都含有来自这3个同源独立层的细胞，这意味着茎尖分化过程中需要不同细胞层之间的配合协作。如外表皮细胞层和原体在产生叶原基的过程中，相互适应生长，共同参与叶原基的分化。

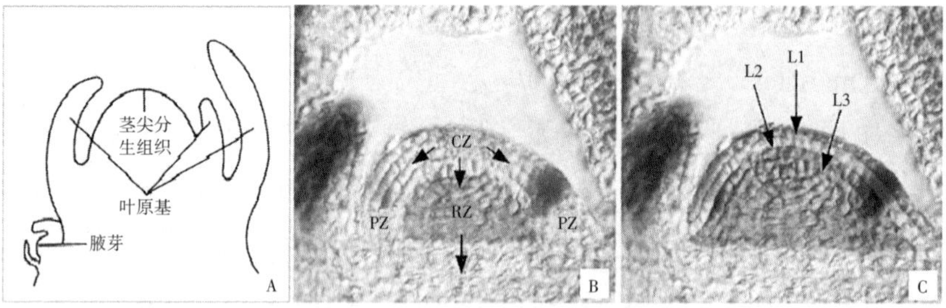

图6-1-1　植物茎尖分生组织的结构(B～C引自John L　Bowman等,2000;陆维超等,2016)

A.植物茎尖结构简图 B.细胞组织分区学说 C.原套－原体学说(PZ周缘分生组织区,CZ中央母细胞区,RZ肋状分生组织区,L1外表皮细胞层,L2亚表皮细胞层,L3原体)

2. 植物分生组织培养

植物分生组织培养(meristem culture)是指对植物的分生组织或生长点进行离体培养的技术。植物组织培养研究应用最多的是茎尖分生组织培养。通过茎尖培养直接分化获得的再生植株具有培养周期短、操作简单、能较好保持受体植物的遗传稳定性等优点。

植物分生组织培养的主要目的及应用如下。

(1)分生组织培养，如茎尖培养，主要是通过器官发生途径，由腋芽或顶芽萌发，再诱导生根，极易形成再生植株，克服了一些植物不易再生成完整植株的问题。但茎尖分化出芽器官的过程中存在繁殖系数低的问题。

(2)茎尖分生组织可作为遗传转化的受体材料，建立遗传转化体系。该方式可运用于植株再生比较困难的植物物种。

(3)用于植物花芽分化、形态建成及其生理作用等方面的理论研究。如可以采用茎尖培养技术深入研究感受开花的诱导机理、寻找控制开花的化学物质等理论内容。

(4)主要运用于脱毒种苗的生产。植物病毒在植物体内不断地大量积累，严重影响到植物生长，也会导致果实品质、产量均下降。由于植物病毒在植物体内分布不均匀，如植物病毒难以侵入细胞分裂活跃的茎尖部位，病毒在该部位含量极少或没有。通过植物茎尖分生组织的培养，获得无病毒植株，为恢复优良品质或复壮提供有效途径。缺点是剥取茎尖的操作难度较高，并且培养所获得的植株不一定完全脱除病毒，必须经过认真的病毒检测加以确认。目前,茎尖分生组织培养已广泛应用在花卉、果蔬、农作物等脱毒苗的培育方面,如大丽花、天竺葵、兰花、葡萄、苹果、香蕉、百合、罗汉果、甘薯、马铃薯、草莓、大蒜等。

二、茎尖分生组织培养

茎尖离体培养根据外植体的大小可划分为普通茎尖培养和茎尖分生组织培养。普通茎尖培养是指对较大的茎尖(几毫米乃至几十毫米长的茎尖)、芽尖及侧芽的培养。而茎尖分生组织(apical meristem)是指茎的顶端分生组织,即长度不超过0.1 mm,最小仅有几十微米的茎尖。由于分离这样小的茎尖非常困难且难成活,因此在实际操作中,往往采用带有1~2个叶原基的生长锥进行培养。茎尖分生组织培养常用于脱毒苗的培育,取材越小,越易脱病毒,即含有病毒的概率越小。

1. 培养过程

(1)取材及预处理。

从生长健壮、发育正常的植物体上取较长的茎顶芽或块根、块茎的腋芽(如马铃薯、甘薯等),要求携带的杂菌少;其次,刚出生不久的嫩芽分裂能力强,有利于开展组织培养。为了获得无菌材料,还可以将供试植株移栽至温室无菌土壤中,或切取插条,放于实验室内进行液体培养。待以上材料的嫩芽长成枝条,取其嫩芽部位作为材料,其带菌程度一般比直接从田间取材的枝条要少很多。另外,还可以在嫩芽生长期预先喷洒杀菌剂(如0.1%多菌灵和0.1%链霉素),待嫩芽长出枝条后,再取其枝条上的嫩芽,以降低带菌率。多年生植物也可取其休眠的顶芽或腋芽作为实验材料。对于不易消毒的嫩芽,可取种子,消毒后进行无菌培养获得无菌苗,取该苗的嫩芽为材料,该类材料不需要再进行消毒处理,直接分离其茎尖便可。

将摘取的2~3 cm长的新梢,去掉较大叶片,用自来水冲洗片刻,或用洗洁精清洗干净,自来水冲洗后,用纱布或滤纸吸去多余的水分即可。

(2)消毒处理。

将植物材料转入无菌容器中,用75%酒精消毒30 s,无菌水冲洗后,再用0.1%$HgCl_2$处理8~10 min(或用2%NaClO溶液处理10~15 min),最后用无菌水冲洗5~6次。若植物材料生有较多茸毛时,可在消毒剂中加1~2滴吐温(Tween-20或Tween-80)以提高消毒效果。

(3)芽的切割及接种。

①普通茎尖。将消毒后的植物材料转到无菌滤纸上,用手术刀及镊子去除多余或较大的叶片以及较长的茎段部位后,将0.5~1 cm长的茎尖(带有2~3片幼叶),切口

部位接触固体培养基表面，或插入固体培养基中。②茎尖分生组织。该方法主要用于脱病毒苗的培育。将消毒后的材料转入无菌培养皿中，置于显微镜下，用解剖针由外向内逐层剥离幼叶和鳞片，直至光滑半圆球形的生长点充分暴露出来，用手术刀切取0.1～0.3 mm大小带有1～2个叶原基的茎尖分生组织(图6-1-1A)，迅速将其放于固体培养基上，伤口部位接触到培养基表面。

因超净工作台内气流及显微镜灯源的散热，易使茎尖分生组织散失过多水分。因此，在分离茎尖分生组织时，可置于衬有湿润的无菌滤纸的培养皿中，接种时动作要迅速，以避免茎尖分生组织在空气中暴露时间过长，过多散失水分而导致活力降低。操作时避免损伤茎尖分生组织，以免脱分化形成愈伤组织。组培苗的脱毒率与所接种的茎尖分生组织的大小有直接关系。接种的茎尖分生组织越小，脱毒率越高，但操作困难，而且成活率低，或者易脱分化产生愈伤组织；接种的茎尖分生组织越大，成活率提高，但脱毒率降低。例如，切取0.5 mm长的草莓茎尖进行培养，脱毒率为20%，0.3～0.4 mm的茎尖脱毒率在85%以上，不超过0.2 mm的茎尖脱毒率为100%，1 mm以上的茎尖脱毒率极低；一般取0.2～0.4 mm为宜，在这个范围内脱毒率较高且操作比较容易。

(4)培养。

茎尖培养常使用MS、改良MS、White或B5等基本培养基。一般需要先诱导芽分化，所需时间因外植体大小而异，一般需培养1～3个月，再转接至增殖培养基上进行扩繁增殖培养。但也有茎尖培养时只需诱导芽，不需要增殖培养的。诱导芽分化的培养基中需要加入细胞分裂素和生长素，如IAA、NAA及6-BA，一般细胞分裂素浓度要高于生长素，促进芽的分化，避免加入2,4-D使其脱分化形成愈伤组织。不同植物茎尖培养所需的适宜光强与光照时间不同，但一般光照培养比暗培养效果好，光照强度为2000～5000 lx，光照时间10～16 h/d，温度为25 ℃左右。

(5)生根培养。

有些茎尖在培养一段时间后形成绿芽，同时基部很快产生不定根，不需要再进行生根诱导培养，即一步成苗，如马铃薯茎尖培养。而另一些植物的茎尖诱导出芽后不产生不定根，必须将无根绿苗再转入生根培养基中诱导生根，才能形成完整的植株。将生长至2～3 cm高的无根苗的茎插入生根培养基中，一般培养基中需要加入生长素诱导生根，如IBA、IAA、NAA等，浓度范围为0.1～2 mg/L。若芽不易生根时，可加入活性炭。若茎的一端长有大量愈伤组织时，可先用手术刀将长有愈伤的茎段切除，再将产生新伤口的一端插入生根培养基中。

(6)炼苗移栽。

移栽前2～3 d，打开组培瓶盖，让组培苗在自然环境下适应一段时间。然后将幼苗根部的培养基全部洗掉，再栽入配制好的苗床中。湿度保持在70%～80%，用膜覆盖5～7 d，温度保持在20～25 ℃，光照以55%～70%自然光为宜。

若茎尖分生组织培养用于获得脱毒苗，在获得幼苗后需要进一步做病毒检测，若未检测到病毒即为脱毒苗，再根据需要进一步扩繁。

2. 生长发育类型

一般茎尖组织经适当培养后，可能发育的方向有：(1)芽萌发形成小枝条，产生不定根，获得完整植株，这是茎尖培养获得无病毒苗和进行植株再生的理想方式；(2)产生不定器官或胚状体；(3)形成愈伤组织。

在离体培养茎尖组织时，可能会观察到以下3种生长现象。

(1)生长太慢。

接种的茎尖不见明显增大，但颜色逐渐变绿，最后形成绿色小点。出现该现象可能的原因是培养基中所添加的植物生长调节剂的种类及浓度不适宜，或培养温度低，如果转入生长素浓度稍高的培养基中，或适当提高培养温度，就能促进茎尖生长。也有可能是芽处于休眠期，可以加入一定浓度的赤霉素，打破休眠。

(2)生长过旺。

接种后茎尖明显增大，一周内即在茎尖基部产生愈伤组织，很少看到茎尖伸长。出现该现象的主要原因可能是培养基中所使用的生长素浓度偏高。一般脱分化较为严重时，较难成苗，应舍弃，再进行培养时需要将生长素浓度调低，需先设不同浓度生长素的培养基配方，进行摸索实验，探索出较为适宜的培养基种类。

(3)生长正常。

在正常情况下，接种后茎尖的颜色逐渐变绿，基部逐渐增大，可能形成少量的愈伤组织，茎尖也逐渐伸长，培养1～2个月，见明显伸长的小茎，叶原基形成可见的小叶。待小枝条长到2～3 cm时，可转入生根培养基中。

3. 马铃薯茎尖脱毒获得无病毒苗

(1)马铃薯的催芽及钝化。

将马铃薯块茎埋于湿润的土壤中，置于四周遮光、顶部透光的环境中催芽。或用赤霉素浸泡块茎1 h，以便打破休眠；取出种块，置于喷水的沙盘中，放在阴凉处，催芽。数天后就会发现马铃薯上长了芽。过一周后就会发现马铃薯上长有大量的嫩芽，待芽长至2～3 cm时备用。为提高脱毒效果，在进行茎尖组织消毒前，应进行材料的热处理，以钝化病毒的活性，提高脱毒效果。

(2)消毒及接种。

取短壮芽，剥去外部可见叶，流水下冲洗30 min。或在最高的茎上剪取0.8～1 cm的茎尖，用洗洁精水浸泡后洗净，然后清水中浸泡后冲洗干净。将嫩芽用75%酒精消毒30 s，无菌水冲洗，然后用0.1%$HgCl_2$消毒3～5 min，或用2%NaClO处理5～10 min，无菌水冲洗4～5次。

将短壮芽先置于无菌滤纸上吸干多余的水分后，放在无菌培养皿中，然后置于4×10倍的解剖镜下，用解剖针小心去除茎尖周围层层的叶片，露出顶端圆滑的生长点，再用解剖刀切取带有1~2个叶原基的茎尖分生组织(0.2~0.4 mm)。在进行茎尖剥离时不要损坏芽原基，既要有芽原基也要有叶原基。接种在含有培养基的试管中。

(3)培养。

一般光照培养，光强为2000~3000 lx，光照时间为14~16 h/d，温度为22~25 ℃。2~3周可见单芽分化出两片可见叶、茎明显伸长。30~40 d后，芽长成含3~5片叶的小苗。待茎尖苗长高到7~8 cm时，在超净工作台上剪取0.2 mm茎尖(以肉眼可见为准)，置于上述培养基中进行培养，多次重复。

(4)病毒检测。

待幼苗长至5~8 cm时，便可取茎尖部位接种至培养基上培养，剩余部分可进行病毒检测。病毒检测方法主要有：指示植物检测法、抗血清鉴定法、酶联免疫吸附法、分子生物学检测法(如PCR、RT-PCR、分子杂交等)、电镜检测法等。近几年来，由于生物技术的快速发展，免疫学、分子生物学等许多先进的技术应用较为广泛。

(5)大量扩繁。

将检测后无病毒的茎尖培育成幼苗，然后将其剪切成单节段，茎段长1~2 cm，带1~2片叶，扦插到无生长调节剂的培养基中，培养1~2周长出根和芽，3周便可长出3~4叶小植株。进行反复切割、继代培养获得大量幼苗。

(6)驯化移栽。

将幼苗先驯化再进行田间培育，可移栽至温室或防虫网内的隔离区，确保土壤或基质无病毒，以免再次被植物病毒感染。一般由茎尖培育得到的植株很少或没有遗传变异，但仍需要检测其种性和遗传稳定性。

4.影响茎尖培养的因素

(1)外植体材料。

①生长时期。取芽的时间很重要，应在其开始生长或生长旺季采样，这时的材料内源激素含量高，容易分化，不仅成活率高，而且生长速度快。若在生长末期或已进入休眠期时采样，则外植体可能对诱导反应迟钝或无反应。冬季培养的麝香石竹茎尖产生的茎最易生根，而夏季得到无毒植株的频率最高。多数马铃薯品种在春季和初夏采集的茎尖比在较晚季节采集的易生根。

②取芽部位。茎尖最好取自生长活跃的顶芽，易成活，如培养菊花的顶芽茎尖比培养腋芽尖效果好。但每个枝条上只有一个顶芽，为达到取材总数，即使腋芽比顶芽差，也可采用腋芽。

③取材大小。茎尖的大小与茎尖成活率、茎叶分化生长的能力呈正相关，而与脱

毒效果呈负相关。茎尖分生组织不能合成自身需要的生长素，而分生组织以下的叶原基可合成并向分生组织提供生长素、细胞分裂素。因此，培养茎尖分生组织时需要带有1～2个叶原基(0.2～0.5 mm)。若用于脱毒培养的材料太大，不易彻底脱毒；材料太小，多形成愈伤组织，难以成活，故所取材料既要提高成活率，又要达到较好的脱毒效果。若用于普通茎尖培养，在确保消毒无污染的条件下，可取较大的茎尖，易培养，即使在不添加或含有较低浓度植物生长调节剂的培养基中也能生长较好。总而言之，茎尖培养的成败取决于外植体的存活率、茎的发育程度、茎的生根能力或脱毒程度。

(2)培养基成分。

①培养基的基本成分。由于植物各自的遗传特性、生物学特性不同，所以植物组织良好生长的营养要求会随植物种类而变化，甚至同一植物的不同部位、同一植物不同的培养阶段对营养的要求也不同。适宜茎尖培养的基本培养基类型主要有MS、B5、N6和White等培养基，应先试用这些培养基探索适合的培养基成分，再根据实际情况做小范围的调整。对于芽的发育，提高培养基中铵盐和钾盐的浓度，有利于茎尖的成活，一般培养用MS培养基即可成功。对沙芥(*Pugionium cornutum*)的茎尖进行离体培养时，可能是其生存的干旱环境使其生长缓慢，对无机盐浓度要求较低，铵盐对其腋芽诱导有抑制作用，从而更适宜在B5培养基中培养。

碳源的种类和用量不仅影响培养物生长速度和生长量，而且影响其代谢水平、次生代谢物合成及细胞的形态和发生。常用蔗糖作为碳源，在适宜的浓度范围内有利于外植体增殖培养，可能是其浓度的大小改变了培养基中的水势，从而影响了外植体对培养基中水分及营养物质的吸收。有试验表明，茎尖培养时，随着蔗糖浓度的提离，试管苗的形态得到明显的改善，玻璃化现象消失、叶片的绿色度提高。对沙芥的茎尖进行离体培养时，蔗糖浓度对腋芽增殖有一定的影响，随着蔗糖浓度增大，沙芥腋芽增殖倍数发生显著的变化，适宜的蔗糖浓度下增殖倍数最大达到7.4。

椰乳、香蕉汁、苹果汁、胡萝卜汁、马铃薯汁等天然有机添加物对植物的器官分化、细胞增殖有明显的促进作用。例如，适当浓度的胡萝卜汁、西红柿汁、土豆汁均对脱毒马铃薯苗的生长有综合的促进作用，并且效果很明显。

②植物生长调节剂的种类和浓度。植物生长调节剂的种类和浓度对茎尖生长和发育具有重要的作用。一般生长素和细胞分裂素的配合使用对于大多数植物的茎尖培养是有利的，细胞分裂素多用6-BA，使用浓度为1～3 mg/L，生长素常用NAA，浓度范围为0.1～1 mg/L，IAA也用于茎尖培养，选用生长素时应避免使用2,4-D，它常能诱导外植体形成愈伤组织。少量的赤霉素有利于打破芽休眠，提高成活率。不同种及品种的植物对生长调节剂的反应不同，必须结合材料类型和培养条件灵活掌握。例如，在对马铃薯茎尖培养时，向培养基中加入6-BA和NAA能促进茎尖分化速度，且可决

定茎尖分化的方向，较高浓度的6-BA和NAA配比促进愈伤组织的生成和丛生芽的分化；2 mg/L 6-BA与0.1 mg/L NAA配合处理时，成苗率较高，且形成丛芽；6-BA浓度不能过高，3 mg/L 6-BA与0.1 mg/L NAA配合处理时，已显著抑制了愈伤组织的形成和分化，表现在愈伤组织形成时间晚，分化丛生芽的比率低。较大的茎尖外植体在不含植物生长调节剂的培养基中也能产生完整植株，但加入少量的生长素、细胞分裂素或二者兼有常常有促进作用。

(3)培养条件。

茎尖培养条件一般为温度25～28 ℃，光照强度2000～5000 lx，光照时间14～16 h/d。经过10 d左右的培养，大部分茎尖开始萌动，逐渐长大；培养20～40 d即可长成一棵小植株。但不同的植物材料对温度和光照条件的需求有一定差异。

第二节 植物愈伤组织培养

愈伤组织培养属于狭义的植物组织培养。愈伤组织具有分化程度低、没有特定结构和功能、分裂能力强等特点。可用于研究植物脱分化和再分化、生长发育、遗传变异、次生代谢物生产等，还能作为悬浮培养的细胞和原生质体的来源。此外，植物愈伤组织还可用于脱病毒获得无病毒苗。

关于诱导外植体形成愈伤组织的培养条件，已在第二章中做了详细介绍，因此，本节重点介绍愈伤组织脱毒获得无病毒苗的方法。愈伤组织脱毒是通过植物器官或组织的培养来诱导产生愈伤组织，从愈伤组织分化出芽并长成植株，经病毒检测筛选获得无病毒植株的方法。愈伤组织脱毒的应用中常结合茎尖培养及花药培养等来提高脱毒效率。愈伤组织脱毒技术现已在甘蔗、草莓、马铃薯等多种植物上获得成功。

一、愈伤组织脱毒的原理

愈伤组织脱毒的原理是感染病毒的外植体通过组织培养产生的愈伤组织细胞并非全部都含有病毒。因病毒在植物体不同器官或同一器官不同组织中分布不均匀，且病毒在植物体内主要是通过导管和筛管传播的，通过细胞壁和胞间连丝传播得很慢。另外，愈伤组织中细胞分裂旺盛，病毒的复制速度赶不上细胞的增殖速度，或者是有些细胞通过突变获得了抗病毒的抗性。在愈伤组织的培养中发现，带病毒的愈伤组织生长缓慢，不带病毒的愈伤组织生长很快。通过3～5次有选择的继代培养，愈伤组织中分裂出的细胞大部分是无病毒的，而无病毒细胞再生植株的成株率大于带病毒细胞的。因此，利用愈伤组织脱毒是获得无病毒苗的有效方法之一。

另外，同茎尖脱毒相比，愈伤组织脱毒诱导再生植株，具有脱毒效果好、数量多、速度快、成苗率高、成本低等特点。用愈伤组织诱导脱毒苗具有连续性，即使病毒脱不尽，还可以继续继代培养选取愈伤组织、再诱导获得植株，降低带病毒的概率。

二、愈伤组织培养脱毒的过程

一般是通过植物各部位的器官和组织的培养诱导脱分化产生愈伤组织，然后对愈伤组织进行多次继代及挑选，再分化产生芽，长成小植株，病毒检测后获得无病毒苗。

1.取材、消毒及接种

选取表型较为正常的植株的幼嫩部位，用自来水冲洗干净，吸干多余水分。然后转入超净工作台，常规消毒处理后，切取适当大小的外植体接种到诱导培养基上。一般茎尖部位分布的病毒较少，可以考虑用较小的茎尖为外植体诱导愈伤组织。

2.诱导和继代培养

将外植体置于一定的培养条件下进行培养，诱导出愈伤组织。培养25～30 d后，选择生长快、色泽新鲜不褐化的愈伤组织，将愈伤组织切成直径0.3 cm左右的团块，再转移到继代培养基上。根据愈伤组织的生长状态适时继代，共继代3～5次。继代培养时可采用固体或液体的培养方式进行。

3.植株再生

选择色泽好、生长快的愈伤组织，转移到分化培养基上，诱导不定芽及不定根，获得完整的植株。

4.病毒检测和扩繁

取完整植株的叶片送至实验室进行病毒检测。对检测后获得的无病毒苗进行保存或大量扩繁。

三、影响愈伤组织脱毒的因素

1.取材部位

植物病毒在植物体内分布不均衡，一般较老的、成熟的组织和器官中，病毒含量较高，而较幼嫩、细胞分裂和生长旺盛的组织和器官中病毒含量较低，如茎尖分生组织。因此，选取材料时，考虑选用病毒含量较少且生长活跃、幼嫩的组织或器官，不仅能有效地获得再生植株，还能提高脱病毒的概率。

2. 继代次数

有研究表明，植物病毒在愈伤组织中分布不均衡，随着继代培养次数的增加，脱毒率明显提高。说明愈伤组织细胞增殖的速度远远快于病毒复制的速度，继代培养的过程也是不断脱毒的过程。也有人认为，愈伤组织在长期的继代培养过程中，由于外植体内源激素和培养基中植物生长调节剂刺激的影响，通常易发生体细胞无性系变异，这种变异的范围和方向都是不确定的。因此，对于无性繁殖的植物而言，为了保持其优良种性，在病毒脱毒上一般不采用愈伤组织脱毒的方法。

3. 再生植株的获得

选用脱毒起始外植体时，不仅要考虑到脱毒效果，还要考虑到再生植株的能力。通过愈伤组织再分化形成完整的植株，一般需要加入适宜浓度的植物生长调节剂，以促进细胞的增殖及发育，对抑制病毒的复制也有一定的效果。

第三节 植物其他组织培养

一、植物薄层组织培养

1. 概念和意义

植物薄层组织培养最初是指从外植体的表皮部位撕下一块厚3～6层细胞（包括表皮、亚表皮及皮层细胞）的薄片置于适宜的培养基上进行的固体或液体培养，现在也将外植体横切成0.3～1 mm厚的薄片进行培养，统称为薄层组织（细胞）培养。

薄层组织培养是研究植物形态发生的一个较理想的实验体系。由于薄层组织培养的外植体体积小、细胞数目少、内源激素和营养物质含量较少，所以对外界因子的调节较为敏感。它在植物生长调节剂组成与用量方面比常规用器官为外植体进行的组织培养少，但芽再生率较高，再生周期短。薄层组织培养还可应用到植物遗传转化中，由于薄层组织的横切面伤口较大，可作为优良的转化受体，提高转化概率，且薄层组织仅仅由几层细胞组成，易于筛选，降低了嵌合体的出现频率。

2. 培养过程

（1）取材及消毒处理。

大多采用植物的叶片、根部、茎段、子房、鳞茎、花序轴等作为材料，其中使用较多的为茎段。可以采用田间材料或已培育的无菌材料，若为田间材料做常规消毒处理即可。

(2)切割及接种。

将消毒后的材料置于无菌滤纸上,用手术刀横切材料,厚度约1 mm,大小一般为5 mm×5 mm。或先切成小块或小段,再沿着小块或小段的四周用眼科解剖刀切取薄层组织,大小一般为5 mm×5 mm。然后将薄层组织放置在无菌水中待用或快速接种至诱导培养基中。

(3)培养条件。

一般温度为(25±2)℃,光照强度为2000 lx,光照时间为16 h/d。

(4)发育途径。

薄层组织可直接诱导形成芽和根,也可诱导形成愈伤组织,再将愈伤组织转移到成芽或生根培养基中,分化出芽或根。薄层组织离体培养中,器官发生有3种方式:①在愈伤组织表面形成芽;②在愈伤组织内部或近表面形成根;③在同一块愈伤组织的表面形成芽,内部形成根,再通过维管系统连成1个完整的植株。

3. 影响薄层组织培养的因素

薄层组织培养主要受植物生长调节剂的种类和浓度、碳源的种类和浓度等因素的影响。从所罗门姜黄(*Curcuma soloensis* Valeton)试管苗茎基部第1条生根部位切取的薄层组织,在温度为(25±2)℃、光照强度为1500~2000 lx、光照时间为16 h/d的条件下,培养在MS+6-BA 3 mg/L+NAA 0.2 mg/L的芽诱导培养基中,培养45 d后一棵试管苗所切薄层中最高可获得15个不定芽;不定芽在1/2 MS+活性炭1 g/L的成苗培养基中长成完整植株。铁炮百合品种白天堂无菌苗叶片的薄层细胞几乎没有再生能力;适宜浓度的2,4-D、毒莠定(picloram)均可诱导横向薄层鳞片细胞直接产生鳞茎芽;而适宜浓度的TDZ+NAA可以诱导横向薄层鳞片细胞产生愈伤组织。常用的碳源有蔗糖、葡萄糖、果糖、麦芽糖等,其中蔗糖使用最为普遍,其添加浓度一般为3%。

二、植物髓组织培养

髓位于双子叶植物茎的中心部分,由一些大的薄壁细胞构成。一般草本植物的髓部较大,木本植物的髓部较小,但泡桐(*Paulownia fortunei*)、通脱木(*Tetrapanax papyrifer*)、接骨木(*Sambucus williamsii*)、旌节花(*Stachyurus chinensis*)等有较大的髓;有些植物的髓部呈局部破坏,形成横髓隔,如猕猴桃、核桃等;有些植物的髓部在发育过程中消失,形成中空,如连翘(*Forsythia suspensa*)、芹菜、南瓜等;还有一些植物茎的髓含有石细胞,如樟树(*Cinnamomum bodinieri*)。

髓组织培养是以植物的髓部为外植体的离体培养。下面以枸杞为例介绍髓组织培养。

取当年生长的已明显分化出髓组织的枝条，摘除叶、侧芽和带有分生组织的顶端，以熔蜡封住外植体的切端伤口。然后在70%酒精中浸泡20 s，再转入0.1%$HgCl_2$溶液中消毒8～10 min后用无菌水冲洗3次，用无菌吸水纸吸干外植体表面的水分。用解剖刀从茎的两端各切除1 cm，余下部分切成长约2 cm的小段。用无菌镊子夹住茎切段，再用无菌瓶塞打孔器从髓组织中取出组织的圆柱。将取出的圆柱髓组织切成2～3 mm厚的小圆片，并接种到MS+6-BA 0.1 mg/L+NAA 0.5 mg/L固体培养基上诱导愈伤组织，约10 d产生愈伤组织，诱导率为80%。挑选色泽鲜艳、生长迅速的愈伤组织进行继代培养，2～3次继代后，愈伤组织更加松散，颗粒小，分散好。将疏松颗粒状愈伤组织接种到MS+6-BA 2 mg/L+NAA 0.5 mg/L的分化培养基上，松散的愈伤组织逐渐变紧密，两周后表面出现若干绿色小点，进一步培养能分化出大量绿色小芽。选取健壮的丛生芽，切除底部的叶片，只保留上部2～3片叶，然后接种到MS+NAA 0.2 mg/L的培养基上生根，最后形成完整植株。

三、植物韧皮组织培养

韧皮组织培养是以植物的韧皮部为外植体的离体培养。韧皮组织的获得一般有两种方式：一种是选取健壮无病植物的枝条或根，经冲洗、消毒、无菌水漂洗后，取其韧皮部，切割成适宜的大小，接种培养。另一种是选取健壮无病植物的枝条或根，用自来水冲洗干净，取其韧皮部，接着在超净工作台上对其进行消毒、漂洗后，把韧皮部与消毒液接触的部分切除，切割成适宜的大小，接种培养。

在韧皮部组织培养时常带有一些形成层，愈伤组织形成率高，其原因可能是形成层细胞活跃，细胞的分化程度低，细胞的分裂潜能强，愈伤组织容易形成。

本章小结

狭义的植物组织培养是指对植物的各部分组织，如分生组织、形成层、薄壁组织、表皮、皮层组织等及其培养产生的愈伤组织进行离体培养的技术。它对研究植物的形态发生、器官发生、植株再生、植株脱毒等十分有利。离体植物组织培养的基本程序为无菌外植体的获得、初代培养物的建立、形态发生和植物再生、培养产物的观察记录等。

植物组织培养研究较多的有茎尖分生组织培养、愈伤组织培养、薄层组织培养、髓组织培养和韧皮组织培养。茎尖分生组织培养主要用于脱毒和快繁。茎尖分生组织培养的过程主要包括植物材料的表面消毒、茎尖剥离、茎尖培养等步骤。影响茎尖分生组织培养的因素主要是培养基、外植体的大小和培养条件（温度、湿度和光照）。愈伤组织培养是一种常见的培养形式，通过愈伤组织诱导和分化可以获得大量脱病毒植株，愈伤组织还能作为悬浮培养的细胞和原生质体的来源。愈伤组织脱毒是通过植物器官或组织的培养来诱导产生愈伤组织，从愈伤组织分化出芽并长成植株，经病毒检测筛选获得无病毒植株的方法。愈伤组织脱毒的应用中常结合茎尖培养及花药培养等来提高脱毒效率。愈伤组织培养脱毒的过程主要包括外植体消毒与接种、诱导和继代培养、植株再生、病毒检测和扩繁等步骤。

思考题

1. 什么是广义和狭义的植物组织培养？

2. 什么是植物分生组织？简述茎尖分生组织的形态结构。

3. 植物茎尖分生组织培养如何进行？培养后将出现怎样的培养反应？

4. 简述愈伤组织脱毒获得无病毒苗的原理。

5. 什么是植物薄层组织培养？有何意义？

参考文献

1. 曹有龙，陈放，罗青，等. 枸杞髓组织离体培养及高频率植株再生的研究[J]. 广西植物，1999(3)：239-242，292.

2. 曹有龙，贾勇炯，罗青，等. 枸杞髓部细胞悬浮培养及其高频率植株再生的研究[J]. 四川大学学报(自然科学版)，1997(3)：102-106.

3. 曹有龙，罗青，陈晓斌，等. 枸杞髓部细胞悬浮培养获得单细胞植株的研究[J]. 宁夏农林科技，1996(4)：19-21.

4. 房晨，刘凤霞，王志刚，等. 云南榅桲的薄层培养再生体系建立和多倍体诱导[J]. 西北农业学报，2017，26(12)：1860-1867.

5. 符国芳，李青. 植物组织培养脱毒方法综述[J]. 福建林业科技，2007(3)：255-258.

6. 高春媛. 影响油桃(*Prunus persica* var. *nectarina*)茎尖培养和胚轴再生因子的研究[D]. 杨凌：西北农林科技大学，2008.

7. 高庆玉，李光裕，周恩. 关于草莓脱毒技术研究[J]. 东北农学院学报，1993，24(3)：231-236.

8. 胡颂平，刘选明. 植物细胞组织培养技术[M]. 北京：中国农业大学出版社，2014.

9. John L Bowman，Yuval Eahed. Formation and maintenance of the shoot apical meristem[J]. Trends in Plant Science，2000，5(3)：110-115.

10. 康立茹，石岭，张启莉，等. 沙芥茎尖培养及腋芽萌发和增殖的影响因素[J]. 北方园艺，2014(19)：107-112.

11. 李军,高广春,李白,等.植物组培脱毒技术及其在药用植物藏红花中的应用[J].生物技术通报,2014(7):44-48.

12. 李晓艳,陈莉,辛海波,等.百合鳞片薄层细胞培养高效再生体系的建立[J].华中农业大学学报,2009,28(3):351-355.

13. 陆维超,赵建国,张莉,等.植物茎尖分生组织分化调控机制研究进展[J].西北植物学报,2016,36(5):1055-1065.

14. 罗天宽,王晓玲.植物组织培养[M].北京:中国农业大学出版社,2016.

15. 聂园军,李瑞珍,张春芬,等.草莓茎尖脱毒技术研究[J].黑龙江农业科学,2019(3):29-32,35.

16. 秦晓萍.马铃薯脱毒苗组培快繁技术[J].中国种业,2015(4):81-83.

17. 石玉波,刘和平.植物组织培养[M].浙江:浙江大学出版社,2018.

18. 谭冠宁,杨鑫,何虎翼,等.紫甘薯茎尖培养与脱毒技术研究[J].农业科技通讯,2018(11):106-109.

19. 涂红艳,吴松斌,陈丽丽,等.金姜花薄层细胞培养及再生植株倍性稳定性的检测[J].广东第二师范学院学报,2017,37(3):79-84.

20. 涂红艳,肖望,谢君,等.利用薄层细胞培养技术建立所罗门姜黄高效植株再生体系[J].华南师范大学学报(自然科学版),2015,47(4):98-102.

21. 王宝霞,齐永红,肖雅尹,等.半夏茎尖脱毒培养及病毒检测[J].植物生理学报,2018,54(12):1813-1819.

22. 王婷,智永祺,周坚.长筒石蒜叶片薄层培养诱导愈伤组织发生的研究[J].北方园艺,2014(1):91-94.

23. 谢晓亮.丹参病毒病原鉴定与脱病毒技术研究[D].北京:北京林业大学,2008.

24. 杨春,王桂梅.愈伤组织再生马铃薯脱毒苗生产体系的建立[J].中国马铃薯,2008(3):137-139.

25. 张微.马铃薯脱毒苗的几种常见病毒检测[J].农业科技通讯,2017(7):174-175.

26. 张新英,李正理.杜仲韧皮部离体培养的研究[J].中国科学(B辑),1984(2):125-131.

27. 张永福.植物组织培养[M].重庆:重庆大学出版社,2013.

第七章

植物细胞培养

【教学指引】

本章主要介绍植物单细胞的分离和培养方法，以及细胞悬浮培养的方法。

植物细胞培养（plant cell culture）是指从植物器官或愈伤组织上分离出单细胞（single cell）或小的细胞团（cell aggregate）进行培养，使其增殖并形成单细胞无性系或再生植株的技术。

1920年，Haberlandt在Schwann和Schleiden创立的细胞学说基础上，首次提出"植物细胞全能性"的概念，并分离显花植物的叶肉细胞进行离体培养，由于取材及技术上的原因，并未成功。1934年，White首次成功地进行了植物细胞的体外培养。1939年，White和Gautheret首次用实验方法建立了植物组织和器官的人工无菌培养技术。1940～1976年，科学家们开展了大量的工作进行培养基的筛选和培养方法的探索，使植物细胞和组织培养技术发展成一门精细的实验科学，在选材消毒、接种培养、诱导筛选、继代保存、分离鉴定等方面建立了一套标准的操作程序。1956年，Routin和Nickell首次提出了利用植物细胞培养生产天然产物的专利申请报告。从此植物细胞培养不仅作为生物学基础研究的工具，而且也成为植物育种、工业化生产天然产物的一条可取途径。特别是近年来随着生物工程的发展，植物细胞大量培养已成为细胞工程中一个活跃的研究领域，并越来越引起人们的关注。目前，通过植物细胞培养研究过的药用植物超过400种，从培养细胞中分离到的次级代谢产品在600种以上，有60多种药用植物代谢物含量超过或等于原植物的含量，如紫草宁（紫草）、人参皂苷（人参）、小檗碱（黄连）、紫杉醇（红豆杉）等，其中一些天然成分如紫草宁、迷迭香酸和人参皂甙等已经进入工业化生产阶段。

植物细胞培养主要运用于以下几个方面：(1)由于在植物组织培养过程中易出现体细胞无性系变异，若受到诱变剂的处理，变异频率较高，可以用于品种改良和新品种培育；(2)可以通过细胞融合、微注射、载体导入等手段作为遗传改良的受体材料；(3)细胞增殖速度快，适合大规模悬浮培养，可用于天然产物的生产，如药用植物的有效成分、染料、色素、香料、糖类等，用于医药业、酶工业及天然色素工业等；(4)用于细胞特性、生物化学、细胞生理代谢及其调节控制规律等方面的研究。

第一节
植物单细胞的分离

一、单细胞的分离

1. 取材

植物细胞能否培养成功，主要取决于选择的材料。除了选择生长旺盛、无病虫害的部位，还要考虑所选择的材料是否易获得单细胞且培养效果较好。药用植物不同部位的器官、组织产生次级代谢产物的量也有所差异。因此，利用植物细胞培养生产次生代谢产物时，外植体应选择植株中主要产生此种次生代谢物的组织或器官。例如，利用东北红豆杉(*Taxus cuspidata*)细胞培养生产紫杉醇时，幼嫩的茎、叶和芽均能很快诱导出愈伤组织，愈伤组织生长速度以芽为最快，其次是茎，叶最慢，但叶产生的愈伤组织中紫杉醇含量最高，是茎或芽愈伤组织的3倍，故应选用叶作为外植体。

2. 预处理

在对植物组织、细胞分离之前，往往会对外植体做一些预处理，如预培养、暗处理、高低温处理等方式，以期提高愈伤组织的诱导率或单细胞分离的效果。

3. 分离

一般植物的组织、器官均可作为单细胞材料的来源，植物单细胞的分离方法主要有从外植体直接分离单细胞和诱导愈伤组织分离单细胞两种。

(1)从外植体直接分离单细胞。

外植体经过研磨、刮或酶解，再经过滤、离心得到细胞悬浮液。悬浮液中所含的完整细胞数量较少，但分散性好。具体分离方法有机械分离法和酶解法两种。

①机械分离法。

研磨法。取材后，将植物材料置于无菌条件下常规消毒后放入无菌研钵中，再加入无菌的缓冲溶液(主要成分为对细胞膜有保护作用的糖类和金属离子等，如甘露醇、葡萄糖、Tris-HCl缓冲液、$MgCl_2$、$CaCl_2$等)。轻轻研碎，然后再过滤、离心、除渣，分离出游离细胞。该方法为机械分离中应用较广的一种方法。

刮离法。一般用于叶片细胞的分离，其操作过程是先在无菌条件下用常规消毒方法进行消毒处理后，撕去叶表皮，然后用小解剖刀把细胞刮下来，然后经过滤器过滤、离心、除渣，分离出游离细胞。

采用机械分离法获得的细胞未受到水解酶的伤害，不会发生质壁分离，细胞活力高，有利于后期的培养。但机械分离法适用于排列松散、细胞间接触面很小的薄壁细胞组织;并且由于受到机械力的作用,细胞结构会受到一定的伤害,获得完整的细胞壁或细胞数量较少,不能满足大量需求,因此目前使用较少。

②酶解法。

酶解法是叶片组织分离单细胞的常用方法。酶解法是使用专一性的水解酶(如果胶酶、纤维素酶)在温和条件下处理外植体材料,降解胞间层,使细胞彼此分开,从而获得具有代谢活性单细胞的方法。用于分离细胞的果胶酶不仅能降解胞间层,还能软化细胞壁。因此,用酶解法分离细胞时,必须对细胞给予渗透压保护,防止细胞破裂,如加入适量的甘露醇。该方法的优点是能得到较均匀一致的海绵组织细胞或栅栏组织细胞。但在有些物种中,特别是大麦、小麦、玉米等单子叶植物中,很难通过酶解法使细胞分离,主要是因为其叶肉细胞间可能形成一种互锁结构,阻止细胞的分离。

酶解法的主要操作步骤:果胶酶的制备,0.5%果胶酶+0.5%葡聚糖硫酸钾+0.8%甘露醇,配成20 mL,调节pH为5.8,用孔径为0.2~0.4 μm的滤膜过滤灭菌;消毒处理,取嫩叶进行常规消毒处理,吸干表面多余的水分,用镊子撕去叶下表皮;酶解,用解剖刀将叶片切成3 cm^2小块,将2 g处理后的叶片倒入上述已制备的酶液中,用真空泵抽气1~2 min,使酶液渗入,低速振荡,使其充分接触酶液,温度25~28 ℃,酶解30 min,通过离心回收;多次酶解,再加入上述果胶酶液20 mL,保温振荡30 min,吸出酶液,此酶液主要含有海绵组织细胞,再加入上述果胶酶液20 mL,保温振荡30 min,用纱布或尼龙网过滤除去被消化的叶脉和表皮,在离心后吸去上清液,底层即为栅栏组织单细胞。

(2)诱导愈伤组织分离单细胞。

单细胞的分离大多采用诱导愈伤组织分离法,操作简单方便,对细胞损伤较小,适用广泛,该方法的基本操作过程如下。①从植株中选取幼嫩的组织或器官,若用于次生代谢产物的生产,最好选用合成目的药用成分的组织或器官为材料。②诱导出较为疏松、生长快的愈伤组织,可以通过2种方式实现,通过添加适宜浓度的酶液,增加愈伤的松散度;调节生长素和细胞分裂素的比例,适当增加生长素的浓度,改变愈伤组织的状态。③将较为松散、生长快的愈伤组织转接到液体培养基中振荡培养,多次转接,每次转接时除去大的愈伤组织块,必要时加入少量的酶液,使愈伤组织更加分散,游离出单细胞。

二、纯化

将以上几种方法分离后的材料或愈伤组织,用适当孔径的筛网过滤,除去较大的细胞团或残渣。若需要进一步纯化时,可采用低速离心,弃上清,获得离心管底部的游离单细胞,再用适量的液体培养基重悬,制成一定浓度的悬液。注意对于机械分离的单细胞重悬时,需要加入适宜浓度的渗透压稳定剂,操作时动作要轻柔。

三、起始密度

要确定细胞培养的最低有效密度,在接种前及培养过程中对细胞进行计数。细胞计数最常用的方法是血球计数板法,操作过程与血球计数相同。滴一滴悬浮细胞液到计数板的凹槽中,盖上盖玻片使其与计数板紧密贴合,操作时要仔细,防止凹槽中形成气泡造成计数上的误差。接着调节显微镜使视野中能清晰地看到计数板上的方格和方格中的细胞,然后计数。数出方格中的细胞数就能计算出每毫升悬浮液中的细胞数。

四、活细胞的测定

细胞分离及培养过程中要随时记录细胞的生长情况,需要经常测定细胞的存活率。死活细胞的鉴定方法有很多种,主要有染色法和仪器分析法。染色法是常用的细胞死活鉴定方法,简便,易于操作。但是通过直接的形态观察来鉴别细胞死活,实验结果很容易受操作者的主观因素影响,存在一定误差,所以,在实际操作中也常采用一些仪器来进行精确的批量检测。不同的死活细胞鉴定方法有各自不同的具体的反应机理,但无论采用何种办法,都是利用了死活细胞在生理机能和性质上的差异。

1. 染色法

(1)荧光素双醋酸酯(FDA)染色法。

荧光素双醋酸酯是一种常用的培养动植物细胞以及植物细胞原生质体的生活力鉴定染料,其染色机理也利用了死活细胞在代谢上的差异。FDA本身不产生荧光,也无极性,能自由渗透出入完整的细胞膜。当FDA进入活细胞后,被细胞内的脂酶分解,生成有极性的、能产生荧光的物质——荧光素,该物质不能自由透过活的细胞膜,积累在细胞内。因而有活力的细胞在荧光显微镜下显绿色荧光;而无活力的细胞因不能使FDA分解,则无法产生荧光。

(2)死细胞着色法。

活细胞原生质体有选择吸收外界物质的特性。用酚藏花红、伊万斯蓝、洋红、甲基蓝等这些染料处理时,活细胞不吸收染料,则不着色,而死细胞则可以着色,统计未染上色的细胞,就可以计算活细胞率。

(3)双重染色法。

为了更精确地测定细胞活力,还可采用双重染色法。例如,先将细胞悬浮液和FDA溶液在载玻片上混合,再滴一滴酚藏花红水溶液或其他染料于载玻片上,与细胞悬浮液和FDA溶液混合,盖上盖玻片,于显微镜下观察。无色、有荧光的为活细胞,若呈现红色且无荧光的则为死细胞。

2. 仪器分析法

可采用微电极技术、全自动分析细胞计数仪或流式细胞仪等对细胞的死活进行精确的批量检测。

检测细胞活性的方法有很多,各自有优缺点和应用价值。操作人员应该根据实验层次要求和实验室硬件设施来选择方法。

第二节 植物单细胞的培养

由于植物细胞具有群体生长的特性,当经过分离获得单细胞后,按照常规的培养方法培养单细胞,往往达不到细胞生长繁殖的目的。因此,单细胞需要采用一些特殊的培养方法,才能达到培养目的,如平板培养、看护培养、微室培养、条件培养等。

一、平板培养法

该方法是单细胞培养中最常用的一种方法,即将单细胞悬浮液按一定的密度接种到固体培养基上进行培养的方法。该方法易于在显微镜下追踪观察细胞的分裂和细胞团的增殖,选择优良单细胞株或筛选突变体细胞时常用到此方法;而且便于获得单细胞无性系,对不同无性系进行生理、生化和遗传特性研究。

该方法的基本操作过程如下。(1)将分离获得的游离细胞和小细胞团进行细胞计数,使细胞悬浮液达到最终要求的植板细胞密度的2倍。(2)向相同成分的液体培养基中加入适量的琼脂后灭菌,冷却至35 ℃左右。(3)将上述固体培养基和细胞悬浮液等量混合,迅速倒入培养皿中,凝固后,要求细胞能均匀分布并固定在一层厚约1 mm的培养基中。(4)培养皿封口后在显微镜下观察,并将培养皿中的各个单细胞标记在相应的位置上,以便保证后续获得纯单细胞无性系。(5)置于25 ℃下暗培养。经20 d左右的培养,部分单细胞即可长出肉眼可见的愈伤组织(细胞团),计数每只培养皿中出现的细胞团数目,计算植板率(plating efficiency)。通常用植板率来表示单细胞或原生质体平板培养的效果,植板率(%)=平板中形成的细胞团数/平板中接种的细胞总数×100%。(6)当细胞团长到一定大小时,用解剖针从固体培养基中挑出细胞团接种于新鲜的固体培养基上进行继代培养,获得由单细胞形成的细胞系。

二、看护培养法

该方法是用一块活跃生长的愈伤组织块来看护单细胞，使单细胞持续分裂和增殖，从而获得由单细胞形成的细胞系的培养方法。愈伤组织和培养的单细胞可以是同一物种，也可以是不同物种。看护愈伤组织不仅能给离体单细胞提供营养成分，而且可提供促进细胞分裂的其他物质，生长活跃的愈伤组织释放的代谢产物有利于促进单细胞的分裂。该方法的培养效果较好，已在单细胞培养中广泛采用，但不能在显微镜下直接观察细胞的生长过程。

该方法的基本操作过程为：(1)将生长活跃的看护愈伤组织块接种于已配制好的固体培养基上；(2)在愈伤组织块的上方放置一片面积为1 cm^2左右的无菌滤纸，滤纸下方紧贴看护愈伤组织块；(3)取一小滴经稀释的单细胞悬浮液接种于滤纸上方；(4)培养容器封口后，置于适宜的温度和光照下培养，待单细胞形成细胞团后，将其转移到新鲜的固体培养基中进行继代培养，获得由单细胞形成的细胞系。

三、微室培养法

该方法是将含有单细胞的培养液小滴滴入无菌小室中，在无菌条件下使细胞生长、增殖，形成单细胞无性系的方法。该方法的特点是培养过程中可以进行活体连续显微观察，把一个细胞的生长、分裂，形成细胞团的全部过程记录下来，因此，微室培养适用于细胞学研究。但培养基少，养分和水分难以长时间保持，pH变动幅度较大，只能使培养细胞进行短期的分裂活动。

该方法的基本操作过程为：(1)在无菌载玻片上加一圈石蜡油(或眼膏)，构成微室的“围墙”，在“围墙”左右两侧再各加一滴石蜡油，每滴石蜡油之上放置一张盖玻片作为微室的“支柱”；(2)从细胞悬浮液中取出一滴只含有一个单细胞的培养液，滴于制作好的微室中；(3)将第3张盖玻片覆盖在微室上方，即架在两个“支柱”之间，构成微室的“屋顶”；(4)将盛有单细胞培养液的微室放在培养皿中，置于25 ℃下光照或暗培养；(5)当细胞团长到一定大小后，揭掉上面的盖玻片，将细胞团接种到新鲜的培养基中进行培养。

四、条件培养法

当培养基中的细胞或细胞培养物由于起始密度太低而不能发生分裂时，可采用条件培养基进行培养。条件培养基是指含有植物细胞培养上清液或静止细胞的培养基。条件培养是在平板培养和看护培养的基础上发展起来的单细胞培养方法。研究者从看护培养中愈伤组织块可以给单细胞提供生长繁殖所需的物质条件中受到启发，推测植物细胞培养上清液或静止细胞也可能有相同或相似的效果。研究结果证实了植物细胞培养上清液和静止细胞不仅可以促进同种植物单细胞的生长繁殖，而且对异种细胞也具有促进效果。条件培养兼有平板培养和看护培养的特点，因而应用范围广、实用性强，是植物单细胞培养中常用的方法。

该方法的基本操作过程如下。(1)制备植物细胞培养上清液或静止细胞悬浮液。先将群体细胞或细胞团接种于液体培养基中进行细胞悬浮培养，在一定条件下培养若干天后，在无菌条件下将培养液转入无菌的离心管中进行离心分离，分别得到植物细胞培养上清液和细胞沉淀。得到的细胞沉淀在60 ℃下处理30 min，或者采用X射线照射处理，得到没有生长繁殖能力的细胞，即为静止细胞或称为灭活细胞。将静止细胞悬浮于一定量的无菌水中，得到静止细胞悬浮液。(2)配制条件培养基。将植物细胞培养上清液或者静止细胞悬浮液与50 ℃左右含有琼脂浓度为1.5%的固体培养基混合均匀后，分装于无菌培养皿中，水平放置使其冷却，即制得条件培养基。(3)接种与培养。接种方式主要有4种：①将灭菌后冷却至35 ℃左右未凝固的条件培养基，与一定量的单细胞悬浮液混合均匀后，倒入培养皿中，与平板培养法类似。②将一小片无菌滤纸置于条件培养基上，然后在滤纸上方接种单细胞，与看护培养法类似。③将单细胞直接接种到已凝固的条件培养基上。④先配制好条件培养基，然后按照平板培养的方法制备培养基和细胞悬浮液混合物，再将混合物铺在已凝固的条件培养基表面。接种后，在适宜的条件下进行培养，单细胞进行生长繁殖，从而形成细胞团。对细胞团适时进行继代培养，获得由单细胞形成的细胞系。

第三节
植物细胞的悬浮培养

细胞悬浮培养(cell suspension culture)是指将游离的植物单细胞或小的细胞团按照一定的细胞密度接种在液体培养基中，于摇床上进行悬浮培养的方法。植物细胞的悬浮培养是从愈伤组织的液体培养基础上发展起来的。自20世纪50年代以来，从试管的悬浮培养发展到大容量的发酵罐培养，从不连续培养发展到半连续和连续培养。20世纪80年代以来，植物细胞培养作为生物技术的一个组成部分，逐步发展为一门新兴的科技产业体系。

细胞悬浮培养是一种十分有效的培养体系，在液体状态下便于细胞和营养物质的充分接触和交换，细胞状态可以相对保持一致，细胞增殖速度快，因此有利于植物细胞的大规模培养，以及在细胞水平上进行各种遗传操作和生理生化活动的研究。

一、悬浮细胞的来源

用于悬浮培养的细胞可以来自愈伤组织，也可以通过物理、化学的方法从器官或组织中分离而获得，但一般采用愈伤组织作为起始细胞来源。用于建立悬浮体系的愈伤组织应符合质地松散易碎、增殖和再生能力强、细胞形态均匀一致等条件。为了获得符合条件的愈伤组织，应注意以下3个方面的工作。(1)必须选择适宜的外植体材料。胚、胚轴、子叶是最常用的外植体，特别是幼胚。因为幼嫩的外植体诱导的愈伤组织，细胞活力强，增殖速度快，分化能力强。(2)培养基和培养条件。为了诱导出松散型的愈伤组织，一般使用较高浓度的生长素（如2,4-D）或配合一定浓度的细胞分裂素（如6-BA）。通常在暗环境下容易诱导出颜色浅、质地松软易碎的愈伤组织。(3)愈伤组织类型的选择和继代。因为由外植体诱导的愈伤组织，若不经过继代则很难获得均匀一致的疏松性。只有在继代培养中不断选择那些疏松性好、细胞状态好的细胞继续继代培养，才能获得大量均匀一致、松软易碎、适合于建立悬浮细胞系的愈伤组织。

二、细胞悬浮培养的方法

一个成功的悬浮细胞培养体系必须满足三个基本条件：一是悬浮培养物分散性良好，细胞团较小；二是均一性好，细胞形状和细胞团大小大致相同；三是生长迅速。植物细胞的悬浮培养主要有分批培养、半连续培养、连续培养3种方法。

1. 分批培养

分批培养（batch culture）是指将一定量的细胞或小细胞团分散在一定容积的液体培养基中进行培养，当培养物增殖到一定量时，转接继代，目的是建立单细胞培养物。

分批培养所用的培养容器一般是100 ~ 250 mL的三角瓶，每瓶装20 ~ 75 mL培养基。在培养过程中，除了有气体和挥发性物质可以与外界有一定交换外，基本上处于密闭状态。当培养基中的营养物质消耗殆尽时，细胞分裂和生长也随之停止。为了使分批培养的细胞能不断增殖，必须及时进行继代。继代的方法可以是取出培养瓶中的一小部分细胞悬浮液，转接到成分相同的新鲜培养基中（约稀释5倍）。也可以用纱布或不锈钢网进行过滤，滤液接种，这样可提高下一代培养物中单细胞的比例。培养用的液体培养基虽因物种而异，但凡适合愈伤组织生长的固体培养基，除去琼脂，均可作为悬浮细胞的培养基。分批培养时使用的设备和操作技术简单，但培养周期短，营养液量固定,培养一段时间后需要更换培养基,消耗人力物力,培养成本较高。

在分批培养中,细胞数目会随着培养时间不断变化,呈现出细胞生长周期。在整个生长周期中,细胞数目、鲜重、干重增加的变化过程大致呈"S"形曲线(图7-3-1)。初期增长慢,称为延滞期(lag phase),特点是细胞很少分裂,细胞数目不增加。这一时期,细胞调整其状态适应新环境,为细胞分裂准备营养物质。之后进入指数生长期(exponential phase),特点是细胞分裂活跃,数目迅速增加。直线生长期(linear phase)是细胞增殖最快的时期,单位时间内细胞数目增长大致恒定,细胞数目达到最高峰。随后由于培养基中某些营养物质耗尽,或是有毒代谢物的积累,细胞增长逐渐变慢进入缓慢期(retard phase)。最后生长趋于完全停止,进入静止期(stationary phase)。

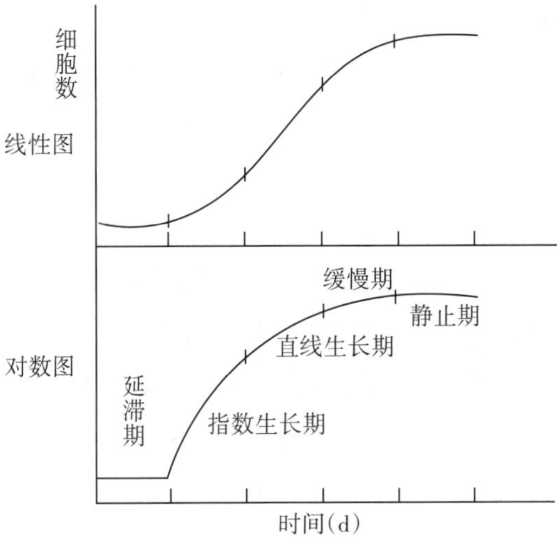

图7-3-1　细胞生长周期(张芳源绘制)

缩短延滞期和延长指数生长期可以提高细胞的产量。延滞期的长短主要取决于继代时细胞所处的生长期和转入的细胞数量,当转入的细胞数量较少时,不但延滞期较长,而且在一个培养周期中细胞增殖的数量也少。如果缩短两次继代的时间间隔,如每2~3 d继代一次,则可使悬浮培养的细胞一直保持指数生长。在指数生长期,细胞分裂速率远大于鲜重的增加,细胞体积变小,但容易结团。而在直线生长期,细胞体积增加,细胞分裂速率小于鲜重的增加,但很少结团。如果处于静止期的细胞悬浮液保存时间过长,则会引起细胞的大量死亡和解体。因此,当细胞悬浮液达到最大干重产量之后,即在刚进入静止期的时候,须尽快进行继代。在分批培养中,细胞繁殖一代所需的最短时间,即在指数生长期中细胞数目加倍所需的时间,因植物物种不同而异,如烟草为48 h,菜豆为24 h。

2. 半连续培养

半连续培养(semi-continuous culture)是利用培养罐进行细胞大量培养的一种方式。在半连续培养中,当培养罐内细胞数目增殖到一定量后,倒出一半的细胞悬浮液于另一个培养罐内，再分别加入新鲜培养基继续进行培养，如此这样频繁地进行再培养。半连续培养能够重复地获得大量均匀一致的培养细胞供生化研究之用。例如，利用大规模半连续培养方法培养烟草细胞，在培养5 d后，每天可收获和取代50%的细胞培养物。

3. 连续培养

连续培养(continuous culture)是指在利用特制的培养容器进行大规模细胞培养的过程中，不断加入新鲜培养基，同时旧培养基不断排出，使培养细胞能够稳定连续生长的培养方式。连续培养中，在培养物的体积保持恒定的情况下，培养液中的营养物质能够不断得到补充，不会出现悬浮培养物发生营养亏缺的现象。连续培养可在培养期内使细胞长久地保持在指数生长期中，细胞增殖速度快，尤其适用于次生代谢产物的大规模生产。连续培养是植物细胞培养技术中的一个重要进展，这种培养技术对于植物细胞代谢调节的研究、各个生长限制因子对细胞生长的影响以及对次生物质的大量生产等都有重要的意义。该方法可实现自动化培养，降低劳动成本，但需要机械化的培养装置。连续培养又分为封闭型和开放型两种。

(1)封闭型连续培养。

封闭型连续培养是指在培养过程中，排出的旧培养基由加入的新鲜培养基进行补充，进出数量保持平衡，从而使培养系统中营养物质的含量总是超过细胞生长的需要。悬浮在排出液中的细胞经机械方法收集后再放回培养系统中。因此，这种培养方法中随着培养时间的延长，细胞密度会不断增加。

(2)开放型连续培养。

在开放型连续培养中，注入的新鲜培养液的体积与流出的培养液体积相等，其中细胞的密度也保持恒定，并通过调节流入和流出的速度，使培养细胞的生长速度一直保持在一个接近最高值的恒定水平上。开放型连续培养又可分为浊度恒定式和化学恒定式两种。①浊度恒定式。在浊度恒定培养中，新鲜培养基是间断注入的，受细胞密度增长所引起的培养液浑浊度增加的控制。可以选定一种细胞密度，当超过这个细胞密度时，细胞随着培养液一起排出，以保持细胞密度的恒定。在浊度恒定的连续培养装置中，用一只比浊计或分光光度计来测定培养液中细胞的浑浊度。新鲜培养液流入量与旧培养液流出量都受光电计自动控制。培养液中细胞密度增加时，光透量降低，从而给培养液入口一个信号，加入一定量的新培养液，同时流出等量的旧培养液，以保持体积不变。当光透量增加时，自动停止新培养液的注入和旧培养液的流出。②化学恒定式。在化学恒定式培养中，为使细胞密度保持恒定状态，可采用两种方法。一种是以固定速度注入新鲜培养基，将培养基内的某种营养成分(如氮、磷或葡萄糖)的浓度调节成一种生长限制浓度，从而使细胞的增殖保持稳定状态。在这种培养基中，除生长限制成分以外的其他成分的浓度都保持在细胞生长所需要的水平上，而生长限制因子被调节在一定水平上，它的任何增减都可由细胞增长速度的增减反映出来。另一种是控制培养液进入的速度，使细胞稀释的速度正好和细胞增殖的速度相同，因此培养液中细胞密度一直保持恒定状态。化学恒定式的最大特点是通过限制营养物质的浓度来控制细胞的增长速度。此方法在大规模细胞培养的工业上有巨大的应用潜力。

三、悬浮培养细胞的同步化

植物细胞悬浮培养时，细胞在大小、形状、核的体积和DNA含量及细胞周期等方面都有很大的差异，这种差异使得研究细胞分裂、代谢、生化及遗传等问题复杂化。为了获得大量均一的细胞系，需要采取同步化方法使悬浮培养的细胞分裂趋于高度一致。

悬浮细胞同步化是指在培养中，通过一定的方法使同一悬浮培养体系中的绝大多数细胞都能同时通过细胞周期（G_1、S、G_2和M）的各个阶段。细胞周期指由细胞分裂结束到下一次细胞分裂结束所经历的过程，可分为四个阶段：G_1期指从有丝分裂完成到下一次DNA复制之前的间隙时间；S期指DNA复制的时期；G_2期指DNA复制完成到有丝分裂开始之前的一段时间；M期（D期）指从细胞分裂开始到结束的一段时间。

1. 方法

使悬浮细胞同步化的方法可以分成两类，即物理方法和化学方法。

（1）物理方法。

物理方法主要是通过对细胞的物理特性（如单细胞或细胞团的大小等）或者生长环境条件（如光照、温度等）的控制实现同步化。

①分选法。悬浮培养的植物细胞在形状和大小上是不规则的，并常聚集成团，因此一般根据小细胞团的大小来进行选择，常使用过滤和不连续梯度离心的方法。将悬浮细胞先经过一定孔径大小的滤网，除去较大的细胞团，再经过较小孔径的滤网收集细胞及细胞团。收集后用液体培养基悬浮后，用不连续梯度离心的方法分别收集不同层次的细胞，能获得同步性较好的细胞悬浮培养物。该方法操作简单，获得的同步化细胞维持了自然的生长状态，对细胞活力影响较小。

②低温处理法。随着培养温度的降低，细胞的DNA合成受阻或停止，很多细胞趋于G_1期。当恢复正常培养温度后，大量细胞进入DNA合成期，随即便出现一个明显的细胞分裂高峰，多数细胞同时进入分裂期，表明细胞被同步。例如，半夏（*Pinellia ternata*）的疏松愈伤组织在8 ℃低温条件下处理24 h，红豆杉（*Taxus chinensis*）细胞在4 ℃

低温条件下处理24 h,均获得较明显的同步化效果,并有效提高细胞分裂指数。低温法是目前比较好的同步化方法,适当的低温一般不会引起细胞染色体变异,且操作简单、方便、安全,但此法的细胞同步化率还不够高,有待进一步探究。

(2)化学方法。

化学方法的原理是使培养的细胞遭受某种营养饥饿,或者通过加入某种生化抑制剂来阻止细胞完成其正常的细胞分裂周期。

①饥饿法。先停止供应细胞分裂所必需的营养物质或激素,使细胞停止在细胞周期的某一阶段,然后再重新加入这些物质,使细胞能同时步入下一个阶段。如长春花细胞悬浮培养中,先使细胞受磷酸盐饥饿4 d,然后再将培养物转入含有磷酸盐的培养基中,获得了较多的同步化细胞。

②抑制法。利用生化抑制剂暂时阻止细胞周期的进程,使细胞停滞在某一特定时期,当抑制作用被解除后,细胞就同步进入下一时期,主要有DNA合成抑制法和中期阻断法两种。

DNA合成抑制法是通过DNA合成抑制剂(如5-氨基尿嘧啶、5-氟脱氧尿苷、羟基脲、胸腺嘧啶脱氧核苷等)将细胞同步于同一时期的方法。胸腺嘧啶脱氧核苷(TdR)是目前常用的抑制DNA合成的抑制剂,可将细胞群阻断在S期或G_1/S期交界处。其原理:TdR是细胞DNA合成不可缺少的前体,但向培养基中加入过量TdR,可形成过量的三磷酸腺苷,后者能反馈抑制其他核苷酸的磷酸化,从而抑制DNA合成。它将细胞同步于G_1/S期交界处,同步化程度高,适用于任何培养体系,可将几乎所有的细胞同步化,但是容易产生非均衡生长,个别细胞体积增大。

中期阻断法是利用抑制微管合成的药物,影响有丝分裂中纺锤体的形成,使细胞分裂停滞在有丝分裂中期,从而得到同一时期细胞的方法。常用秋水仙素、秋水仙胺,秋水仙素通过抑制微管的聚合,进而抑制有丝分裂装置的形成,将细胞阻断于有丝分裂中期然后再释放使细胞达到同步化。中期阻断法非平衡生长问题不明显,但可逆性比较差,当阻断时间过长时,许多细胞产生异常分裂。

2. 同步化后细胞群的分离与鉴定

最简便的方法是采用流式细胞仪进行分选。流式细胞术(flow cytometry,FCM)是一种对处在液流中的单个细胞或其他生物颗粒进行快速定量分析和分选的技术。其原理简单来说,就是由仪器喷嘴射出的液柱被分割成一连串小水滴,根据选定的某个参数由逻辑电路判明是否将被分选,而后由充电电路对选定细胞液滴充电,带电液滴携带细胞通过静电场而发生偏转,落入收集器中,从而得到靶细胞。通过同步化方法处理后的细胞群虽然大部分处于所需时期,但是通过流式细胞术进行分选后,可以让同步水平更加接近100%,更有利于后期实验的进行。经过同步化之后的细胞可以通过流式细胞术对其周期进行分析，流式细胞术在细胞周期分析中应用广泛。将细胞用PI(碘化丙啶，propidium iodide)染色液进行染色，使用流式细胞仪进行检测。由于细胞的DNA含量在不同时期有显著的差异，因此可以将细胞分成G_1/G_0期，S期和G_2/M期。

四、植物细胞培养生物反应器

植物细胞培养生物反应器是从培养微生物细胞的生物反应器发展而来的。日本是最早利用反应器培养这一技术的国家。1980年，Alfermann等在200 L气升式反应器中培养洋地黄细胞，利用它转化β-甲基毛地黄苷为β-甲基地高辛，培养18 d后，产量为600～700 mg/L。日本于1983年在世界上首次成功用紫草细胞培养发酵生产紫草宁。三井石油化学公司用760 L植物细胞反应器，发酵28 d，发酵液里紫草宁的含量达到细胞干重的23%，而种植紫草需要6年时间，紫草根中的紫草宁仅占干重的2%，前者比后者高出10倍以上，产物终浓度达1400 mg/L，并宣布把紫草宁作为染料和药物进行工业化生产。紫草细胞工业化培养生产紫草宁的成功，在药用植物发酵培养历史上具有里程碑的意义。目前，紫草(*Arnebia euchroma*)、人参(*Panax ginseng*)、老鹳草(*Geranium wilfordii*)等的细胞发酵工程已实现商品化生产；黄连(*Coptis japonica*)、长春花(*Catharanthus roseus*)、毛地黄(*Digitalis lanata*)等的细胞发酵工程已实现工业化生产，发酵罐的规模最大已达到75000 L。丁家宜教授以人参细胞为原料开发出了畅销的化妆品，是我国药用植物组织培养开发产品方面的成功之作。这些事实说明生物反应器培养是实现规模化培养植物细胞的最好途径，具有巨大的应用潜力。

目前用于植物细胞培养的生物反应器种类较多，主要有搅拌式、气升式、鼓泡式及转鼓式生物反应器，此外还有植物细胞固定化培养生物反应器、光生物反应器及一次性培养生物反应器等。生物反应器能够很好地控制所需要的环境条件，比如光、pH、溶氧、CO_2浓度、环境温度及营养液等，从而使整个生产过程不受地域、季节、天气等因素影响。

1. 搅拌式生物反应器

机械搅拌式生物反应器是借搅拌涡轮加以混合以及相际传质。其操作范围较大，混合程度高，传质环境均匀，适应性广，因此在植物细胞培养、植物组织培养以及利用转基因技术生产重组蛋白等生产实践中得到广泛应用。搅拌式生物反应器应用于植物细胞培养时存在的主要问题是植物细胞壁对剪切的耐受力差，搅拌过程中较大的剪切力容易损坏细胞，影响其生长及代谢产物的生产。搅拌器的形式对搅拌式生物反应器的应用影响很大，因为搅拌器搅拌的速度越快，顶部气泡破裂越快，产生的剪切力就越大，对植物细胞的伤害也越大。因此，对剪切力敏感的细胞不适用于传统的搅拌式生物反应器，但是经过对搅拌形式、叶轮结构、曝气系统以及保护剂等方面的改进，可以大大降低其对细胞的剪切作用，并拓宽搅拌式生物反应器在植物细胞组织培养中的应用范围。

2. 非搅拌式生物反应器

与传统的搅拌式生物反应器比较，非搅拌式生物反应器结构简单，产生的剪切力更小，适合进行植物细胞培养。非搅拌式生物反应器的主要类型有气升式生物反应器、鼓泡式生物反应器和转鼓式生物反应器等。

（1）气升式生物反应器。

通过在罐外装设上升管，使其两端分别连接罐底及罐上部，由此构成一个循环系统。其运行成本和造价低，通过上升液体和下降液体的静压差实现气流循环，以保证良好的传质效果，同时使剪切力的分布更均匀，并且可以促进培养基和细胞在较短混合时间内的周期运动。另外，由于其没有搅拌装置，更容易长期保持无菌状态。但气升式生物反应器也有一定的缺点，即操作弹性小，在对高黏度和高密度细胞进行培养时，低通气量混合效果较差，导致植物细胞生长缓慢。为弥补这一缺点，可以将气升式发酵罐与慢速搅拌相结合，这样也有利于氧的传递，目前已有搅拌气升式生物反应器应用于西洋参（*Panax quinquefolius*）、紫草（*Lithospermum erythrorhizon*）、檀香木（*Santalum album*）以及唐松草（*Thalictrum rugosum*）等植物细胞的培养。

（2）鼓泡式生物反应器。

结构简单，整个系统密闭，气体从底部通过孔盘或喷嘴穿过液池来实现气体交换和物质传递，易于长时间无菌操作。该生物反应器在植物组织培养中应用较为普遍，其内部不含转动部分，培养过程中无需机械能损耗，因此也适合培养对剪切力敏感的植物细胞，如人参细胞等。但鼓泡式生物反应器的缺点是氧气传输能力差，而在高通气量条件下又会产生大量泡沫，另外对于高密度及高黏度的培养体系，流体混合性也较差。可以通过在鼓泡塔内不同区段安装多个排气管将氧气输送到塔中高细胞密度区域以提高鼓泡式生物反应器的性能。

（3）转鼓式生物反应器。

与其他类型的生物反应器相比具有适中的表面积-体积比，可以在更低的能耗与剪切力环境下提供足够的氧气，同时其悬浮系统均一，可避免细胞粘壁，因此适于高密度植物悬浮细胞的培养，且已用于蔓长春花（*Vinca rosea*）、紫草（*L. erythrorhizon*）、烟草（*Nicotiana tabacum*）等的培养。

3. 植物细胞固定化培养生物反应器

植物细胞的固定化是将细胞固定在多糖或多聚化合物等载体上，以便在不同类型的反应器中进行培养。一般脆弱细胞采用这种方式，因为固定化培养可以降低剪切力对细胞的损伤，产生较多固液特定界面的接触，并且有利于次级代谢产物的积累，适合进行连续培养或生物转化等。尽管包裹在载体基质内的固定化细胞的微环境与在流体中不同，但是通过选择适当的细胞固定化载体，仍可以达到高细胞密度，实现高产量。已有应用于辣椒（*Capsicum annuum*）、毛地黄（*D. lanata*）、雷公藤（*Tripterygium wilfordii*）、咖啡（*Coffea arabica*）以及胡萝卜（*Daucus carota*）等植物细胞固定化培养的报道。

植物细胞的固定化培养生物反应器主要有流化床生物反应器及填充床生物反应器等。流化床生物反应器是一种循环式反应器，流体可在高速下运转，停留时间较长，使反应混合均匀，但包裹于胶粒、金属或泡沫中的细胞颗粒之间的碰撞容易造成细胞的损伤。而填充床生物反应器比流化床生物反应器或者气升式生物反应器更容易实现高密度培养，这种反应器是将细胞固定于支持物表面或者内部，支持物颗粒堆叠成床，培养基则在床间流动。但其混合效果不好，传质传热较差，并且受压时容易导致支持物颗粒脆裂，产生缝隙。

4. **光生物反应器**

光生物反应器是培养植物细胞、光合细菌等特有的反应器。在普通反应器的基础上增加光照系统，可以满足植物的光合作用，使植物细胞内的多种酶类产物在光照的诱导下表现出较高的生理活性。但实际上要考虑的问题还包括光的传递，光源的安装、保护，光照系统对反应器供气、混合的影响等。

5. **一次性生物反应器**

在过去的十多年中，一次性使用的生物反应器被越来越多的中小规模生物技术工艺所接受。与传统的由玻璃或不锈钢制成的培养容器的生物反应器相比，一次性生物反应器的培养容器通常是由生物相容性塑料（如聚乙烯、聚苯乙烯、聚四氟乙烯、聚丙烯等）制成。一般是一个硬质容器或者是由一个支撑容器固定、塑形的柔性多层袋。其设施及配置简单，且容器经过预无菌处理，省去了清洗和消毒环节，并可在收集产品后丢弃，减少了交叉污染，灵活性高的同时还可以节省时间和成本。但是当前使用一次性生物反应器还存在一定的限制条件，包括塑料材料在扩展性方面强度不足以及一次性传感器和外围元件（如阀门和采样系统等）的可用性等。

五、培养细胞生长和活力的测定

在植物细胞悬浮培养中，常用细胞计数、确定细胞及细胞团干鲜重和细胞密实体积等方法计量细胞的增长。用显微镜法、荧光素双醋酸酯（FDA）法、伊凡蓝染色法等方法测定细胞活力。

1. **培养细胞生长的测定**

(1)细胞计数。

细胞计数测定法是一种相对比较精确的测定方法,用于测定培养物的生长。由于在悬浮培养中存在着大小不同的细胞团,由培养瓶中直接取样很难获得可靠的细胞计数。为提高细胞计数的准确性,可先用铬酸(5%~8%)或水解酶(果胶酶0.25%和纤维素酶0.5%)对细胞和细胞团进行处理,以增加细胞的分散性。最后用血球计数板进行细胞计数。

(2)细胞鲜重和干重。

通常用每毫升悬浮液中细胞鲜重或干重来表示培养细胞的生物量。把悬浮培养物倒在下面架有漏斗的已先称重的尼龙网上,过滤掉培养基,再用水冲洗,真空抽滤除去细胞上多余水分,称重后减去尼龙网质量,即求得细胞鲜重。用尼龙网收集细胞,在60 ℃下干燥24~48 h,待细胞干重恒定后再称重,可得细胞干重。

(3)细胞密实体积。

以每毫升培养液中细胞总体积的毫升数表示。将已知体积的、均匀分散的悬浮液(10~20 mL)放入一个刻度离心管(15~50 mL)中,在2000~4000 r/min下离心5 min,离心后记录沉淀在底部的细胞体积,即为细胞密实体积。

(4)细胞有丝分裂的指数。

细胞有丝分裂指数是指在一个细胞群体中处于有丝分裂的细胞占细胞总数的百分数。指数越高,表明细胞进行分裂的速度越快,反之则越慢。测定有丝分裂指数的方法比较简单。对于愈伤组织一般是采用孚尔根染色法。先将愈伤组织用1 mol/L HCl在60 ℃水浴中水解后染色,然后在载玻片上按常规方法镜检,随机检查500个细胞,统计其中处于分裂间期和处于有丝分裂各个时期的细胞数目,计算出分裂指数。悬浮培养的细胞先用固定液处理,然后将固定的悬浮液滴于载玻片上,染色并做镜检,至少统计500个细胞。虽然有丝分裂指数的测定是研究细胞生长的有用技术,但其受诸多因素影响,如完成一个细胞周期所需的时间、有丝分裂持续的时间、非周期性和死细胞的百分数、细胞群体中同步化的程度等。因此,单独测定有丝分裂指数还不能精确反映某一培养体系中细胞的生长情况及细胞分裂的同步化程度。

2. **培养细胞活力的测定**

见本章第一节“活细胞的测定”。

六、影响细胞悬浮培养的因素

1. **基本培养基**

适合愈伤组织培养的培养基,不一定完全适合悬浮细胞的培养,但能诱发愈伤组织的培养基可以作为确定最适悬浮细胞培养基的依据。一般来说，MS、B5基本培养基适合单子叶植物细胞悬浮培养，MS、B5、LS、SL等基本培养基适用于双子叶植物。悬浮细胞培养基中需附加水解酪蛋白、椰子汁、脯氨酸等，而条件培养基更适合于单细胞和低密度细胞培养。悬浮培养细胞往往要比固体培养需要更高的硝态氮和铵态氮。

2. 植物生长调节剂

在悬浮细胞培养体系的建立过程中，植物生长调节剂是影响细胞状态的重要调控因素，对植物组织细胞的生长及天然产物的合成起着关键性的作用。例如，在苜蓿花药悬浮培养体系中，2，4-D 能够促进细胞的生长，不含2，4-D的培养液则不能建立起细胞悬浮培养体系；在一定浓度范围内，随着2，4-D浓度的升高，细胞生长速度不断加快，浓度过低不利于悬浮体系的分散，浓度过高又会抑制悬浮细胞的生长。

3. 碳源

碳源的种类和含量不仅影响悬浮细胞的生长，而且对细胞代谢水平及天然产物的合成产生影响。植物细胞培养一般采用蔗糖为碳源，果糖、葡萄糖也可作为碳源。益母草悬浮细胞培养时，当蔗糖含量为30 g/L时，细胞生物量达到最大。黄芩悬浮培养过程中，复合碳源（3%蔗糖 + 0.5%果糖 + 0.5%葡萄糖）对悬浮细胞系中黄芩甙的积累和胞外释放具有促进作用。

4. pH

植物细胞培养都要求一定的pH。通常一般培养基的pH在5.6 ~ 6。如果pH不适则直接影响细胞对营养物质的吸收，进而影响细胞生长以及细胞中天然产物的含量。Malik等在研究不同pH对新疆紫草（*Arnebia euchroma*）悬浮培养细胞生长及紫草宁衍生物合成的影响时发现，适合紫草细胞生长及紫草宁衍生物形成的pH在7.25 ~ 9.5。另外，值得注意的是，与培养温度相似，细胞生长繁殖与天然产物合成时所需的pH可能并不一致，需要在不同的阶段控制不同的pH。

5. 接种量与装液量

悬浮细胞的生长具有群聚效应，初始接种量只有达到一个临界值，细胞才能正常生长繁殖。接种量过高或者过低都不利于悬浮细胞的生长，接种量太低时，悬浮细胞生长缓慢；接种量过高时，细胞生长速度过快，造成养分和空间不足，且容易积累有害物质，不利于悬浮细胞系的建立。不同的装液量会对悬浮细胞的生长空间、溶氧量以及渗透压产生影响。装液量多，随着细胞的生长，氧浓度逐渐不足，抑制细胞的生长；装液量少，培养效率低下，染菌可能性增加，也不利于细胞的生长。

6. 继代时间

继代时间是指培养瓶中培养基的更换时间。及时更换培养基有利于悬浮培养体系的稳定。继代周期可根据悬浮培养细胞的生长曲线进行确定。继代时间一般选择在悬浮细胞的指数生长期，此时的细胞生活力旺盛，增殖速度快。

7. 诱导子、前体化合物的加入

诱导子(elicitor)是植物抗病生理过程中诱发植物产生植物抗毒素和引起植物过敏反应(hypersensitive reaction，HR；又称为抗性反应或自身防御反应，self-defense reaction)的因子，主要包括病原菌(真菌、细菌、病毒与酵母)与植物细胞成分。诱导子可促进植物细胞中特定次生代谢产物的合成，可通过改变次生代谢途径中催化酶的酶活力或活化次生代谢途径中特定酶基因，改变次生代谢途径通量和反应速率，从而提高次生代谢产物的含量。将诱导子应用于植物细胞培养中以提高目的产物产量是国内外研究的热点，目前主要集中在真菌诱导子和一些非生物诱导子的研究，如茉莉酸甲酯、Cu^{2+}、Ag^{+}、Cd^{2+}、内生真菌诱导子等。诱导子对不同植物体系的最适作用量不同，在具体的工作中应首先进行实验来确定最适添加量。

在细胞悬浮培养中加入次生代谢产物的前体化合物对提高代谢产物的产量是非常有效的。例如，加入前体物质异戊二烯、牻牛儿醇对银杏悬浮细胞的生长及银杏内酯B的积累均有一定的促进作用。

本章小结

植物细胞培养是指从植物器官或愈伤组织上分离出单细胞或小的细胞团进行培养，使其增殖并形成单细胞无性系或再生植株的技术。分离植物单细胞的方法有机械分离法、酶解分离法和从愈伤组织中分离单细胞。植物单细胞的培养方法主要有平板培养、看护培养、微室培养和条件培养基培养。由于植物细胞具有群体生长的特性，对营养和培养条件的要求更为苛刻，所以对植物单细胞的培养相对于植物的组织培养和器官培养来说具有更大难度，有生活力的、完整的单细胞和适宜的营养与培养条件就显得尤为重要。随着培养基及培养技术的发展，不仅能通过细胞继代培养使细胞无限增殖，而且能使高等植物的单细胞在离体条件下，通过诱发细胞分裂形成细胞团，经再分化形成具有根、芽的完整植株。

植物细胞悬浮培养是从愈伤组织的液体培养基础上发展起来的一种培养技术，主要有分批培养、半连续培养和连续培养3种方法。这种培养方式具有操作简便、重复性好、群体量大等优点，无论是在植物种质资源的保存和创新方面，还是在植物特定次生代谢物质的生产方面，悬浮培养细胞系都有着非常广阔的应用前景。此项技术目前已发展到利用全自动控制的大容量生物反应器进行大规模工业化生产。

在悬浮培养中，希望建立一种细胞增殖速度快、有用成分含量高、分散程度好的游离细胞悬浮物。因此，在进行大规模生产之前，必须使愈伤化的细胞具有最大限度地分散，再从中筛选出增殖速度快、有用成分含量高的细胞株。这项技术不仅为研究细胞生长分化提供了一个独特的实验系统，同时因为这些细胞较为均匀一致，细胞增殖速度快，便于进行大规模培养，在植物产品工业化生产上有着巨大的应用潜力，也对大规模制造人工种子，加快优良物种的繁育有着重要的应用价值。

思考题

1. 简述植物单细胞的分离方法及各方法的优缺点。
2. 植物单细胞的培养方法主要有哪些？
3. 植物细胞悬浮培养的方法有哪些？
4. 使悬浮培养细胞同步化的方法有哪些？并简述其原理。
5. 简述分批培养中细胞生长周期各时期的特点（"S"形曲线）。
6. 用于植物细胞培养的生物反应器的种类有哪些？
7. 测定培养细胞生长和活力的方法有哪些？
8. 影响细胞悬浮培养的因素有哪些？

参考文献

1. 陈永伟，张乐晶．植物细胞培养生物反应器的种类特点及展望[J]．种子科技，2017，35（11）：28-30.

2. 戴向辰．长鞭红景天悬浮体系建立及反应器培养的研究[D]．北京：北京林业大学，2010.

3. 高世勇，曲笑荣．细胞周期同步化研究进展[J]．中国药理学通报，2014，30（1）：17-21.

4. 高媛．苦豆子悬浮细胞培养及其内生真菌对宿主喹诺里西啶生物碱合成积累的影响[D]．银川：宁夏大学，2016.

5. 胡颂平，刘选明．植物细胞组织培养技术[M]．北京：中国农业大学出版社，2014.

6. 李磊，杨雨晗，王双，等．细胞活性检测方法之比较[J]．生物学杂志，2011，28（1）：87-90，93.

7. 刘华，钟阳．悬浮培养红豆杉细胞分裂同步化诱导[J]．湖北农学院学报，2000（2）：161-163.

8. 刘连旺．地黄毛状根的诱导及细胞悬浮培养体系的建立[D]．济南：山东中医药大学，2015.

9. 刘群,李天祥,李庆和,等.药用植物细胞悬浮培养产生次生代谢产物的研究进展[J].天津中医药大学学报,2014, 33(6):375-377.

10. 罗天宽,王晓玲.植物组织培养[M].北京:中国农业大学出版社,2016.

11. 毛春娜,张爱民,薛建平,等.低温处理对半夏悬浮培养细胞同步化的影响[J].中国中药杂志, 2011, 36(8) : 959-962.

12. 申斓, 周爱东, 吴小芹.植物细胞培养生物反应器的种类特点及展望[J].中国生物工程杂志,2015,35(8) : 109-115.

13. 石玉波,刘和平.植物组织培养[M].杭州:浙江大学出版社,2018.

14. Sonia Malik, Shashi Bhushan, Madhu Sharma, *et a1*. Physico-chemical factors influencing the shikonin derivatives production in cell suspension cultures of *Arnebia euchroma* (Royle) Johnston, a medicinally important plant species[J]. Cell Biology International, 2011, 35(2): 153.

15. 王娟,高文远,尹双双, 等.药用植物细胞悬浮培养的研究进展[J].中国中药杂志,2012,37(24):3680-3683.

16. 王胡军.东北红豆杉悬浮细胞放大培养研究[D].长春:吉林大学,2017.

17. 徐志荣.南方红豆杉细胞悬浮培养体系建立及培养条件优化[D].南昌:江西农业大学, 2018.

18. 袁学军.植物组织培养技术[M].北京:中国农业科学技术出版社,2016.

19. 张东向,李康,张磊,等.不同理化因子对黄芩悬浮细胞系的影响[J].安徽农业科学,2007(5):1266-1268.

20. 张东向,张令昂,焦战战,等.理化因子对黄芩悬浮细胞苯丙氨酸解氨酶活性的影响[J].高师理科学刊,2015,35(8):43-46.

21. 张永福.植物组织培养[M].重庆:重庆大学出版社,2013.

第八章

植物原生质体培养及原生质体融合

【教学指引】

本章主要介绍植物原生质体培养的意义、植物原生质体分离培养以及原生质体融合的相关内容。

植物原生质体(plant protoplast)是指通过酶解或者机械的方式去除植物细胞壁的、裸露的、有生活力的、被质膜所包围的原生质团。

1892年,Klercker首次用机械法进行原生质体的分离研究,但是原生质体获得量很少。1960年,Cocking采用酶解法从高等植物细胞中分离获得原生质体。随着纤维素酶和果胶酶的推行,植物原生质体培养逐渐成为一个热门话题。1971年,Takebe等首次从烟草叶片中分离出原生质体并获得再生植株,原生质体的培养进入一个新的阶段。1972年,Carlson等利用原生质体融合技术首次成功地获得烟草种间杂种。在此基础上,植物原生质体的分离和培养研究蓬勃发展,其在品种改良和生物学基础理论研究中的意义备受国内外研究学者的关注。迄今已有400多种植物通过原生质体培养得到再生植株,并获得了多种植物种间、属间和科间的细胞融合再生植株。药用植物原生质体的培养已经扩展到夹竹桃科、五加科、紫草科、菊科、龙胆科、葫芦科、茄科、玄参科、天南星科等数十科。

植物原生质体与完整的植物细胞相比，具有下列显著特点。

(1)具有全能性。

植物原生质体虽然去除了细胞壁，但是其细胞核、细胞质和细胞膜等胞内的结构仍然保持完整，没有受到破坏，仍然保留了植物全套的遗传信息。因此，植物原生质体与植物细胞一样具有全能性，具有细胞壁再生以及分裂、繁殖、生长、发育的能力，可以进行正常的新陈代谢，也可以分化发育成完整的植株。

(2)吸收能力增强。

植物原生质体由于去除了细胞壁这一扩散障碍，就使其吸收能力比完整细胞增强，便于细胞膜外的物质进入细胞膜内，有利于氧的传递、营养成分的吸收、基因的转移和原生质体融合等。

(3)分泌能力提高。

植物细胞产生的许多代谢产物不能分泌到胞外的原因是多方面的，其中细胞壁对物质扩散的障碍是重要原因之一。原生质体由于去除了细胞壁这一扩散障碍，就使细胞膜的透过性增强，利于胞内产物的分泌。通过固定化原生质体培养，使较多的胞内物质分泌到细胞外，可以不经过细胞破碎，直接从培养基中分离得到其代谢产物。

(4)稳定性较差。

植物原生质体由于没有细胞壁的保护作用，稳定性较差，易受渗透压等条件变化的影响。所以，在原生质体培养过程中必须添加适宜的渗透压稳定剂等，以免原生质体受到破坏。

第一节
植物原生质体培养的意义

植物原生质体是细胞生物学、植物生理学、遗传学等基础理论研究的理想材料，同时又是细胞杂交、遗传转化和作物改良的理想材料，对推动植物生物学学科的发展具有重要意义。原生质体技术已被成功地应用于多方面的研究应用，包括遗传转化、生物化学分析、研究激素等因子对细胞的影响、研究细胞壁再生、研究标记蛋白的亚细胞定位以及分析蛋白互作等。许多转化技术如PEG介导、电击法、显微注射法等都可以被用来将重组的质粒DNA转化进入原生质体中，被转入的原生质体可以用来进行更深入的研究。

一、在基础理论研究中的应用

利用植物原生质体可以研究细胞壁的合成、细胞器的摄入、病毒侵染机理、膜透性及离子转运等。利用一个均一的原生质体群体可以筛选营养元素和激素条件，探索单细胞分化的诱导条件。原生质体在遗传学方面可以用来进行基因互补、连锁群、基因鉴定、基因激活和失活水平等方面的研究。

1. 胞内生化反应的实时监测

蛋白酶在催化底物发生细胞内生物化学反应时，植物原生质体是非常合适的实验材料，合理选取一些能发荧光的底物，即能在显微镜下实时观察反应的进程。例如，在水稻中研究氨基酸转移酶OsAAP5的功能时，从野生型、该基因超表达及RNAi株系中分离原生质体，利用异硫氰酸荧光素（FITC）标记的碱性氨基酸（Lys与Arg）及部分中性氨基酸（Ala与Val）进行底物吸收实验，结果发现在超表达株系原生质体中荧光信号显著强于野生型，RNAi株系原生质体中荧光信号则弱于野生型，表明OsAAP5在水稻中具有转运碱性氨基酸及部分中性氨基酸的功能，此研究将有助于提高水稻的产量和品质。

2. 亚细胞定位检测

经过纯化的原生质体被广泛应用于植物亚细胞定位的检测中，常用的原生质体来源于烟草、拟南芥等。由于原生质体细胞圆滑完整，在显微镜下对于细胞结构观察非常清楚，并且排除了活体观察时细胞间以及组织部位其他结构的背景干扰，结果分析具有说服力。在植物基因功能验证时，基本的蛋白定位即采用模式植物的原生质体进行亚细胞定位，并且在许多生物学背景不清楚、遗传转化体系不稳定或者效率不高的非模式植物中，也广泛进行原生质体的分离、纯化和转化。例如，在玉米原生质体中，利用eGFP融合转录因子ZmWRKY79蛋白，对目的蛋白进行亚细胞定位，直观影像确定其位于细胞核中。

3. 基因表达模式的实时监测

由于植物原生质体内分子水平的基因表达变化迅速，因此可以利用原生质体瞬时转化来鉴定不同基因在不同内因和外因条件下表达模式的变化水平。例如，利用黄瓜的原生质体细胞进行抗氧化胁迫研究，结果表明用抗坏血酸处理的黄瓜原生质体细胞，不仅降低了氧化胁迫的水平，还通过qPCR检测发现提高了抗坏血酸过氧化物酶和过氧化氢酶的表达水平。而在细胞结构观察时发现，相比较未处理的原生质体细胞，染色质的压缩更加紧密，表明细胞的抗氧化机理还与细胞增殖有关。

4. 蛋白质/蛋白质或蛋白质/DNA互作实验

由于植物原生质体在瞬时转化过程中耗时短，结果准确性较高，可广泛用于植物蛋白质与蛋白质，以及蛋白质与DNA之间的互作实验，并且可完成高通量快速检测。

利用双分子荧光互补系统(BiFC)可以将原生质体直接用于蛋白间的相互作用实验。染色质免疫共沉淀技术(ChIP)是目前广泛应用于蛋白质和DNA互作检测的实验手段,仅需要大约5000个拟南芥原生质体即可在细胞内钓出与碱性亮氨酸拉链蛋白1(bZIP1)有相互作用的DNA片段,该技术被称为micro-ChIP(μChIP)。除此之外,原生质体还可用于研究mRNA结合蛋白复合体中的mRNA或者蛋白质。

5. 细胞生理学研究

由于原生质体的生长和分化可以从单个细胞水平到细胞团,进而分化为组织甚至个体。在细胞生长分化的过程中,可以通过添加不同的化合物,研究其对植物细胞生长和分化的影响。还可以以原生质体细胞为实验材料,对初始添加物进行同位素标记,从而追踪其在细胞内的代谢通路。

二、在植物育种中的应用

1. 细胞融合培育新品种

植物原生质体往往是原生质体融合培育新品种,制造“人工种子”的优良原始材料。通过原生质体融合在细胞水平上进行无性系杂交,克服了有性杂交技术不亲和性的障碍。原生质体融合技术现已成功应用于生产育种,它结合常规育种技术,实现了植物基因组间的交流,为新品种培育提供了技术依据,目前原生质体融合技术已经培育出具有优良性状的新种质资源。

(1)获得优良抗逆新品种。

一些野生植物往往具有抗逆优良性状,通过有性杂交难以实现抗性性状的转移,而利用原生质体融合方法则可将野生品种的优良抗逆性状转移到栽培品种中,获得兼具野生种的抗性基因和栽培种的优良性状基因的新品种。例如,利用原生质体融合技术获得野生马铃薯与栽培马铃薯抗青枯病杂种植株。

(2)创制新种质。

杂交不亲和或杂交后育性降低是植物近缘种间或远缘种属间有性杂交常存在的问题。利用原生质体融合技术,可以使存在有性杂交困难的双亲植物在细胞水平完成无性系杂交,形成杂种细胞融合体,彼此间遗传物质混合重组,获得崭新的体细胞杂种。目前已得到很多有性杂交不亲和的植物种间、属间体细胞杂种新种质。

(3)实现细胞质基因重组,创造、转移CMS性状。

生物体除了核基因组外,还有胞质基因组。细胞核外遗传系统包括线粒体基因组和叶绿体基因组,它们控制着植物许多重要的农艺性状。细胞质雄性不育(cytoplasmic male sterility,CMS)是作物一个重要的农艺性状,一般认为主要受线粒体基因组控制,CMS为母性遗传。改良和创造新的CMS类型是许多作物种子生产的重要途径。通过传统的有性杂交方法转移CMS性状往往需要进行多次回交。原生质体融合可实现双亲CMS性状的转移,已在烟草属、芸薹属及水稻等植物上成功实现CMS性状转移。

2. 细胞无性系变异和突变体筛选

原生质体培养过程中,原生质体培养对外界的理化因素敏感,可发生高频率的自发突变和人工诱变,产生有益变异性状,并且可处理的原生质体数量多、体积小,产生的突变不易为正常细胞所掩盖,对品种改良具有重要意义。因此,植物原生质体是细胞无性系变异和突变体筛选的重要来源。

3. 植物遗传工程和遗传饰变

植物原生质体是植物遗传工程的理想受体和遗传饰变的理想材料。植物原生质体由于没有细胞壁的障碍,可以直接吸收外源DNA,为有目的地引入特定基因,定向改造植物性状,特别是为改善作物的产量性状和品质性状提供了便利条件。通过植物原生质体"裸露"的质膜摄入外源细胞器、细菌等,进行遗传饰变操作,研究其功能和机制。

第二节 植物原生质体的分离

原生质体分离是进行原生质体培养的第一步,直接影响原生质体培养能否成功。其中,原始材料的生理状态、预处理方法、原生质体的分离方法以及纯化方法等都是影响原生质体分离的重要因素。原生质体的分离方法主要有机械法和酶解法两种。机械法存在产量低等缺陷,因此多采用酶解法进行原生质体的分离。

一、取材及预处理

1. 材料

选择适宜材料是成功分离原生质体的关键,主要包括基因型、材料的类型及材料的生理状态等方面的选择,这些因素直接影响原生质体分离和培养的效果,包括原生质体产量、活力、复壁、分裂、愈伤组织的形成以及植株再生等方面。

叶片可以得到大量比较均一的原生质体且不使母细胞受到破坏,许多资料报道双子叶植物分离原生质体的最佳材料是叶片。此外,子叶、胚轴、茎尖及愈伤组织、悬浮培养物和体细胞胚等均可作为分离原生质体的材料。在木本植物中,愈伤组织或细胞悬浮物是应用最广泛的原生质体培养材料。但是,采用愈伤组织和细胞悬浮物往往需要经若干次的继代培养才能达到适合分离原生质体的状态;而继代时间的长短在很大程度上影响所获得原生质体的活力和产量。

用植物幼嫩叶片来制备原生质体有几方面的优点:一是植物叶片没有经过愈伤组织分化阶段,制备出的原生质体的遗传性状与供体植株一致,有利于对原生质体培养过程中发生的遗传变异进行研究;二是从植物叶片中分离出的原生质体中细胞器比较齐全,这在其用于基因亚细胞定位及原生质体融合等研究时具有重要意义;三是植物叶片材料容易获得,且制备原生质体的方法简便易行。

2. 预处理

材料在酶解前,通过适当的预处理,不仅能提高材料与酶液的接触面积,加快原生质体释放,还能提高组织和细胞对酶解环境的抗性,降低细胞破损率。常见的预处理方式有黑暗处理、化学试剂处理等,而不同植物及材料类型的预处理方法不同。例如,在分离草莓叶肉原生质体前将试管苗暗处理1周,可以大大提高原生质体的产量;用13%甘露醇溶液预处理青天葵(*Nervilia fordii*)叶片1 h,可分离获得大量的原生质体。但是并非所有的原生质体分离都需要经过预处理,如柑橘试管苗幼叶原生质体的分离。在实验中,材料是否需要预处理要根据不同的情况而定。

二、原生质体分离方法

植物原生质体分离方法有机械分离法和酶分离法。酶分离法是目前广泛采用且效果最佳的原生质体分离方法。

1. 机械分离法

1892年,Klercker最早开展了从藻类植物中分离原生质体的研究,当时他所用的方法主要是机械分离法。先把细胞置于一种高渗的糖溶液中,使细胞发生质壁分离,原生质体收缩成球形,然后用利刃切开细胞壁使原生质体释放出来。此后,应用这个方法从一些高度液泡化的细胞中分离出原生质体,如洋葱的鳞叶、萝卜的根、黄瓜的中皮层、甜菜的根组织等。但由于该方法烦琐费力,获得的原生质体产量低,不能满足实验需要,而且液泡化程度低的细胞不能采用该方法,因此,机械分离法没有得到广泛应用。

2. 酶分离法

1960年,德国诺丁汉大学的Cocking首先利用纤维素酶从番茄幼苗根尖中分离获得原生质体,收率高、完整性好、活力强。经过不断完善,目前酶分离法已成为植物原生质体分离最有效的方法。

(1)酶制剂。

植物细胞壁的主要成分为纤维素、半纤维素和果胶质。酶分离法就是用相应的酶制剂将上述物质分解,以达到分离原生质体的目的。目前用于游离原生质体常用的酶有纤维素酶、半纤维素酶、果胶酶和离析酶等,不同植物材料选用哪种酶较好取决于所用细胞和组织的来源。在分离叶肉原生质体和悬浮细胞原生质体时,常常只需要纤维素酶和果胶酶即可;分离愈伤组织原生质体时,加上半纤维素酶的效果比较好;分离小孢子原生质体时,加上能分解孢粉素和木质素的蜗牛酶或胼胝质酶效果更好。目前原生质体分离常用的商品酶主要有纤维素酶类,包括Cellulase Onozuka R-10、Cellulase Onozuka RS、Driselase、Cellulase等;果胶酶类,包括Pectolyase Y-23、Pectinase等;半纤维素酶类,包括Rhozyme Hp-150和Hemicellulase。酶的浓度应根据不同植物材料而有所变化。常用的纤维素酶R-10浓度为1%~3%,果胶酶Y-23为0.1%~1%,半纤维素酶为0.2%~0.5%,离析酶Macerozyme R-10为0.5%~1%,但也有例外。例如,在苎麻原生质体分离的酶液中,纤维素酶浓度高达6%。

渗透压是影响原生质体游离的一个重要因素,过高或过低的渗透压对缺乏细胞壁保护的原生质体均有损伤。渗透压稳定剂是酶液的重要组成部分。常用的渗透压稳定剂有两大类:一类为糖醇或可溶性糖(如甘露醇、山梨醇、蔗糖或葡萄糖等)组成有机溶液;另一类为无机盐溶液,常由$CaCl_2$、$MgSO_4$或培养基中的无机盐组成。通常用甘露醇、山梨醇、蔗糖和葡萄糖来调节酶液的渗透压,其中山梨醇、蔗糖和葡萄糖能以提供能量的方式参与细胞代谢过程,甘露醇作用比较单一,只提供渗透压,不参与细胞活动。这些渗透压调节剂的浓度一般介于0.3~0.8 mol/L。对同一植物来说,通常悬浮细胞需要的渗透压最低,愈伤组织次之,原生质体需要的渗透压稳定剂浓度微高。研究证实,微高的渗透压有利于原生质体维持稳定的形态。

此外,酶制剂中常含有核酸酶,影响原生质体的活力,可以用降低保温温度或减少酶解时间的方法,提高原生质体的活力。酶液中加入适量的PVP(聚乙烯吡咯烷酮)、MES(2-(N-吗啉)乙磺酸)、葡聚糖硫酸钾等分别起到减轻酚类物质毒害、稳定pH和降低核酸酶活性的作用。

(2)酶解条件。

酶解时酶液所处的环境会对酶解效果造成影响,包括温度、pH、振荡和酶解时间等。一般来说,酶解温度以25~30 ℃为宜,尽管酶的最佳工作温度一般在40~50 ℃,但考虑到这个温度区间原生质体很难存活,故常采用25~30 ℃的室温,以保证原生质体成活率。酶溶液pH常被调节在5.4~5.8之间,过低或过高的pH均会影响酶解效果和原生质体活性。酶解时辅以低速的振荡,有利于酶液的渗透和原生质体的释放,但是需要注意的是剪切力对原生质体的伤害很大,振荡时间和强度的选择需要谨慎考虑。酶解时间的长短与以上几个因素有关，酶液活力强、原生质体释放速率快，则酶解时间可以变短，一般控制在4～14 h之间，多数植物的酶解时间不超过24 h。如果酶液处理时间太短，所获得的原生质体量少而不能满足实验的需要，但时间过长酶液又会对原生质体具有一定的伤害作用，从而影响原生质体的产量和细胞壁再生的能力。在酶解过程中要经常进行观察，当看到有大量的原生质体时，即可停止酶解，转入纯化工作。酶解处理一般在黑暗条件中进行。

（3）酶解分离原生质体的主要步骤。

酶分离原生质体有两种方法：一种是两步分离法，首先把植物材料在果胶酶或离析酶内处理一定时间，使单个细胞分离出来，然后再在纤维素酶中除去细胞壁，最后获得原生质体；另一种是一步分离法，即把一定量的纤维素酶、果胶酶和半纤维素酶组成混合酶液，对材料进行一次性处理，得到分离的原生质体。

不同材料分离原生质体的步骤有一定的差异。取叶片分离原生质体有5个步骤，即取材及预处理→叶片表面消毒→去表皮→酶解分离原生质体→原生质体纯化。从试管苗上采集的外植体可以省略表面消毒的步骤；愈伤组织或悬浮培养细胞可以省略表面消毒、去表皮的步骤。以丹参叶肉细胞原生质体的分离为例，介绍具体方法以供参考。

①取材及预处理。预处理的主要目的是使细胞停止活跃的分裂并造成轻度的质壁分离，以适合酶解处理，具体内容见前所述。预处理后，取幼嫩叶片。

②消毒。将叶片转入超净工作台，采用常规的消毒方法进行消毒。

③去表皮。表皮的去除也需要在无菌条件下进行，用解剖刀、镊子等将表皮层细胞去除，必要时需在显微镜下操作。

④酶解分离原生质体。需要提前制备酶液保存备用。将2%纤维素酶R-10+0.5%离析酶R-10+0.3%果胶酶Y-23中加入CPW溶液（KH_2PO_4 27.2 mg/L、KNO_3 101 mg/L、$CaCl_2·2H_2O$ 1480 mg/L、$MgSO_4·7H_2O$ 246 mg/L、KI 0.16 mg/L、$CuSO_4·5H_2O$ 0.025 mg/L，pH=5.8）中，加0.6 mol/L甘露醇作为渗透压稳定剂，调节酶液pH至5.6。将混匀后的酶液在低温离心机上1000 r/min离心8 min。用无菌注射器抽取上清液，用0.22 μm过滤灭菌器过滤至无菌瓶，封口放在4 ℃冰箱中备用。

把去表皮的叶片剪成5 mm×5 mm大小，然后将其放入装有酶解液的无菌三角瓶中（材料与酶液的比例按1∶10），随后将无菌三角瓶封口，放在25 ℃恒温摇床中振荡酶解（黑暗，摇床的转速为50 r/min）以游离原生质体，观察记录原生质体的产量及其活力。在显微镜下观察到叶片细胞壁被降解，且有圆球形原生质体释放到溶液中，即终止酶解（酶解时间8 h）。用无菌吸管轻轻挤压叶片，以便释放出全部原生质体。酶解后的混合酶液在超净工作台中用300目的网筛过滤去掉残渣，然后在低速离心机中离心5 min,去除含细胞杂质及酶液的上清液,下层沉淀即为原生质体粗提物。

⑤原生质体纯化。向原生质体粗提物中加入CPW13M洗液(CPW盐+13%甘露醇),离心5 min,弃上清液,重复3次,再用原生质体培养液洗涤1次,得到纯化后的原生质体。

三、原生质体纯化方法

酶解后的原生质体中通常含有未酶解完的材料残渣、组织、细胞碎片等,这些物质对后续实验操作有很大影响,因此需要对酶解产物进行纯化,以获得较为纯净的原生质体。原生质体纯化方法包括离心纯化法和流式细胞纯化法。

1. 离心纯化法

离心纯化法是目前应用最为广泛的纯化方法,主要包括漂浮法、沉降法及不连续梯度法。

(1)漂浮法。

即利用比原生质体密度大的高渗溶液(如蔗糖、聚蔗糖),使原生质体漂浮在液体表层的纯化方法。其具体做法是将酶解后的原生质体缓慢滴在高渗溶液的表面,经过离心后,碎片和杂质沉淀到离心管底部,而原生质体依然漂浮在高渗溶液表面,然后收集漂浮在溶液表面的原生质体,最后用原生质体培养液洗涤1次。这种方法所用药品简单,成本低,可以避免分离的原生质体因振荡被组织碎片撞击而破裂,但对离心力要求比较严格,掌握不好原生质体则不易漂浮。

(2)沉降法。

即利用比重原理,在具有一定渗透压的溶液中,先进行过滤然后低速离心,使纯净完整的原生质体沉积于离心管底部,而碎片和杂质等悬浮在上清液中。此种方法纯化原生质体比较简单,但由于原生质体沉积于离心管底部,造成相互挤压,容易引起原生质体的破碎。

(3)不连续梯度法。

又称为界面法,即采用两种密度不同的溶液形成不连续梯度,其中一种溶液的密度大于原生质体的密度,另一种溶液的密度小于原生质体的密度,通过离心使原生质体与细胞碎片和杂质等分别处于不同液相中,从而纯化原生质体的方法。常用的梯度离心介质有蔗糖、聚蔗糖、聚果糖、血清白蛋白、甘露醇等。这种方法可以收集到数量较大的纯净原生质体,同时避免收集过程中原生质体因相互挤压而破碎。

2. 流式细胞纯化法

流式细胞术(flow cytometry,FCM)是一种在功能水平上对单细胞或其他生物粒子进行定量分析和分选的检测手段,能在短时间内对大量的单细胞和生物粒子进行功能水平上的分选和定量,并且得到大量参数。但是由于流式细胞仪较为昂贵,因此普及率不高。

四、原生质体产量及活力测定

原生质体产量的测定方法有血球计数板法和流式细胞术法2种。血球计数板法操作简便,而且通过相应公式换算可以计算得到每克样品中原生质体的个数,使得原生质体产量更加量化,是目前最常用的一种原生质体产量计算方法。而流式细胞术法操作要求严格,费用昂贵,因此该测定方法并不常用。

原生质体分离后进行活力检测是原生质体培养前必不可少的步骤,常用检测方法有形态观察法和染色法。形态观察法即为目测法,有活力的原生质体为形态完整、富含细胞质、颜色鲜艳的正常球形,放入低渗溶液中可正常膨大。染色法有荧光素双醋酸酯(FDA)染色法、DAPI(4',6-二脒基-2-苯基吲哚)染色法、PI(碘化丙啶)染色法、酚藏花红染色法、伊文斯蓝染色法、荧光增白剂(CFW)染色法、罗丹明B(rhodamine B)染色法、罗丹明6G(rhodamine 6G)染色法、吖啶橙(acridine orange,AO)染色法、台盼蓝染色法等多种不同的检测方法。染色法的基本原理见第七章“活细胞的测定”。

第三节 植物原生质体的培养

植物原生质体分离纯化后,需要在合适的培养基中应用适当的培养方法才能使细胞壁再生,细胞启动分裂,并持续分裂直至形成细胞团,长成愈伤组织或胚状体,分化发育成苗,最终形成完整植株。

一、原生质体培养方法

液体浅层培养、固体平板培养、固液双层培养和微滴培养是原生质体培养常用的几种方法。不同植物原生质体培养最适的培养方法不尽相同。

1. 液体浅层培养法

液体浅层培养是较常用的原生质体培养方法,一般适用于容易分裂的原生质体。

将含有原生质体的培养液在培养皿底部铺一薄层，封口进行培养。这种方法操作简单，对原生质体损伤较小，且易于添加新鲜培养物。但这种方法也常使原生质体分布不均匀，发育的原生质体之间产生粘连而影响其进一步的生长和发育，尤其是难以定点观察单个原生质体的“命运”。因此，液体浅层培养在培养过程中，应经常轻轻晃动培养基，以增强通气，促进愈伤组织形成。

2. 固体平板培养法

原生质体的培养方法和对培养条件的要求常与单细胞培养相似，故原生质体的固体平板培养法也可按照单细胞的平板方法进行。将原生质体纯化后悬浮在液体培养基中，然后与灭菌后冷却至42～45 ℃的含凝固剂的培养基按一定比例混合，轻轻摇动使原生质体均匀分布，倒入培养皿凝固后封口培养。由于原生质体彼此分开并固定了位置，就避免了细胞间有害代谢产物的影响，既便于定点观察，又有利于追踪原生质体再生细胞的发育过程。但此种方法对操作技术要求比较严格，尤其是温度一定要适宜；继代转移培养物也比较烦琐，而且培养的原生质体易褐变死亡。固体平板培养法中作为凝固剂的物质可以是琼脂、琼脂糖或结冷胶（gellan gum）。

3. 固液双层培养法

液体-固体双层培养法是指在培养皿的底部先铺一薄层含或不含原生质体或细胞的固体培养基，再在其上进行原生质体的液体浅层培养的方法。该方法是目前广泛应用的培养方法之一，该方法有利于固体培养基中的营养成分和细胞有用代谢物缓慢地向液体培养基中释放，以补充培养物对营养的消耗，同时培养物所产生的有害物质也可被固体培养基吸收。在固体培养物中加入吸附剂如PVP、活性碳，则更有利于培养物的生长。由双层培养法引申的看护培养（nurse culture）又叫饲喂层培养（the feeder layer technique），是将原生质体与其同种或不同种的植物细胞共同培养，以提高其培养效率的一种方法，主要适用于低密度原生质体培养，融合细胞的筛选和原生质体培养不易成功的植物，如禾本科、豆科植物的原生质体。此方法是将看护细胞包埋于固体培养基中，在上面铺上聚酯纤维或硝酸微孔滤膜，再将靶原生质体的液体培养液置于其表面上进行培养。

4. 微滴培养法

微滴培养法是一种将原生质体悬浮液通过稀释机械地分成单个原生质体，放在一种构造特别的培养皿中，密封后进行培养的技术。该方法克服了原生质体培养中局部密度过高和原生质体黏聚的缺点。使用的这种培养皿具有两室，小的外室和大的内室，内室中有很多标记好的小穴，每个小穴能装0.25～0.5 μL培养基。把原生质体悬浮液的微滴加入小穴中，在外室内注入无菌水以保持培养皿内的湿度，盖上盖子以后封口进行培养。此法适用于融合体及单个原生质体培养，尤其适用于较多组合的实验。

二、影响植物原生质体培养的因素

1. 培养基成分

原生质体的培养基多采用以MS、B5培养基为基础的改良培养基，一般pH为5.6～5.8。无机盐是构成培养基的主要成分，一般Ca^{2+}和NH_4^+对原生质体培养效果影响较大，较高浓度的Ca^{2+}可增强原生质体的稳定性，高浓度的NH_4^+对原生质体的生长发育不利。除去铵盐而用有机氮，原生质体生长良好，能够持续分裂。所以，除去NH_4^+用氨基酸作为N源，是提高原生质体分裂的一条途径。原生质体培养中还需要许多有机营养，如水解酪蛋白。并且用蔗糖、葡萄糖、甘露醇和山梨醇等作为渗透压稳定剂，以维持细胞因脱壁而面临的新的渗透平衡，保持原生质体的稳定，同时它们还是原生质体生长发育的碳源。培养基中多以添加植物生长调节剂来调控原生质体的生长，但不同植物最适生长调节剂的种类、浓度及比例不同。抗氧化剂（如甘氨酸、PVP、维生素C等）的添加可较好地防止植物原生质体再生细胞团的褐化现象。细胞壁脱离后，随着培养天数的增加，RNase酶活性异常升高，加入牛血清白蛋白可降低该酶的活性，保证原生质体的活力。

2. 培养密度

原生质体培养的常规技术是群体培养，培养基中原生质体的密度是影响其生长的一个重要因素。密度过低，单位面积上细胞数目少，原生质体间空隙大，原生质体内含物外渗，完整性受破坏，引发褐变，不能继续分裂或短暂分裂后便衰亡；密度过高，培养空间狭隘，因营养竞争使得再生细胞团较小，正常生长受阻。不同植物原生质体其培养密度不同，一般培养密度为5×10^2～1×10^6个/mL。芸薹属原生质体培养密度一般为0.5×10^5～1×10^5个/mL，而拟南芥在5×10^3～1×10^4个/mL的低密度下仍可进行持续分裂并能发育成细胞团。

3. 培养条件

培养条件对决定原生质体是否能持续分裂是非常重要的。不同的物种有不同的要求和最佳选择，没有一个统一化的程序。(1)温度。不同植物的原生质体对培养温度的要求不同，如豌豆的适宜温度是19～21 ℃，烟草的适宜温度是20～28 ℃，蔷薇的适宜温度是25～30 ℃。(2)光照强度（这是一个有争议的参数）。有些学者认为高光照强度对新分离出的原生质体是有害的，应在漫射光或黑暗中培养，待完整的细胞壁形成以后，细胞具有耐光特性后，才可以转移到光下，如苜蓿原生质体只有在黑暗处培养才能形成克隆。而有些学者则认为原生质体的生长需要在一定强度的光照下进行。

三、原生质体再生

1. 细胞壁再生

原生质体培养后，首先体积稍增大，如果是叶肉细胞，则叶绿体重排于细胞核周围，由球形逐渐变成椭圆形，2～4 d后原生质体将失去它们所特有的球形外观，这种变化被视为再生新壁的特征，即合成完整细胞壁。一般说来，和已分化的叶肉细胞原生质体相比，在活跃生长的悬浮培养细胞的原生质体中，微纤丝的沉积快得多。例如，蚕豆悬浮培养细胞的原生质体在培养后10～20 min即能开始壁的合成，而叶肉原生质体经8～24 h培养后在其周围才能见到细胞壁物质，大约72 h后才能形成完整的壁。在有些情况下，原生质体保持无壁状态可长达1周以上，甚至数月之久。

新形成的细胞壁是由排列松散的微纤丝组成的，由这些微纤丝后来组成了典型的细胞壁。迄今所能得到的证据表明，微纤丝的合成是发生在质膜的表面。然而，对于特定的细胞器是否与微纤丝的合成有关还没有取得一致的看法。有研究认为内质网与壁物质的合成有关，并排除了高尔基体参与的可能性。

壁的形成与细胞分裂有直接关系，凡是不能再生细胞壁的原生质体也就不能进行正常的有丝分裂。细胞壁发育不全的原生质体常会出芽或体积增大，相当于原来体积的若干倍。此外，由于在核分裂的同时不伴随发生细胞分裂，这些原生质体可能变成多核原生质体。之所以会出现这些异常现象，除了其他原因之外，原生质体在培养之前清洗不彻底可能是一个重要原因。

再生的细胞壁可以用荧光染色和各种电镜技术等方法鉴定。荧光染色法是目前最常用且方便快捷的鉴定方法，常用荧光素为卡氏白（calcofluor white ST）。卡氏白能与细胞壁物质结合，将卡氏白溶液与原生质体悬浮液混合，染色后，410 nm以上滤光片镜检，如果有细胞壁存在，能看到蓝色荧光（420 nm）；如果原生质体含有叶绿素，则能看到红色荧光，可用滤光片除去红光。

2. 细胞分裂和愈伤组织、胚状体形成

原生质体培养2～3 d后，细胞质浓稠，DNA、RNA、蛋白质以及多聚糖合成，很快便发生有丝分裂。第一次细胞分裂一般需要2～7 d，如马铃薯为2～3 d，烟草为3～4 d，葡萄为4～5 d。当细胞开始分裂后，要及时降低培养基的渗透压，以减轻培养基对细胞的胁迫作用和满足细胞不断分裂对营养的需要。凡能继续分裂的细胞，一般经2～3周培养后可形成细胞团。因植物种类和原生质体供体材料的性质不同，分裂细胞持续分裂，可能形成愈伤组织，也可能形成胚状体，可把它们转移到不含渗透压稳定剂的培养基中，按一般组织培养方法进行培养。

3. 植株再生

原生质体再生植株的途径通常有3种：由细胞团形成愈伤组织，然后再分化成植

株；直接形成胚状体，再发育成植株；由细胞团形成的愈伤组织先分化成胚状体，然后发育成植株。据目前一些研究结果来看，大多数植物再生植株以诱导器官发生途径较多。

第四节 植物原生质体融合

原生质体融合（protoplast fusion）亦称体细胞杂交（somatic hybridization），它是指在原生质体分离之后，双亲原生质体在特定作用下发生融合，形成一个遗传物质重组的杂种细胞，杂种细胞经培养并发育形成植株。在原生质体融合技术出现之前，有性杂交是植物种质创新的唯一途径，但有性杂交的双亲仅局限于亲缘关系较近的物种间。原生质体融合技术克服了对亲本亲缘关系的限制。

1972年，Carlson等利用原生质体融合技术首次成功地获得烟草种间杂种，随后原生质体融合技术在小麦、水稻、油菜、茄子等多种农作物上相继报道。目前，原生质体融合技术已经成功应用于品种抗逆性改良、胞质不育基因转移和新种质创制等方面，是一种被广泛认可的育种手段。

一、原生质体融合原理及方法

1. 自发融合与诱发融合

（1）自发融合。

在酶解分离原生质体的过程中，有些相邻的原生质体能彼此融合形成同核体（homokaryon），每个同核体包含2至多个核，这种类型的原生质体融合叫作自发融合。它是由不同细胞间胞间连丝的扩展和粘连造成的。在由植物幼嫩叶片和分裂旺盛的培养细胞制备的原生质体中，这种多核融合体（multinucleate protoplasts）更为常见。自发融合常常是人们所不期望的，采用两步法分离原生质体，或在用酶制剂处理之前先使细胞受到强烈的质壁分离药物的作用，则可切断胞间连丝，降低自发融合的频率。

（2）诱发融合。

在体细胞杂交中，相融合的原生质体应该有不同的来源，即形成异核体（heterokaryon）。为了实现诱发融合，一般需要使用适宜的融合剂和融合方法将不同的原生质体聚集在一起，然后使其粘连，从而实现原生质体融合。原生质体融合的方法较多，由早期的$NaNO_3$融合法、高Ca^{2+}高pH融合法和PEG（聚乙二醇）融合法，发展到PEG-高

Ca^{2+}高 pH 融合法，再到20世纪的电融合法，原生质体融合方法不断改进完善。其中，后期发展起来的PEG-高Ca^{2+}高pH融合法和电融合法已成为现在原生质体融合的主流方法。

①PEG-高Ca^{2+}高pH融合法。这是一种以PEG为融合剂的化学融合方法，机理为PEG与原生质体膜结合后引起膜结构紊乱，使得原生质体相互聚集，又在高Ca^{2+}高pH条件下，原生质体融合，完成融合过程。该方法可重复性强、融合率高、操作简单；缺点是处理过程较长，诱导液浓度不易掌握，原生质体易受毒害，且容易形成多元融合物。

②电融合法。这是一种物理融合技术，原生质体在不对称电极产生的非均匀交变电场中沿着电场线移动，彼此成行成串连接，然后在一次或多次瞬间高压直流电脉冲下，质膜瞬间被电击穿，并迅速连接闭合，形成融合体。该方法具有操作简便易控制、便于观察、融合效率高，且对原生质体无毒害等优点；缺点是该技术需要特制的融合仪和融合板，而且不同材料的电融合参数需要探究。

2. 融合方式

双亲原生质体融合时，两者的膜最先接触发生融合，之后是胞质相互混合，最后核融合。根据融合程度不同，原生质体融合可以分为对称融合、不对称融合和亚原生质体融合，对称杂种、不对称杂种和胞质杂种是原生质体融合后形成的杂种类型。

（1）对称融合。

当双亲亲缘关系较近时，携带完整基因组的双亲原生质体发生融合，两者遗传物质均匀混合并发生重组，这样的融合称为对称融合，形成的杂种称为对称杂种。这种融合方式是较早采用的融合方法，且该方法已成功地用于有性杂交不亲和的种属间杂交育种。1978年，Melchzer利用原生质体融合技术成功得到了番茄-马铃薯杂种植株。若双亲的亲缘关系较远，且原生质体融合时出现一方染色体丢失或消减，则形成胞质杂种或不对称杂种。由此可以看出，通过对称融合可产生以上3种杂种。

（2）不对称融合。

利用物理射线（如X射线、γ射线、紫外线）或化学试剂（碘乙酰胺、罗丹明-6G）钝化供体原生质体的核基因或胞质基因，只允许供体的部分基因转移到受体中，由此得到不对称核杂种或胞质杂种。目前该方法已从多种植物的种间或属间获得了不对称杂种。例如，利用原生质体不对称融合方法获得了香蕉种间高度不对称杂种、番茄与烟草的不对称杂种。此外，该方法在远缘杂交不亲和的种间或属间原生质体杂交取得显著成效，如水稻和胡萝卜、大麦和胡萝卜等。

（3）亚原生质体融合。

一种新兴的融合方式，与不对称融合相比，该融合方法对原生质体处理更为复杂，所用技术更为先进，所以两者间存在本质区别。

①胞质体-原生质体融合。即供体亲本不含核基因组只含有细胞质，与完整的受体原生质体融合，从而实现胞质基因的有效转移，是目前最有效的胞质基因转移技术。例如，利用该方法成功实现了萝卜胞质雄性不育（CMS）与油菜原生质体的交换，获得胞质杂种。然而这种方法获得的融合植株难以再继续分化，使得该融合方式并没有被推广应用。

②微原生质体-原生质体融合。它是指对供体原生质体进行处理，使其仅含有一条或几条染色体，并用膜包被，再与完整的另一亲本原生质体进行融合，这样的融合称为微原生质体-原生质体融合，又称为微核技术。该融合可在不同属间转移单个或多个染色体，且能获得性状稳定的再生植株。例如，利用该技术在茄科不同属植物间完成目标染色体的转移，并获得植株。但是该技术制备微原生质体难度较大，因而其在育种的应用中具有局限性。

二、杂种细胞的筛选和鉴定

1. 筛选

原生质体经过融合后，杂种细胞与非杂种细胞并存，杂种细胞是指异源融合的异核体，非杂种细胞包括未融合的亲本原生质体和发生同源融合的同核体。因此，在获得融合体后，首先要对其进行初步筛选，常用方法有物理、互补和生长差异等选择法，在实际应用中，这3种方法通常相互配合使用，根据试验对象的不同而有所调整。

（1）物理选择法。

主要是指根据易于观察的本质特性（如大小、颜色、漂浮密度等）作为异源融合的异核体筛选依据。此外，还可以人为创制出可以直接区分的差异，如荧光素标记将双亲原生质体标记成不同颜色，异核体将呈现不同于双亲的独特颜色，从中区别筛选异核体。

（2）互补选择法。

利用亲本自身具有的或人工创制出的缺陷及抗性，对杂种细胞进行排除和筛选。由于双亲原生质体自身有缺陷，导致它们在特定条件下均无法生长，由此与能够正常生长的异源融合的异核体区别开来。

（3）生长差异选择法。

利用双亲原生质体生长分化所需条件存在差异，以再生植株的存活及生长能力作为异核体的筛选标准。通常是专门设计一种特殊培养基，非杂种细胞不能正常生长，而杂种细胞生长发育良好，从而筛选出杂种细胞。

2. 鉴定

原生质体融合后产生的杂种细胞虽然可以利用多种方法进行筛选，但无法直接筛选出预期杂种细胞，对杂种细胞的真实性仍需进一步鉴定。目前，常用的体细胞杂种鉴定方法包括形态学、细胞学、生化及分子生物学等鉴定方法。

(1)形态学鉴定。

这是最基本也是最常用的鉴定方法，主要通过比较再生植株与双亲亲本在外观形态上的差异来鉴定区分。也可通过相关生物技术创制与双亲差异悬殊的表型，进一步准确鉴定。

(2)细胞学鉴定。

一般是指利用显微镜对获得植株的染色体进行组型分析，或观察细胞器的数目和形态，或采用分子原位杂交方法进行鉴定，这种鉴定方法在亲缘关系较远的杂种细胞鉴定中准确性较高。

(3)生化鉴定。

例如，同工酶鉴定，是利用电泳法对杂种植株和双亲亲本进行同工酶酶谱分析。以电泳检测得到的双亲酶谱带为对照，进行杂种谱带的分析。杂种的同工酶谱往往是双亲谱带的综合，有时也出现部分谱带的丢失或新谱带的出现。

(4)分子生物学鉴定。

利用分子标记技术对杂种细胞进行的鉴定是对杂种细胞最直接、最精确的鉴定方式。常用的分子标记技术有基于PCR的RAPD(随机扩增多态性)、SSR(简单重复序列)和AFLP(扩增片段长度多态性)，以及基于杂交的RFLP(限制性片段长度多态性)。

本章小结

植物原生质体是指通过酶解或者机械的方式去除植物细胞壁的、裸露的、有生活力的、被质膜所包围的原生质团。植物原生质体是细胞生物学、植物生理学、遗传学等基础理论研究的理想材料，同时又是细胞杂交、遗传转化和作物改良的理想材料。

分离植物原生质体的过程主要包括试材的选择与预处理、细胞壁的酶解、原生质体的游离、原生质体的纯化，以及原生质体产量与活力测定等步骤。影响原生质体分离效率的主要因素有植物材料的类型和生理状态、预处理的方法、酶的种类、酶解条件以及原生质体的纯化方法。常用的原生质体培养方法有液体浅层培养法、固体平板培养法、固液双层培养法和微滴培养法。影响原生质体培养成功的主要因素有培养基成分、培养密度和培养条件。原生质体再生过程包括细胞壁再生、细胞分裂和愈伤组织或胚状体形成、植株再生等步骤。

植物原生质体融合也称为植物体细胞杂交。原生质体融合技术克服了对亲本亲缘关系的限制，已经成功应用于品种抗逆性改良、胞质不育基因转移和新种质创制等方面，是一种被广泛认可的育种手段。双亲原生质体可以通过自发融合与诱发融合两种方式进行融合，但常用诱发融合方式，其中PEG−高Ca^{2+}高pH融合法和电融合法已成为现在原生质体融合的主流方法。双亲原生质体融合时，两者的膜最先接触发生融合，之后是胞质相互混合，最后核融合。根据融合程度不同，原生质体融合可以分为对称融合、不对称融合和亚原生质体融合，对称杂种、不对称杂种和胞质杂种是原生质体融合后形成的杂种类型。原生质体融合后产生的杂种细胞，可以利用物理选择法、互补选择法和生长差异选择法等多种方法进行筛选，但无法直接筛选出预期杂种细胞，对杂种细胞的真实性仍需进一步鉴定。目前，常用的体细胞杂种鉴定方法包括形态学、细胞学、生化及分子生物学等鉴定方法。

思考题

1. 植物原生质体与完整的植物细胞相比，具有哪些显著特点？
2. 植物原生质体培养有何意义？
3. 植物原生质体分离的方法有哪些？
4. 简述酶分离法制备原生质体的主要步骤。
5. 简述酶分离法分离原生质体时使用的酶的种类及功能。
6. 植物原生质体培养的方法有哪些？
7. 什么是自发融合与诱发融合？
8. 简述原生质体融合的方法。
9. 对称融合和不对称融合有何区别？
10. 简述杂种细胞筛选和鉴定的常用方法。

参考文献

1. Alessia Para, Ying Li, Gloria M. Coruzzi. μChIP-seq for genome-wide mapping of *in vivo* TF-DNA interactions in *Arabidopsis* root protoplasts. Root development: Methods and Protocols [M]. Methods in Molecular Biology, 2018: Chapter 19. https://doi.org/10.1007/978-1-4939-7747-5_19.

2. 曹雪，戴忠良，秦文斌，等. 植物原生质体融合技术的研究进展[J]. 中国农学通报，2016，32(25)：84-90.

3. 常胜合，孙威，许桂莺，等. 植物原生质体分离方法及其应用研究进展[J]. 分子植物育种，2018，16(4)：1271-1277.

4. 常亚慧. 丹参花药培养及其叶肉细胞原生质体的分离培养研究[D]. 武汉：华中农业大学，2015.

5. 陈春丽，郭文武，邓秀新. 染色体原位杂交技术与植物体细胞杂种遗传鉴定[J]. 华中农业大学学报，2002(2)：189-194.

6. 黄丽燕. 用于亚细胞定位的三种植物原生质体分离体系的建立与优化[D]. 南京：南京农业大学，2015.

7. 黄振. 青杨悬浮细胞系建立与原生质体培养研究[D]. 北京：北京林业大学，2015.

8. Jie Wang, Bowen Wu, Kai Lu, *et al*. The amino acid permease OsAAP5 regulates tiller number and grain yield in rice[J]. Plant Physiol, 2019, DOI: https://doi.org/10.1104/pp.19.00034.

9. Jingye Fu, Qin Liu, Chang Wang, *et al*. ZmWRKY79 positively regulates maize phytoalexin biosynthetic gene expression and is involved in stress response[J]. Journal of Experimental Botany, 2018, 69(3): 497-510.

10. 罗天宽，王晓玲. 植物组织培养[M]. 北京：中国农业大学出版社，2016.

11. 马晖玲，李玉珠. 植物原生质体培养的影响因素分析[J]. 甘肃农业大学学报，2007(4)：38-43.

12. Ondrej Vladan, Navrátilová Bozena, Protivánková Iva, *et al*. Recondensation level of repetitive sequences in the plant protoplast nucleus is limited by oxidative stress[J]. Journal of Experimental Botany, 2010, 61(9): 2395-2401.

13. 石玉波，刘和平. 植物组织培养[M]. 杭州：浙江大学出版社，2018.

14. 孙慧慧，王力军，闫晓红，等. 植物原生质体融合培养技术及其应用[J]. 河南农业科学，2010(7)：118-122.

15. 王保明，陈永忠，李红波，等. 植物雄性不育的机制及应用研究进展[J]. 河南农业科学，2019，48(5)：1-9.

16. 肖尊安. 植物体细胞杂种的遗传特征[J]. 生物学通报，1995(7)：1-3.

17. 尹红新. 西洋参花药及原生质体培养研究[D]. 北京：中国农业科学院，2015.

18. 尹红新，雷秀娟，宋娟，等. 我国药用植物原生质体培养的研究进展[J]. 江苏农业科学，2015，43(3)：243-245.

19. 于晓玲，李春强，彭明. 植物原生质体技术及其应用[J]. 中国农学通报，2009，25(8)：22-26.

20. 张芬,郑爱红,肖楠,等.芸薹属植物原生质体培养研究进展[J].分子植物育种,2018,16(2):546-551.

21. Zhicheng Zhang, Kurt Boonen, Piero Ferrari, *et al*. UV crosslinked mRNA-binding proteins captured from leaf mesophyll protoplasts[J].Plant Methods, 2016, 12(1):42.

第九章

植物离体快速繁殖

【教学指引】

本章主要介绍植物离体快速繁殖的方法和应用，对于植物无糖组培快繁技术只做一般介绍。

植物离体快速繁殖（plant rapid propagation *in vitro*）又称植物离体快繁或植物微繁（micropropagation），是指利用植物组织培养技术对外植体进行离体培养，使其短期内获得遗传性一致的大量再生植株的方法。植物快繁是植物组织培养技术在农业生产中应用最广泛、产生经济效益最大的研究领域，也成就了人们工厂化育苗的梦想。

植物离体快繁与传统营养繁殖（vegetative propagation）相比，主要有以下特点。(1)周年繁殖，效率高。由于不受季节和气候影响，可周年繁殖。生长速度快，短期内材料能以几何级数增殖。(2)培养条件可控性强。材料是在人为提供的培养基和小气候环境条件下生长，便于调控。(3)占用空间小。一间30 m^2的培养室，可同时存放1万多个培养瓶，培育数十万株苗木。(4)管理方便，利于自动化控制。材料在离体环境中生长，省去了田间栽培的繁杂劳动，并可进行自动化控制。(5)便于种质保存和交换。通过抑制生长或超低温储存方法，使培养材料长期保存，便于种质资源交换和转移。

植物离体快速繁殖是植物组织培养在生产上应用最广泛,产生较大经济效益的一项技术。其商业性应用始于20世纪70年代美国兰花工业,80年代已被认为是能够带来全球经济利益的产业。通过离体快繁可在较短时期内迅速扩大植物的数量,在合适的条件下每年可繁殖出几万倍,乃至百万倍的幼苗。快繁技术加快了植物新品种的推广,以前靠常规方法推广一个新品种要几年甚至十多年,而现在快的只要1~2年就可在世界范围内达到普及和应用。特别是对繁殖系数低的“名、优、新、奇、特”植物品种的推广更为重要。植物离体快繁技术在我国也得到了广泛的应用,到目前为止已报道有上千种植物的快速繁殖获得成功,包括观赏植物、蔬菜、果树、大田作物及其他经济作物。其中,有些兰科(Orchidaceae)植物、安祖花(*Anthurium andraeanum*)、马蹄莲(*Zantedeschia aethiopica*)、马铃薯(*Solanum tuberosum*)、甘薯(*Dioscorea esculenta*)、草莓(*Fragaria ananassa*)、香蕉(*Musa nana*)、甘蔗(*Saccharum officinarum*)、桉树(*Eucalyptus robusta*)、非洲菊(*Gerbera jamesonii*)等经济植物已开始工厂化生产。

植物离体快繁技术除了在基础理论研究上占有重要地位外,还广泛应用于优良品种、优良类型和珍贵种质资源的快繁;少量脱毒良种苗的快繁和无病毒苗大量繁殖;特殊育种材料快繁;制种材料的快繁;基因工程植株的快繁;自然和人工诱导有用突变体的快繁;离体保存种质的快繁;濒危植物的快繁等方面。植物离体快繁技术应用的广泛性和突出的优点使这项技术得到迅速发展,如今农作物、药用植物、观赏植物、经济林木、无性繁殖作物等都在广泛利用组培快繁生产种苗。

第一节 植物离体快繁的方法

一、植物离体快繁的过程

植物离体快繁一般分为5个阶段:无菌培养物的建立、诱导中间繁殖体的生长与分化、中间繁殖体的增殖、试管苗的壮苗和生根、试管苗的出瓶与移栽。其中,前4个阶段均在无菌条件下进行,而最后一个阶段是在温室中进行的。

1. 无菌培养物的建立

(1)供体植株选择。

供体植株对于培养体系的成功建立有着重要的影响,尤其是用于脱除植物病毒时,选择没有感染病原菌的植株作为原始材料进行培养就更为重要。生长在田间或温室的材料，由于内生菌和表面污染源的存在，很可能造成初代培养的失败。如果室外栽培的材料污染严重，多次接种都难获得无菌的材料，就必须采取严格的预防措施。先将植物样本掘出，剪除一些不要的枝条，改为室内盆栽，喷施杀虫剂和杀菌剂，经常施肥，加强管理。不便移栽的可套塑料袋，避免灰尘和污染，等长出新枝条后，再行采样接种，可获得理想的培养效果。

(2)外植体。

植物种类不同，其无性繁殖的能力也不一样。对同一种植物而言，选取的组织和器官不同，其再生能力也有很大差异。木本植物、较大的草本植物的茎段是比较适宜的外植体，通常经离体诱导侧芽萌发并生长，即可成为进一步繁殖的材料，如月季、朱蕉、巴西铁树、菊花、香石竹等。对一些较易繁殖的草本植物，或本身短小或缺乏显著的茎，可采用茎尖、叶片、叶柄、花萼、花瓣等作为外植体，如秋海棠类、倒挂金钟(*Fuchsia hybrida*)、虎尾兰(*Sansevieria trifasciata*)等。

(3)取样和表面灭菌。

从田间或温室选无病虫害的健壮植株，剪取幼嫩的茎尖、茎段或叶片组织等。首先将离体材料在流水中冲洗10～30 min，去掉表面大部分微生物。之后，将外植体移于超净工作台面，在无菌条件下，用70%酒精快速漂洗或擦拭消毒，随即移入NaClO、$HgCl_2$等消毒剂中处理，无菌水冲洗3～4次以去除外植体表面残存的消毒剂。将消毒后的外植体置于无菌滤纸上进行适当分割。

(4)接种与培养。

将消毒和分割好的外植体及时接入诱导茎、芽发生或发育的诱导培养基中，置于合适的温度、光照等条件下培养。

2. 中间繁殖体的生长与分化

植物组培快繁的关键是植物在再分化培养中的器官发生类型，也是栽植培养中间繁殖体增殖的类型。植物组织培养中间繁殖体的类型是多种多样的，再生方式也不统一，植物组织培养中间繁殖体的类型关系到繁殖速度和繁殖数量。采取何种再分化形式，应根据植物的生理现象决定，如果对某种植物的再分化类型采取强行措施，就可能导致植物种类的变异和影响再分化能力，生产量减少。因此，在植物组培快繁过程中，正确选择快繁类型和诱导中间繁殖体是很关键的。组培快繁器官发生类型(中间繁殖体类型)有如下几种。

(1)无菌短枝型。

又称无菌微型扦插，用顶芽和侧芽培养建立无性繁殖体系。这一途径的过程可表示为：顶芽和腋芽萌发→幼枝→顶芽和腋芽→切段扦插幼枝→顶芽和腋芽→幼苗生根→移栽。在短时间内重复芽、枝、苗的再生过程，形成许多小植株。这个过程不经过愈伤组织阶段，遗传性状稳定，培养过程简单，成苗快。生产中通过这种器官类型发生再生植株的植物有月季、康乃馨、马铃薯等。

(2)丛生芽发生型。

茎尖或初代培养的芽在适宜的培养基上诱导，不断发生腋芽，形成丛生芽，然后转入生根培养基，直到生根成苗，扩大繁殖。腋芽存在于每个叶片的叶腋中，每个腋芽都有发育成一个枝条的潜在能力。自然条件下，腋芽受到顶端优势的抑制，处于休眠状态，在离体培养条件下，由于培养基中细胞分裂素的作用，顶端优势被打破，腋芽萌发并生长。在这个过程中，由于细胞分裂素的持续作用，腋芽不断分化和生长，结果在培养基上原来的外植体逐渐形成芽丛，把芽丛分割后转移到新鲜培养基上又可重复以上增殖过程，从而在短期内获得大量的芽。

利用腋芽分化和生长这一增殖途径时，培养基中必须加入一定的细胞分裂素，有时也同时加入少量生长素；外植体必须是顶芽、侧芽或带芽的茎切段。这种增殖方式开始时速度较慢，但每经历一个培养周期，芽的数目都以对数方式增加，因此其年增殖率是相当可观的。这一方式最大的优点是能保持遗传的稳定性，因为茎尖的细胞都是均一的二倍体细胞，它不受培养条件的影响而发生变异，因而在植物的快速繁殖应用中日益普遍。木本植物通过这种器官发生类型进行组培快繁，速度快。也是茎尖培养和脱毒苗初期培养不可缺少的过程。这一途径的过程可表示为：外植体→产生丛生芽→生根培养→完整小植株→移栽。

(3)不定芽发生型。

凡是在茎尖或叶腋以外其他任何部位所形成的芽统称为不定芽。在自然条件下，许多植物的某些器官可产生不定芽，在离体培养条件下，培养基中的植物生长调节剂，可提高这些器官形成不定芽的能力，还能使自然条件下不产生不定芽的器官形成不定芽。在诱导产生不定芽时，一般要求培养基中细胞分裂素的浓度水平高于生长素，但有时也采用二者浓度比值接近于1的配比。这一途径的过程可表示为：外植体→产生不定芽→生根培养→完整小植株→移栽。由于不定芽发生的数量大，速度快，因此诱导不定芽这一途径其繁殖系数高于腋芽萌发途径，但其后代变异率也较高。

不定芽也可在愈伤组织上产生，其过程是外植体细胞脱分化形成愈伤组织，然后愈伤组织上再分化产生不定芽，即外植体→愈伤组织→产生不定芽→生根培养→完整小植株→移栽。但以这种方式繁殖的后代遗传性不稳定，而且愈伤组织多次继代后，其器官发生能力逐渐降低以至完全丧失，所以在进行快繁生产时，如果可能，应当避免形成愈伤组织，而采用外植体上直接诱导产生不定芽的方式。

(4)胚状体发生型。

胚状体是由体细胞形成的，类似但不同于生殖细胞形成的合子胚的体细胞胚。诱导胚状体形成时一般使用胚、茎尖、叶片或子房、花药等作为外植体，在培养基中要求含有还原态含氮化合物和一定量的生长素。胚状体的发育则要求生长素浓度较低或不含生长素的培养基。

胚状体途径的优点是增殖率高，而且胚状体是双极性的，结构完整，一旦形成，一般都可直接萌发形成小植株，因此成苗率高。如果用人工合成的营养物和保护物将发育到一定程度的胚状体包裹起来，还可制成“人工种子”直接用于播种，因此，胚状体途径是非常理想的快速繁殖的途径。但由于目前多数植物还不能形成胚状体，其发生机理尚不清楚，有的还存在一定变异，因此在应用上还有很大局限性。

(5)原球茎发生型。

由种子、茎尖、侧芽、茎段等外植体产生(类)原球茎，(类)原球茎不断增殖，逐渐形成小植株。从一个外植体的周围能产生几个到上百个(类)原球茎，培养一定时间后，(类)原球茎逐渐变绿，相继长出毛状假根，进一步培养，使其再生分化形成完整植株。扩大繁殖时应在转绿前，将原球茎切割成小块或针刺损伤，转接到培养基上，增殖出几倍、几十倍甚至几百倍的原球茎。兰科植物诱导产生(类)原球茎是快繁的主要途径，这是兰花工业取得成功的技术。

3. 中间繁殖体的增殖

这一阶段是快繁技术最重要的环节，无菌培养物通过反复继代培养而不断增殖。初次培养所获得的芽、茎段、胚状体、原球茎等能在短期内加倍增殖，这部分能增殖的培养材料成为中间繁殖体，这个增殖过程称为继代培养。增殖培养基对于一种植物来说几乎每次都相同。此阶段，培养基中的细胞分裂素与生长素含量的比值增大，有利于茎芽的产生和生长。中间繁殖体扩繁的方法包括切割茎段、分离芽丛、分离胚状体、分离原球茎等。

(1)切割茎段。

常用于有伸长的茎梢、茎节较明显的培养物。这种方法简便易行，能保持母本特性。培养基常用MS基本培养基。

(2)分离芽丛。

适于由外植体诱导出的芽丛。培养基常是分化培养基。若芽丛的芽较小，可先切成芽丛小块放入MS培养基中，待到稍大时再分离开来继续培养。

(3)分离胚状体。

将外植体诱导产生的胚状体转接到增殖培养基中，在合适的温度、光照/暗条件下培养，每2～3周换一次增殖培养基。一般情况下，胚状体在4～6周内增殖3～4倍是很容易做到的。胚状体正常萌发并再生为完整的植株，一年内就能获得大量小苗。

(4)分离原球茎。

将原球茎切割成小块,也可以给予针刺等损伤或在液体培养基中振荡培养,来加快其增殖进程。

4. 试管苗的壮苗和生根

任何植物继代的次数都是有限的,继代次数过多易发生变异,而且继代繁殖一定数量后,培养室的容量就会饱和,必须分流进入壮苗、生根培养阶段。因此,在生产中,继代的次数与繁殖的数量要计划准确,即繁殖一定的数量且不超过继代限度,获得工厂化育苗规范标准的最佳效益。

在有细胞分裂素存在的情况下,由腋芽和不定芽长成的枝条一般都没有根。为了得到完整的植株,必须把无根枝条转移到生根培养基中诱导其生根。培养基内无机盐浓度高时有利于发生茎、叶,较低时有利于生根,所以,生根培养基一般为大量元素减半或用1/4量。培养基不含或仅含有浓度很低的细胞分裂素,并加入适量生长素,使用最多的是NAA,其次是IBA和IAA。由于嫩枝本身能合成丰富的生长素,所以有些植物可在无激素的培养基上生根。为了增强植株的自养能力,生根阶段培养基中蔗糖浓度一般降至1%~1.5%,并相应提高培养室的光照强度(3000~10000 lx)。在生根培养基上,无根苗一般1~4周即可生根。生根的过程中苗长高了,植株也健壮了,有利于驯化炼苗。

一些容易生根的植物,在增殖培养基上延长培养时间便可生根,无需更换培养基,即可直接获得完整的试管苗。有些植物由于增殖阶段细胞分裂素用量过高,在生根培养基上可能仍不停止增殖,引起生根困难,此时可延长生根培养阶段,将材料在生根培养基上再转接一次,使残留的细胞分裂素浓度逐渐降低,促使其生根。

胚状体发育成的小苗常常带有已分化的根,可以不经诱导生根阶段。但经过胚状体途径发育的苗数量特别多,且个体较小,需要在含有低浓度植物生长调节剂的培养基上培养,以便壮苗。

除了在生根培养基上进行生根培养以外,有些植物可以采用试管外生根的方法,即把在离体条件下形成的枝条当作微插条处理,使它们在土壤中生根。采用这种方法时,枝条基部切口要先用生长素或生根粉处理(浸泡或浸蘸),然后把它们种在土壤中。采用试管外生根,由于减少了一次无菌操作步骤,因而可降低生产成本。

5. 试管苗出瓶移栽与管理

试管苗是在控制条件下生长的,无论在形态解剖上还是在生理特性上都有很大的脆弱性,例如水分输导系统存在障碍、叶面无角质层或蜡质层、气孔开张过大且不具备关闭功能等。这样的试管苗一旦出瓶种植,环境发生了不利于其生长的剧烈变化,可能很快失水萎蔫,最后死亡。因此为确保移栽成活,必须注意:(1)保持试管苗出瓶后的水分平衡，试管苗周围的空气相对湿度应保持在90%～100%之间，尽量减少叶面的蒸腾，大型现代化温室一般采用保湿帐篷、自动雾化系统保持适宜的湿度，以提高移栽苗的成活率；(2)选择疏松通气、易消毒处理的栽培基质，常用的有粗粒状蛭石、珍珠岩、粗砂、谷壳(或谷壳炭)、锯木屑、树皮块等，或者将它们以一定的比例混合应用；(3)防止栽培基质及周边环境中菌类滋生；(4)加强光照与温度管理，初期温度较低，光照适中，逐步增加光照强度，一般为1500～4000 lx，甚至达到10000 lx。

二、影响植物离体快繁的因素

自1902年Haberlandt提出"植物细胞全能性"理论以来，植物组织培养经过100多年的研究与发展，现已渗透到生物学科的各个领域，成为生物学科中的重要研究技术和手段之一，并被广泛应用于农业、林业、医药业等多个行业，其在快速繁育、脱毒、次生代谢产物生产、种子资源保存等方面取得巨大的经济效益、社会效益和生态效益，成为当代生物科学中最有生命力的一门学科。但植物的一部分分化产生出完整小植株是一个相当复杂的演变过程，植物生长调节剂种类和浓度、外植体来源、培养中的光照和温度、培养基的pH等诸多因素都会影响到植物细胞、组织、器官在培养中的形态发生过程。

1. 培养基成分

(1)无机盐。

植物细胞在营养上和生理上的需要来源于无机盐中的矿物质成分，其保证了植物正常的生长和发育。不同的培养基配方，无机盐养分的含量不同。养分含量低则生长缓慢，影响组培快繁生产，过高的无机盐养分含量则会引起外植体中酚类物质的氧化，导致外植体褐变。

(2)有机物。

组培中用到的有机物有氨基酸、肌醇、维生素、活性炭等，氨基酸是蛋白质的主要组成部分；肌醇的使用能促进愈伤组织的生长、胚状体和芽的形成；维生素对植物新陈代谢过程的影响很大；活性炭可吸附外植体培养中分泌的酚、醌类等有害物质，但活性炭又能吸附培养基内的有益物质，从而影响培养物生长。

(3)碳源。

提供细胞生命活动所需的能量，且能维持良好的渗透关系，常用的碳源有蔗糖、果糖、葡萄糖等，糖的浓度不仅影响出愈率，而且影响愈伤组织的质地和结构。

(4)植物生长调节剂。

可诱导细胞分裂、愈伤组织生长以及根、芽分化等过程。组培快繁中使用的植物生长调节剂种类有生长素类、细胞分裂素类和赤霉素类。常用的细胞分裂素有6-BA、ZT、KT、TDZ等可以诱导芽的分化;生长素有IBA、NAA、IAA,被广泛用于生根;赤霉素GA_3能诱导茎细胞伸长和形成层细胞分化。不同来源的外植体在植物生长调节剂的用量上差异很大,因此要控制好植物生长调节剂的种类和浓度配比。

(5)琼脂。

琼脂是培养基的支持体,起凝固和支撑培养基材料的作用,而且琼脂还可以吸附某些代谢有害物质。一般琼脂浓度为6 ~ 8 g/L,最高可达16 g/L。培养基凝固程度受pH影响较大,一般为5.6 ~ 6.0,过低不利于培养基凝固,过高会导致培养基硬度高。

2. 外植体选择

(1)基因型。

和其他组织培养一样,离体快繁受基因型影响很大,不同科、属之间以及同一属不同种甚至不同品种之间在进行培养时要求的条件有很大差别,这种差别主要表现在对植物生长调节剂种类和浓度的要求不同。

(2)外植体的种类。

不同的植物、器官和组织,诱导愈伤组织、胚状体、芽等的能力存在差异,即使是同一植株,若生长在不同的环境条件下,其生理生化特征也会不尽相同,而且不同外植体对培养基成分和培养条件的需求也不同。

(3)取材大小。

过大的外植体易于污染,非常小的外植体存活率很低。例如,香石竹茎尖的大小为0.09 mm时已无形态发生能力,茎尖达0.2 mm时有微弱生长,达到0.35 mm时能产生大量正常嫩茎,当为0.5 mm时嫩茎的产生显著减少。

(4)生理年龄。

外植体年龄对组织的再生能力有很大的影响。通常幼年的组织比老年的组织具有更高的形态发生能力。

(5)采样季节。

采样季节的影响是最明显的,大多数植物在其旺盛生长开始的季节采样较好,在生长末期或已进入休眠期,则采样后的外植体在培养中生长迟缓或不能培养成功。如叶子花在11月 ~ 次年2月取样,侧芽萌发较迟缓,而在3 ~ 8月间采样,侧芽萌发数目增多、萌发速度加快。

3. 培养条件

(1)光照。

光照的作用主要是诱导植物组织的形态建成,表现在光质、光周期、光强等3个方面,不同植株及不同培养目的光照需求有差异。

(2)温度。

不同植物对组培环境中温度的要求不同,一般来讲,植物组培生长的最适温度大致与该植物原产地温度相同。有些植物在组织培养中还需要低温或变温处理,如花菱草(*Eschscholtzia californica*)种子在胚培养时,需先给予2周6 ℃的低温处理,才能引发后续形态发生过程。

(3)湿度。

湿度的影响包括培养容器内水分的状况和培养室中环境的湿度。湿度要控制适当,过高过低都不利于培养物的分化和生长,湿度过高会造成杂菌滋生,导致大量污染,湿度过低会造成培养基水分不足引起干枯,一般培养室内的相对湿度以70%~80%为宜。

4. 继代次数

继代次数对繁殖率的影响因培养材料而异。有些植物,如葡萄、黑茶藨子(*Ribes nigrum*)、月季、倒挂金钟(*Fuchsia hybrida*)等,长期继代可保持原来的再生能力和增殖率。有些植物则随继代次数的增加而增加变异频率,如继代5次的香蕉不定芽变异频率为2.1%,继代10次后为4.2%,因此香蕉组培苗继代培养不能超过1年。还有一些植物长期继代培养,会逐渐衰退,丧失形态发生能力,具体表现为生长不良、再生能力和增殖率下降等。在快速繁殖中初代培养只是一个必经的过程,而继代培养则是经常性不停地进行的过程,但在达到相当数量之后,则应考虑使其中一部分转入生根阶段。

第二节

植物无糖组培快繁技术

传统的植物组织培养都是以密闭的小容器为培养装置,由于环境缺乏控制,组培苗是在高湿、低CO_2、弱光和人为添加碳源培养基的生长环境下完成扩繁过程的,这种方式形成的微繁植株在解剖学、形态学和生理上存在着诸多异常,种苗生理品质差、污染率高、驯化周期长、成活率低的现象较为普遍。针对常规组培存在的问题,人们开始探索新的组培方式,对组培苗的生长环境及环境对组培苗生长的影响进行研究。

研究发现,培养容器内的CO_2浓度随时间而变化。在光照开始的前2个小时内,培养容器内的CO_2浓度呈下降趋势,几乎下降到组培苗的CO_2浓度补偿点。当光照开始后,培养容器内的CO_2浓度逐渐升高,并且培养容器内CO_2浓度的变化与组培苗的光合强度、呼吸强度、培养容器的容积和容器封口膜的透气性也有关系。研究者们据此推断：带茎叶的组培苗具有光合能力，可以进行光合自养生长；由于培养容器内CO_2浓度较低，植物的光合能力不能完全发挥，光合作用较弱；培养基中的糖成为组培苗生长的主要能源，组培苗以异养生长为主，也有一定程度的光合自养生长，表现为混养生长。于是研究者们设想：如果人为地提高光照期间培养容器内的CO_2浓度，并且同时提高光照强度，有可能促进组培苗的光合作用，使组培苗在光合自养条件下生长；组培苗的光合自养能力得到了加强，那么培养基中糖的浓度可以降低，甚至可以不需要在培养基中放糖，这就能降低污染概率，提高组培苗的成活率以及驯化期间的成活率；还可以对传统的组培程序加以简化，实现组培生产的机械化和规模化。试验证明了以上几点设想的合理性。于是，人们开始专门进行无糖条件下组培苗的培养研究。

一、无糖组培快繁技术的概念和优势

1. 概念

植物无糖组培快繁技术（sugar-free micropropagation）是指通过输入CO_2气体代替传统植物组织培养中的糖作为碳源，并采用微环境调控技术，提供适宜植株生长的温度、湿度、光照、气体、营养等条件，使培养容器中的小植株在人工光照下，吸收CO_2进行光合作用，是环境调控技术和组织培养技术的有机结合，又称为光自养微繁殖技术（photoautotrophic micropropagation）。该技术是1980年由日本千叶大学的Kozai教授提出和发明的，目前已经受到广泛关注。

无糖培养是实现植物繁殖和生产的一种手段，这一点和传统的有糖培养是一致的，在研究无糖培养时，不应该把无糖培养和有糖培养对立起来，而应该把无糖培养看作是植物组织培养的一种手段，是传统植物组织培养技术的发展和延伸。传统有糖培养的一些方法和经验对无糖培养也是很好的借鉴。

2. 优势

同传统的植物组培快繁技术相比，无糖组培快繁技术具有以下优势。

(1)碳源的改变。

在传统的植物组培快繁技术中，组培苗以糖作为碳源进行异养或者混养生长，糖是其中不可缺少的物质。而无糖组培快繁技术中则用CO_2替代糖作为组培苗生长的碳源，使其在人工光照下，吸收CO_2进行完全的自养生长，在一定程度上避免了微生物的污染，由此极大地减少了组培材料的损失。由于植株进行光合自养，植株生长所需要的一些植物激素和维生素类物质可以由植物自身合成，所以在培养过程中可以减少植物生长调节剂和维生素的用量，同样简化了操作，节约了成本。

(2)培养容器的改变。

为了防止污染,传统的组培快繁一般使用小的培养容器。而无糖组培快繁由于去除了糖,降低了污染率,使各类大型培养容器的使用成为可能,可以根据培养材料和生产规模的需要选用不同规格的培养容器。在大型容器中培养组培苗,不仅能提高劳动生产率,还容易得到长势整齐一致的植株,易于统一管理作业。同时大型容器便于实现环境调节,可以按植株的生理要求调控组培环境,获得质量更高的组培苗。

(3)培养基质的改变。

琼脂是传统组培快繁中最常用的基质,它的透气性差,不利于水分、气体和营养物质的移动和吸收。无糖组培快繁在基质的选择上相对广泛,主要是一些多孔的无机基质,如蛭石、纤维、珍珠岩、成形岩棉、石沙子等,这些基质由于其良好的透气性,能够提高小植株的生根率,而且与琼脂相比,价格相对低廉,节约了培养成本。

(4)缩短生产周期。

大型容器的使用便于实现组培苗的大规模生产,可以减少环境消毒的工作量,简化生产环节;组培苗环境适应能力提高,可以免去驯化期或缩短驯化期,从而缩短整个生产周期,降低生产成本,提高生产率。

无糖组培苗的生理特点:苗的光合能力提高,光合作用增强,蒸腾作用增强,叶面抑制蒸腾力也同时增强;苗的生理和形态异常现象降低;叶片的表皮细胞发育显著,栅栏层和叶肉组织更加紧密,气孔密度提高,气孔功能增强,苗的水质化现象消除;驯化期间可有效控制体内水分的散失,水和矿物质吸收量增大,苗的生长发育得到了促进,生长速度提高。

3. 意义和应用

无糖组培快繁技术由于具有降低污染率、适于大规模培养、成本低等优点,目前已经在许多植物中得到了广泛的应用,如在马铃薯(*Solanum tuberosum*)、草莓(*Fragaria ananassa*)、花椰菜(*Brassica oleracea*)等农作物,石斛属(*Dendrobium*)植物、薯蓣(*Dioscorea opposita*)、丹参(*Salvia miltiorrhiza*)等中药材,康乃馨(*Dianthus caryophyllus*)、非洲菊(*Gerbera jamesonii*)、满天星(*Gypsophila elegans*)等花卉的繁殖中都得到了广泛的应用。该技术可有效地降低组培苗的污染率,减少组培苗的玻璃化现象,促进组培苗的生长发育,是规模化、高效率生产组培苗的一条有效途径。对半夏(*Pinellia ternate*)无糖组培苗与有糖组培苗进行比较,发现半夏无糖组培苗叶片具有发育较好、较厚的栅栏组织和海绵组织,细胞排列紧密有序,中脉发达,且叶表皮具有蜡质层;无糖培养的组培苗,植株生根快,健壮且根系发达。

二、无糖组培快繁技术的环境调控

无糖组培快繁技术的重点是通过环境调控措施，主要包括增施CO_2、调节光环境、改善培养基质和调整培养基成分等，达到促进组培苗光合作用，增强其自养能力的目的。

1. CO_2增施技术

无糖组培技术的一个重要特征是由CO_2气体代替糖作为碳源，因此CO_2是无糖组培系统的关键因素，且易于操作控制。CO_2增施的方法主要有自然换气和强制换气两种。

（1）自然换气。

自然换气是指通过容器上的微小缝隙或透气孔（被滤菌可透气封口膜覆盖）来进行容器内外气体的交换。自然换气的主要问题是组培苗的生长差异较大，这是由于气体流动、封口方式、封口材料以及外部气体环境的不同，尤其是由于植株在培养期间代谢活动的不同，导致了容器内CO_2和其他气体的浓度差异较大。

（2）强制换气。

强制换气是指人为地通入CO_2，利用机械设施进行容器内外气体的交换。强制换气可在大型培养箱或组培室内进行，CO_2和其他气体的浓度可根据植物的生长阶段进行调节。研究证实强制换气比自然换气更利于组培苗的生长。如桉树（*Eucalyptus robusta*）无糖组培苗在强制通气条件下的鲜重、干重、净光合速率和移栽成活率均高于自然换气方式。

2. 光环境调节

光环境是影响无糖组培苗光合作用和生长的内在因素，包括光强、光质、光周期和光源4个因子。

（1）光照强度。

光照强度是植物进行光合作用重要的制约因素之一，当培养容器中的CO_2浓度处于补偿点之上时，提高光强对改善试管苗的光合作用和促进其生长发育有积极影响。例如，采用光照强度和CO_2浓度间接调控甘薯无糖组培苗的微环境，可大大促进光合作用，组培苗的干重、叶绿素含量、根系和叶面积均有增加，叶片的气孔明显增大，过氧化物酶的活性也显著提高。

在春秋季节的晴朗天气，中纬度地区的室外太阳光强度可达数万勒克斯，夏季光照更可高达200000 lx。而一盏40 W的普通组培补光灯15 cm远处的光强仅为2000 lx左右（随灯管的类型不同而略有差异）。要达到10000 lx的光强，至少需要5盏日光灯。

（2）光质。

植物本身存在3套受光系统：叶绿素吸收660 nm波长附近的光进行光合作用，类胡萝卜素吸收450 nm波长附近的光引起植物的光形态建成，光敏素吸收660 nm、730 nm波长的光控制植物的形态发生。这导致不同波长的光对植物的生长发育产生不同的影响。在大花蕙兰(*Cymbidium hybridum*)无糖组培中，红光可促进叶片生长，阻碍叶绿素合成，而蓝光的作用则恰恰相反，最佳红/蓝光比例为8/2；红/蓝光比例为8/2时，白鹤芋(*Spathiphyllum kochii*)组培苗生长得最好；红/蓝光比例为7/3时，草莓组培苗生长得最好，驯化阶段的存活率也高；唐菖蒲(*Gladiolus gandavensis*)组培苗在蓝光下较白光和红光下生长旺盛，根系粗壮，侧芽多；甜叶菊(*Stevia rebaudiana*)在红光下较在白光下生长快、侧芽多。

(3)光周期。

不同植物种类对光周期的要求有一定的差异，大多数植物组培苗适宜在16～18 h/d的光周期条件下生长。

(4)光源。

在植物的无糖组培中，常使用发光二极管(LED)作为光源。可利用发单色光的LED调节光质，也可调节不同波长的光及光照强度。

3. 改善培养基质

传统组培中常以琼脂、卡那胶等凝胶状物质作为培养基质(支持物质)，在此基质上长出的组培苗的根系常瘦小而脆弱，移栽时易受伤。而无糖组培则常采用多孔的无机材料，如蛭石、塑料泡沫、珍珠岩、石棉、陶棉、纤维素等作为培养基质，这些基质具有孔隙度高、透气性好的特点，故能显著地促进组培苗根系的发育，使组培苗具有较高的生根率；而且这些材料价格低廉，可以大大降低生产成本。

4. 调整培养基成分

光合作用的强弱在一定程度上取决于组培苗叶绿素含量，而谷氨酸是合成叶绿素的起始物质，向无糖培养基中加入谷氨酸可促进叶绿素的生物合成，加强植株的光合作用，从而增强其自养能力。例如，满天星(*Gypsophila elegans*)在无糖组培条件下，谷氨酸的浓度在1～10 mg/L范围内随着浓度的增加，组培苗的干重、叶绿素含量、净光合率等均呈上升趋势。由于无糖培养提高了组培苗的光合自养能力，植株生长所需要的一些植物激素和维生素类物质可以由植物自身合成，所以在培养基中可以适当减少植物生长调节剂和维生素的用量。

三、无糖组培生产装置

传统组培容器内环境是相对不变的，且组培室内的可控因子(如光照、温湿度等)一般是相对固定的，因此多数情况下无须进行培养条件的调控。但在无糖组培时，为确保组培苗的健壮生长，必须进行培养容器内的CO_2浓度、光照强度、温度和湿度的自动监测及综合调控。

无糖组培生产装置主要包括培养架、培养容器、供气系统、光照系统、提高光能利用效率的系统、气体控制流量系统、CO_2浓度控制系统等组件。无糖组培供气装置将纯CO_2气体经消毒、干燥后，强制性输入培养容器内，输入容器内的CO_2的气量和浓度均可控制。研究者们一直致力于无糖组培生产装置的改进研究，以提高生产效率，相继开发出了多种体积不等、带有强制性通风设施等的培养装置，其中以Kozai等开发出的具有强制通风功能的大型组培装置最具代表性（图9-2-1）。该装置系统能够较好地控制组培苗生长环境中的光量子通量密度（photosynthetic photon flux density，PPFD）、CO_2浓度和温湿度。此外，Kozai等还研制出既能控制气体环境又能控制培养基化学成分的大型营养液组培装置（图9-2-2）。

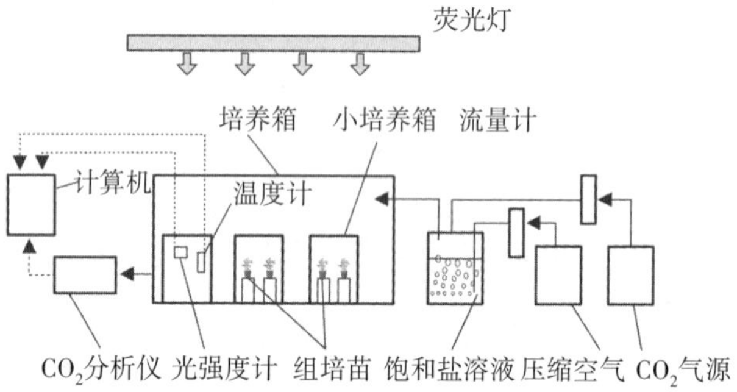

图9-2-1　无糖组培生产装置示意图（张芳源参考Kozai等绘制，1987）

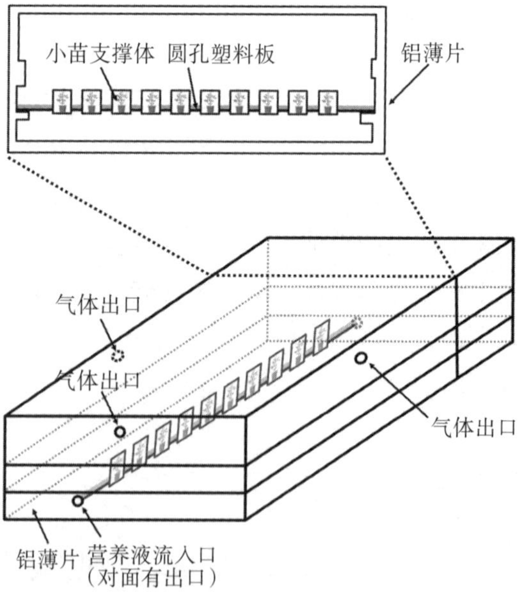

图9-2-2　无糖营养液组培生产装置示意图（张芳源参考Kozai等绘制，1998）

本章小结

植物离体快速繁殖又称植物离体快繁或植物微繁,是指利用植物组织培养技术对外植体进行离体培养,使其短期内获得遗传性一致的大量再生植株的方法。植物离体快繁是植物组织培养技术在农业生产中应用最广泛、产生经济效益最大的技术手段,涉及的植物种类繁多,技术日益成熟并程序化。植物离体快繁最重要的用途是进行植物的商业化生产,即将植物无性繁殖从田间移入室内,以每年数万倍或数十万倍,甚至数百万倍的速度繁殖植物,进行商业化销售。

植物离体快繁一般分为无菌培养物的建立、诱导中间繁殖体的生长与分化、中间繁殖体的增殖、试管苗的壮苗和生根、试管苗的出瓶与移栽5个阶段。在植物离体快繁过程中,正确选择快繁类型和诱导中间繁殖体非常重要。组培快繁器官发生类型(中间繁殖体类型)有无菌短枝型、丛生芽发生型、不定芽发生型、胚状体发生型和原球茎发生型5种类型。影响植物离体快繁的因素主要有培养基成分、外植体、培养条件和继代次数等。

植物无糖组培快繁技术是指通过输入CO_2气体代替传统植物组织培养中的糖作为碳源,并采用微环境调控技术,提供适宜植株生长的温度、湿度、光照、气体、营养等条件,使培养容器中的小植株在人工光照下,吸收CO_2进行光合作用,是环境调控技术和组织培养技术的有机结合,又称为光自养微繁殖技术。无糖组培快繁技术的重点是通过环境调控措施,主要包括增施CO_2、调节光环境、改善培养基质和调整培养基成分等,达到促进组培苗光合作用,增强其自养能力的目的。在无糖组培时,为确保组培苗的健壮生长,必须进行培养容器内的CO_2浓度、光照强度、温度和湿度的自动监测及综合调控。无糖组培生产装置主要包括培养架、培养容器、供气系统、光照系统、提高光能利用效率的系统、气体控制流量系统、CO_2浓度控制系统等组件。

思考题

1. 植物离体快速繁殖与传统营养繁殖相比具有什么特点?
2. 试述植物离体快速繁殖的意义和应用。
3. 简述植物离体快速繁殖的过程。
4. 影响植物离体快速繁殖的因素有哪些?
5. 什么是植物无糖组培快繁?该技术与传统的离体快繁相比具有什么优势?
6. 简述植物无糖组培快繁的意义和应用。
7. 植物无糖组培快繁技术的环境调控措施有哪些?

参考文献

1. 蔡汉，张惠英，季卫忠，等. 观赏植物无糖组培快繁的研究现状及展望[J]. 江苏农业科学，2006(6)：277-281.

2. 侯典云，王聪睿，胥华伟，等. 植物无糖组培快繁技术的应用[J]. 安徽农学通报(上半月刊)，2010，16(11)：72，148.

3. 罗天宽，王晓玲. 植物组织培养[M]. 北京：中国农业大学出版社，2016.

4. 苗徐静. 贵州主栽草莓品种的离体快繁技术及组培苗的遗传变异[D]. 贵阳：贵州大学，2018.

5. 石玉波，刘和平. 植物组织培养[M]. 杭州：浙江大学出版社，2018.

6. 谭晓菁，苏成雄，俞信光，等. 金线莲药用价值与种苗快繁技术研究进展[J]. 药物生物技术，2017，24(1)：88-91.

7. 王蒂. 植物组织培养(第2版)[M]. 北京：中国农业出版，2013.

8. 王镭，张英杰，张京伟，等. 月季组培快繁技术研究进展[J]. 黑龙江农业科学，2019(6)：179-182.

9. 王立文. 植物无糖组培中CO_2增施方法及其应用研究[D]. 南京：南京农业大学，2005.

10. 肖远志，黄国林，张平. 新技术在观赏植物组织培养中的应用[J]. 湖南农业科学，2013(15)：20-22.

11. 占艳，王荔，陈疏影，等. 微环境调控对半夏无糖组培苗光合自养的影响[J]. 云南农业大学学报，2009，24(4)：539-544.

12. 周亚辉，熊帅. 植物组织培养快速繁殖成功的影响因素[J]. 中国园艺文摘，2016，32(2)：223-224.

第十章
植物遗传转化

【教学指引】

本章主要介绍植物遗传转化的受体组织或细胞及其培养、携带目的基因的载体、转化方法、转基因植株或组织细胞的鉴定等内容。

植物转基因技术(plant transgenic technology)是进行基因功能研究和植物遗传改良的重要工具,主要将不同来源的具有特定功能的基因或DNA片段在生命体外构建重组DNA分子,随后导入目标活细胞,以改变生物原有的遗传特性、获得新品种、生产新产品的现代生物技术。该技术最大的特点是按照工程学的方法进行设计和操作,使人们能够按照意愿在分子水平上定向、精准、高效地改造生物。利用转基因技术将优良性状基因导入植物体内,赋予新的有利特性,提高植株的抗病性和抗逆性,改善代谢途径,提高其活性成分含量等,对实现遗传改良和培育新品种具有重要意义,将其应用于药用植物中具有广泛应用潜力和发展前景。例如,利用植物生产次生代谢产物、医用口服疫苗、重组抗体、脂肪酸等。1983年,世界首例转基因烟草的成功培育标志着人类开始尝试利用转基因技术改良植物,至今已成功获得35科近200种转基因植物。我国研究的转基因药用植物种类越来越多,包括青蒿(*Artemisia carvifolia*)、金钗石斛(*Dendrobium nobile*)、金银花(*Lonicera japonica*)、连翘(*Forsythia suspensa*)、人参(*Panax ginseng*)、丹参(*Salvia miltiorrhiza*)等数十种中药,但其研究的深度和系统性还远远不及水稻、大豆、棉花、玉米、木瓜等农作物。目前转基因药用植物的研究大多数还处于实验室阶段,但是随着生物技术的发展,会有越来越多的转基因药用植物进入商业化阶段。2012年,美国食品和药物管理局已批准上市1种利用转基因植物细胞生产的新药,即Pfizer公司的Elelyso(taliglucerase alfa),其主要用于治疗Ⅰ型戈谢病。

与常规育种方法相比,转基因育种具有以下优势:(1)打破生殖隔离,可实现动物、植物和微生物不同物种间的遗传物质交流,从而充分利用自然界存在的各种遗传资源;(2)对目标性状进行定向变异和选择;(3)加快育种进程,缩短育种年限。

植物遗传转化是转基因育种的关键技术之一。植物遗传转化(plant genetic transformation)是指通过化学、物理以及生物途径将外源基因或DNA片段导入受体组织或细胞中,使其在后代植株中得以稳定整合、表达与遗传的过程。由此可见,遗传转化包括受体组织或细胞及其培养、携带目的基因的载体、转化方法、转基因植株或组织细胞的鉴定等内容。

第一节 植物遗传转化受体

一、遗传转化受体的概念

植物遗传转化受体(genetic transformation receptor)是指用于转化的外植体通过组织培养途径或其他非组织培养途径,能高效、稳定地再生无性系,并能接受外源DNA整合,对转化选择抗生素敏感的再生系统。

遗传转化的受体应符合以下条件:(1)能够高效率地接收外源基因,并能使其稳定地整合到受体植物基因组中;(2)具有稳定的外植体来源;(3)具有脱分化和再生能力,并可获得再生植株或器官;(4)能够稳定地将外源基因遗传给后代。

二、遗传转化受体的类型

遗传转化受体通常有体外培养材料和活体材料两类。

1.体外培养材料

使用体外培养材料,如离体器官或组织、原生质体、悬浮培养细胞、愈伤组织和小孢子等作为受体,通过组织培养和植株再生来实现遗传转化,这是目前最主要的方法。

2.活体材料

使用活体材料,如完整植株、种子或花粉等作为受体,利用农杆菌感染伤口、花粉管通道法、子房注射法等方法,直接将外源基因导入受体植物。

选择遗传转化受体时,要考虑转化方法、受体的再生能力、受体材料的生理状态和再生途径,以及体细胞无性系变异的发生等因素的影响。其中限制基因转移的首要因素当属受体的再生能力,因为建立高频植株再生体系是植物遗传转化的一个重要条件,但是其他因素也在不同程度上以不同方式影响植物转基因的有效性。

第二节
植物遗传转化载体

载体(vector)是指在基因工程重组DNA技术中将DNA片段(目的基因)转移至受体细胞的一种能自我复制的DNA分子。植物基因工程载体按其功能可以分为目的基因克隆载体、中间载体和植物表达载体3大类。目的基因克隆载体通常是以多拷贝的大肠杆菌质粒作为载体,其功能是保存和克隆目的基因。中间载体分为中间克隆载体和中间表达载体两类,中间克隆载体是构建中间表达载体的基础质粒,它是由大肠杆菌质粒插入T-DNA片段、目的基因和标记基因等构建而成;中间表达载体是含有植物特异启动子的载体,它是用来构建植物表达载体的质粒。植物表达载体是携带目的外源基因进入植物细胞进行扩增和表达的媒介,故亦称工程载体,它是由中间表达载体和卸甲载体构建而成。

植物表达载体根据载体的遗传特性和功能,主要分为农杆菌Ti/Ri质粒载体和植物病毒载体两大类。农杆菌Ti/Ri质粒载体可将外源基因整合进植物染色体基因组,使外源基因在植物中稳定表达。病毒载体为瞬时表达系统,通过转基因植株高效表达外源重组蛋白,在生产疫苗或药用蛋白方面有着广泛的用途。此外,还有RNA干扰(RNA interference,RNAi)表达载体、CRISPR/Cas9表达载体等,用于基因功能鉴定和功能基因表达调控等研究领域。在表达载体上,可以进行多种表达元件的构建和改造,如启动子、终止子、筛选标记及报告基因等。

一、根癌农杆菌Ti质粒载体

农杆菌(*Agrobacterium*)是生活在植物根表面依靠由根组织渗透出来的营养物质生存的一类普遍存在于土壤中的革兰氏阴性细菌,能侵染大多数双子叶植物、少数单子叶植物及个别裸子植物,它诱发被感染植物的受伤部位长出冠缨瘤和毛状根。农杆菌主要有根癌农杆菌(*Agrobacterium tumefaciens*)和发根农杆菌(*Agrobacterium rhizogenes*)两种,根癌农杆菌诱导产生冠瘿瘤,发根农杆菌则诱导产生毛状根。农杆菌的这种特性是基于它们具有能诱导冠缨瘤产生的Ti质粒和毛状根产生的Ri质粒。Ti质粒与Ri质粒是农杆菌染色体以外的巨大质粒,其中Ti质粒的大小为150~240 kb,Ri质粒有200~800 kb。

1. Ti质粒的结构与功能

根癌农杆菌Ti质粒,根据其诱导的植物冠瘿瘤中所合成的冠瘿碱(opine)种类不同，Ti质粒可以分为以下4种类型：章鱼碱型（octopine）、胭脂碱型（nopaline）、农杆碱型（agropine）、农杆菌素碱型（agrocinopine）或称为琥珀碱型（succinamopine）。通过转座子标签技术和缺失图谱分析，可将Ti质粒分为T-DNA区、Vir区、Con区和Ori区4个功能区域（图10-2-1）。

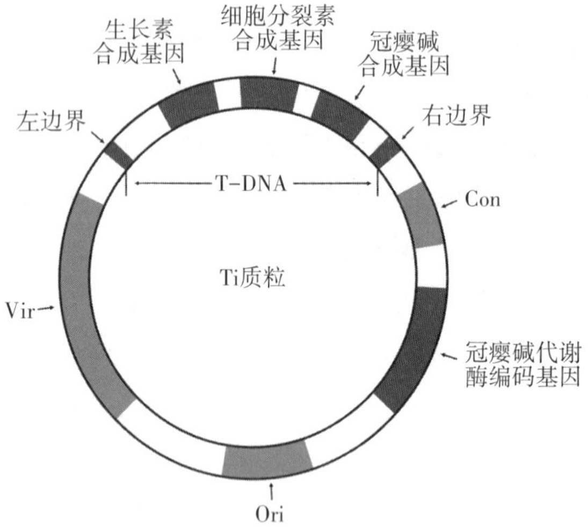

图10-2-1　Ti质粒结构示意图（张芳源绘制）

（1）T-DNA区（transferred-DNA region）。

该区段是根癌农杆菌侵染植物细胞时从Ti质粒上切割下来转移并整合到植物细胞基因组中的一段DNA。T-DNA区区段中含有与肿瘤形成有关的tms、tmr和tmt 3组基因，其中*tms*和*tmr*两组基因分别控制合成植物生长素与细胞分裂素，促使植物创伤组织无限制地生长与分裂，形成冠瘿瘤，*tmt*基因组的编码产物可催化合成冠瘿碱，这些基因统称为致瘤*onc*基因。在T-DNA的两端还含有左右2个边界，左边界（left border，LB）和右边界（right border，RB），如胭脂碱型的T-DNA区的两端各有一段25 bp的保守序列。左边界缺失突变仍能致瘤，而右边界缺失突变则不能再致瘤，甚至不发生T-DNA的转移，表明右边界对T-DNA转移有重要作用。胭脂碱型的T-DNA区为一段连续的DNA片段；章鱼碱型的T-DNA区通常由两条分离的T-DNA片段组成（TL-DNA区和TR-DNA区），这两条分离的T-DNA片段各自带有相应的左边界序列和右边界序列。在农杆菌侵染植物时，T-DNA可以将其携带的外源基因整合到植物基因组中，但T-DNA上的基因与T-DNA的转移与整合无关。

（2）Vir区（virulence region）。

该区段上的基因能激活T-DNA转移，使农杆菌表现出毒性，故称之为毒性区，又叫毒性基因、*vir*基因或致病基因。Vir区长度大约为40 kb，含有7个操纵子共24个基因，与相邻的T-DNA区合起来约占Ti质粒总长度的1/3。

(3)Con 区(regions encoding conjugations)。

该区段上存在着与细菌间接合转移有关的基因(*tra*),调控Ti质粒在农杆菌之间的转移。冠瘿碱能激活*tra*基因,诱导Ti质粒转移,因此称之为接合转移编码区。

(4)Ori区(origin of replication)。

该区段DNA调控Ti质粒的自我复制起始,故称之为复制起始区。

此外,Ti质粒上还有冠瘿碱代谢酶编码基因,编码特异的透性酶和同膜结合的氧化酶,参加冠瘿碱的分解代谢活动。冠瘿碱的代谢产物为氨基酸和糖类,为农杆菌生长提供能源、碳源和氮源。

2. Ti质粒的改造与中间载体构建

野生型Ti质粒含有与冠瘿碱代谢有关的基因,T-DNA区内含有生长素、细胞分裂素和冠瘿碱合成基因,这些基因序列对于实际应用而言是多余或不利的,如分子过大不便于基因工程操作,限制性核酸内切酶位点众多不利于重组DNA构建,*onc*基因产物会干扰受体植物细胞激素的平衡等,因此需要对Ti质粒进行改造,以使之适用于生产和科研。大肠杆菌能与农杆菌高效地接合转移,因此,可以先将T-DNA片段克隆到大肠杆菌的质粒中,并插入外源基因,最后通过接合转移把外源基因引入农杆菌的Ti质粒上。

(1)卸甲载体。

即无毒的Ti质粒载体,又称为onc^-载体。*onc*基因的致瘤作用影响转化植物细胞的分化和植株再生,因此,为了使野生型Ti质粒成为遗传转化的载体,必须切除T-DNA上的*onc*基因,即"解除"其"武装",构建成所谓的"卸甲"或称"缴械"载体。在这种onc^-载体中,已经缺失的T-DNA部位通常被一种常用的大肠杆菌质粒pBR322区段所取代。这样任何适合于克隆在pBR322质粒中的外源DNA片段,都可通过pBR322质粒DNA与卸甲载体的同源重组而被整合到onc^- Ti质粒载体上。

(2)中间载体。

野生型Ti质粒经过改造后可获得卸甲Ti质粒,但如果在该质粒中再引入大肠杆菌的复制起点或多克隆位点等,在实际载体构建工作中存在很大的难度。因此,需要构建一个中间载体,使之与卸甲载体共同组成一个植物遗传转化载体系统,从而完成植物基因转化。

中间载体是在一个普通的大肠杆菌的克隆载体(如pBR322质粒)中插入了一段合适的T-DNA片段而构成的小型质粒。中间载体从功能上分为中间克隆载体和中间表达载体两类。构建的中间载体,如果未在结构基因之前加上能在植物细胞中表达的启动子,导入农杆菌Ti质粒并转化植物细胞后,该基因还不能在植物中表达,只能作为克隆载体。完整的中间表达载体应在结构基因的两端连接启动子和终止子,有时还插入选择标记基因或报告基因。中间表达载体的基本结构:植物特异性启动子+目的基因+终止子、植物特异性启动子+选择标记基因+终止子、植物特异性启动子+报告基因+终止子。

3. 植物表达载体

中间载体是一种大肠杆菌的质粒,不能把目的基因转化到植物细胞中,所以不能直接作为目的基因转化的载体。只有将中间载体引入已改造的Ti质粒中,并构建成能侵染植物细胞的基因转化载体,即植物表达载体,才能应用于植物遗传转化。植物表达载体是由两种以上的质粒共同构成的,因此称为载体系统。目前,常用的两种Ti质粒基因转化载体系统是共整合载体系统和双元载体系统。

(1)共整合载体系统。

这一类载体是中间表达载体与改造后的受体Ti质粒之间,通过同源重组所产生的一种复合型载体系统。由于该载体的T-DNA区与Ti质粒Vir区连锁,因此又称为顺式载体。共整合载体系统Ti质粒的改造较为简单,即去除野生型Ti质粒T-DNA中的*onc*基因,引入一段工程操作的大肠杆菌小质粒序列,保留T-DNA的边界序列。转化菌株的制备过程是将目的基因克隆到小质粒中间载体上,然后将载有目的基因的小质粒通过一定的方法导入农杆菌,利用Ti质粒与小质粒的同源重组,将外源基因引入T-DNA,制成用于遗传转化的共整合载体转化菌株。

(2)双元载体系统。

双元载体系统是由两个分别含T-DNA和Vir区的相容性突变Ti质粒构成的双质粒系统。由于T-DNA与Vir在两个独立的质粒上,*vir*基因通过反式激活的方式促进T-DNA的转移,故称为反式载体。双元载体系统涉及两个Ti质粒的改造,其中一个大Ti质粒的改造,主要是去除T-DNA上的*onc*基因(即卸甲),甚至完全消除T-DNA,保留Ti质粒上的其他部分,并保留在受体细菌中;另一个小Ti质粒只带有T-DNA、复制起点和选择标记基因,并在T-DNA上引入多克隆位点,这个小Ti质粒也称为穿梭质粒或操作质粒。通常含有T-DNA序列的穿梭质粒用于携带嵌合基因,而含*vir*基因的Ti质粒作为辅助质粒激活T-DNA转移。转化菌株的制备过程是将携带有目的基因的小Ti质粒引入含卸甲的大Ti质粒的菌株中,组成含两个质粒的转化菌株。

二、发根农杆菌Ri质粒载体

1. Ri质粒的结构与功能

Ri质粒的结构与Ti质粒的结构十分相似,可以划分为T-DNA区、Vir区、Ori区和其他区域等几个部分,T-DNA区和Vir区是与转化有关的两个主要功能区。Ri质粒的

T-DNA区也存在冠瘿碱合成基因，且这些合成基因只能在被侵染的真核细胞中表达。根据合成的冠瘿碱的不同，Ri质粒可分为农杆碱型（agropine）、甘露碱型（mannopine）、黄瓜碱型（cucumopine）3种类型。Ri质粒的T-DNA区因农杆菌种类不同而有所差异。农杆碱型菌株Ri质粒的T-DNA具有两段不连续的边界序列，即TL区和TR区，而甘露碱型和黄瓜碱型菌株Ri质粒的T-DNA只有单一的左边界。农杆碱型Ri质粒的左右边界上含有25 bp的重复序列，与Ti质粒的T-DNA的左右边界序列具有很高的同源性。甘露碱型和黄瓜碱型Ri质粒的T-DNA左边界与Ti质粒的左边界同源性也很高。Vir区位于复制起点和T-DNA区之间，包含有*vir*A、*vir*B、*vir*C、*vir*D、*vir*E、*vir*F、*vir*G7个基因位点。Vir区基因在转化过程中虽然不发生转移，但是它对T-DNA的转移起着非常重要的作用。

2. Ri中间表达载体

与Ti质粒的T-DNA不同的是，Ri质粒的T-DNA区中的基因只是诱导植物产生不定根，并不影响植株再生。因此，野生型Ri质粒可以直接作为转化载体，即不需要“卸甲”过程。Ri质粒转化系统中间载体的构建与Ti质粒中间表达载体的构建相同。

3. Ri质粒遗传转化载体系统

（1）Ri共整合转化载体。

Ri共整合转化载体的构建过程中，中间载体常用pBR322、pBI121和pCAMBIA系列等。将目的基因插入T-DNA中，构成中间表达载体。然后通过诱导菌株的协助质粒（如大肠杆菌HB101）和野生型的发根农杆菌直接进行三亲杂交，通过同源重组把中间载体整合到Ri质粒的T-DNA中，得到带有目的基因的共整合载体。

（2）Ri双元转化载体。

Ri质粒双元载体的构建程序及其转化策略与Ti质粒相同。

三、植物病毒载体

病毒DNA（或RNA）中存在着能被寄主细胞DNA复制和转录（或逆转录）的酶系统所识别的核酸序列，当病毒侵染植物后，其核酸分子进入植物细胞进行自我复制和蛋白质表达。植物病毒转基因系统就是将外源目的基因插入病毒基因组中，通过病毒对植物细胞的感染而将目的基因导入植物细胞。植物病毒载体的研究开展得较晚，1984年才诞生了第一例由植物DNA病毒——花椰菜花叶病毒（cauliflower mosaic virus，CaMV）构建的载体。之后，人们尝试了多种植物病毒载体构建方法，目前正在研究发展的植物病毒载体系统有3种。

1. **单链RNA植物病毒载体系统**

是以单链RNA为模板经反转录酶作用合成双链的cDNA,将其克隆到质粒或黏粒载体上,把目的基因插入病毒的cDNA部分,通过体外转录,将带有目的基因的病毒DNA感染并进入植物寄主细胞。

2. **单链DNA植物病毒载体系统**

是由单链环状DNA分子组成,一般存在成对的2个病毒颗粒,可以把目的基因插入其中一种DNA上而不影响另一种DNA基因组的复制。

3. **双链DNA植物病毒载体系统**

是将病毒基因组中对病毒繁殖非必需的一段核苷酸序列去掉,替换成目的基因而不影响病毒基因组的正常包装。用这样重组的病毒载体感染植物细胞以获得目的基因的转移。

第三节 植物遗传转化方法

植物遗传转化方法有很多,根据转化原理可将其分为3大类,即载体转化系统、直接转化系统和种质转化系统。载体转化系统是指通过将目的基因连接在植物表达载体上,随着载体DNA的转移而将目的基因整合到植物基因组中的方法,主要包括根癌农杆菌介导、发根农杆菌介导和植物病毒介导的遗传转化。直接转化系统是指通过物理或化学的方法直接将裸露的DNA导入植物基因组中的方法,包括基因枪转化法、电击转化法、激光微束转化法、PEG介导转化法、脂质体介导转化法等。种质转化系统是指以植物自身种质细胞(如种胚、花粉等)为媒介,将外源DNA导入植物基因组中的方法,包括植物原位花粉管通道转化法、浸泡转化法、原位转化法等。

一、载体转化系统

1. **植物转化用农杆菌菌株**

在农杆菌介导的遗传转化中,通常要将含目的基因的载体导入合适的农杆菌菌株细胞中并活化该菌,再用于侵染植物组织或细胞。转化菌株的制备过程见上述植物表达载体。农杆菌侵染后的组织或细胞经植物组织培养能够再生植株或形成毛状根,其中根癌农杆菌转化外植体后能快速获得转基因再生植株。

农杆菌菌株的侵染能力是转化成功的前提。虽然目前用于植物遗传转化的农杆菌菌株类型很多,但不同的农杆菌菌株侵染受体材料后,组织或细胞的脱分化、胚形成及植株再生的能力存在差异,转化效率和转基因阳性率不同。因此,选择合适的农杆菌菌株是获得转基因材料的重要前提,不仅要考虑到转化的植物基因型及外植体材料类型,还要考虑到搭配所用的载体以及转化方法等。具体实验还是需要多参阅文献并结合自身的实验室工作经验,来选择适当的农杆菌菌株。以下列出几种常用的农杆菌菌株(表10-3-1)。

表10-3-1 常用的农杆菌菌株

农杆菌种类	菌株类型	菌株名称	所含质粒	农杆菌种类	菌株类型	菌株名称	所含质粒
根癌农杆菌	胭脂碱型	C58	pTiC58	根癌农杆菌	章鱼碱型	LBA4404	pAL4404
		ABI	pTiMP90RK			MOG101	MOG101/pMOG410
		A208SE	PTiT37-SE		琥珀碱型	A281	pTiBo542
		MOG301	PTiC58/pBR322			EHA105	pTiBo542DT-DNA
		LBA958	PTiC58			EHA103	pEHA103
		GV3850	pTiGV3850			AGL1	pTiBo542DT-DNA
		GV3101	pTiC58DT-DNA	发根农杆菌	农杆碱型	C58C1	pRiA4b
		T37	pTi37			K599	pRi2659
		EHA101	pTiBo542DT-DNA			Ar 1193	pRi1193
	章鱼碱型	Ach5	pTiAch5			ATCC15834	pRi15834

2. 根癌农杆菌介导的遗传转化

根癌农杆菌介导法是将外源目的基因或DNA片段插入经过改造的T-DNA区,借助农杆菌的感染实现外源目的基因或DNA片段向植物细胞的转移与整合,即将目的基因转入受体植物细胞的基因组,然后通过细胞和组织培养技术,再生出转基因植株。

(1)转化机理。

根癌农杆菌能在自然条件下感染大多数双子叶植物的受伤部位,并诱导产生冠瘿瘤。根癌农杆菌细胞中含有的Ti质粒上有一段T-DNA,根癌农杆菌通过侵染植物伤口进入细胞后,可将T-DNA插入植物基因组中。根癌农杆菌之所以会感染植物是因为植物伤口部位会分泌出酚类物质，如乙酰丁香酮和羟基乙酰丁香酮，这些酚类物质能诱导Ti质粒上Vir区的*vir*基因以及根癌农杆菌染色体上的一个操纵子表达。*vir*基因产物将Ti质粒上的T-DNA单链切下，而根癌农杆菌染色体上的操纵子表达产物则与单链T-DNA结合形成复合物，转化植物细胞。整个过程大致可分为以下六个步骤：①根癌农杆菌对植物细胞的识别和附着；②根癌农杆菌对植物信号物质的感受；③根癌农杆菌Ti质粒上的*vir*基因以及染色体上操纵子的表达及活化；④T-DNA复合物的产生；⑤T-DNA复合物的转运；⑥T-DNA整合到植物基因组中。

(2)基本程序。

根癌农杆菌介导法是目前研究最多和技术方法最为成熟的遗传转化方法。已经建立了活体植株感染法、叶盘转化法、原生质体共培养法等多种植物基因转化方法，这些方法的基本程序包括：①植物转化重组Ti质粒载体的构建及其导入工程菌；②含重组Ti质粒的工程菌培养及菌液制备；③外植体选择和预培养；④工程菌与外植体共培养；⑤外植体脱菌与筛选培养；⑥转化外植体的植株再生；⑦转基因植株的鉴定和分析。

(3)优缺点。

根癌农杆菌Ti质粒介导的遗传转化系统同其他转化系统相比具有许多突出的优点：①该系统是天然的转化载体系统，成功率高，效果好；②该转化系统机理清楚，方法成熟，操作简单，应用最为广泛；③该转化系统转化的外源基因以单拷贝为多数，遗传稳定性好，并且多数符合孟德尔遗传规律，因此转基因植株能较好地为育种提供中间选育材料；④适用寄主范围广，几乎所有的双子叶植物都可采用此法。其主要缺点：①寄主范围主要是双子叶植物和少数单子叶植物，大多数单子叶植物，尤其是禾本科植物多对根癌农杆菌侵染不敏感，限制了其应用范围；②农杆菌介导法大多数需要经过组织培养阶段，周期长，再生植株获得有一定难度。

3. 发根农杆菌介导的遗传转化

发根农杆菌侵染植物细胞后，会被其Ri质粒诱导产生类似于不定根的毛状物或发状物。Ri质粒不仅与根癌农杆菌Ti质粒的结构相似，也存在与转化有关的T-DNA区和Vir区，而且具有相同的寄主范围和相似的转化原理。发根农杆菌Ri质粒介导的遗传转化系统具有以下优点：(1)Ri质粒的T-DNA可以不经“卸甲”直接作为转化载体，不影响植株再生；(2)一条毛状根就是一个单细胞克隆，毛状根可以再生植株且为单细胞起源，可避免产生嵌合体；(3)Ri质粒可直接作为中间载体亦可与Ti质粒配合使用建立双元载体；(4)毛状根适于进行离体培养，生产有价值的次生代谢产物。发根农杆菌与根癌农杆菌介导的遗传转化程序基本相同，只是发根农杆菌介导转化诱发形成的单克隆毛状根，经组织培养后可再生成完整的植株。

4. 植物病毒载体介导的遗传转化

通过植物病毒载体介导进行植物基因转移的方法主要有病毒直接接种法、农杆菌接种法等。病毒直接接种法是利用一些裸露病毒基因组或包裹外壳蛋白的病毒颗粒具有可直接侵染植物细胞的特性,将重组病毒直接接种在植物体上,这种方法所得转基因植物的外源基因未整合到其核基因组中,不能通过有性繁殖遗传给后代。农杆菌接种法是把含有外源目的基因的重组病毒DNA插入农杆菌Ti质粒的T-DNA区域,通过农杆菌侵染的方式将重组病毒导入植物细胞,其操作程序与农杆菌介导转化方法基本相似。

二、直接转化系统

1. 物理转化法

(1)基因枪(gene gun)转化法。

又称粒子枪(particle gun)法、微弹轰击(microprojectile or biolistic bombardment)法等,是利用火药爆炸、高压气体或高压放电加速驱动,将包裹有外源目的基因或DNA片段的钨粒或金粒高速射入受体细胞或组织,使外源基因实现穿壁进入受体细胞中,然后通过细胞和组织培养技术,再生出转基因植株。根据动力系统,可将基因枪分为3种类型:第一类是利用火药爆炸力作为加速动力;第二类是以高压气体作为动力;第三类是以高压放电作为驱动力。尽管基因枪有多种不同类型,但其遗传转化的基本步骤基本相同,包括:①受体细胞或组织的准备和预处理;②DNA微弹的制备;③基因枪轰击过程;④轰击后外植体的培养和筛选;⑤植株再生;⑥转基因植株鉴定和分析。基因枪转化法具有以下优点:①无宿主限制,对单子叶植物和双子叶植物均适用,是目前单子叶植物最主要的遗传转化方法;②可控度高,操作简便迅速;③受体类型广泛,原生质体、叶圆片、悬浮培养细胞、茎、根以及种子的胚、分生组织、愈伤组织、花粉细胞、子房等几乎所有具有分生潜力的组织或细胞都可以用基因枪进行轰击;④可将外源基因导入叶绿体、线粒体等植物细胞器,是目前质体转化研究中最常用和最有效的DNA导入法。

(2)电击转化法(electroporation)。

又称电激法、电穿孔法,是利用高压电脉冲作用在原生质体膜上电击穿孔,形成可逆的孔径为8.4 nm左右的瞬间通道,从而促使原生质体对外源DNA的摄取。电击转化法的基本步骤包括:①含外源目的基因的质粒DNA制备;②植物原生质体悬浮液制备;③将质粒DNA和原生质体悬浮液混合后置于200~600 V/cm的电场中处理若干秒;④原生质体培养和转化子筛选;⑤再生植株鉴定、分析与培养。

(3)激光微束转化法(laser microbeam)。

又称显微激光法(microlaser inducing),是指将激光引入光学显微镜聚焦成微米级的微束照射细胞或组织后,在细胞膜上形成能自我愈合的小孔,使加入细胞悬浮液里的外源基因或DNA片段导入细胞,从而实现基因的转移。激光微束转化法的基本步骤包括:①含外源目的基因的质粒DNA制备;②受体植物材料的选择及高渗缓冲液处理;③材料和质粒DNA混合并注入激光微束系统的Rose小室;④激光微束仪照射,一般照射波长为0.35 μm,脉宽为10~15 ns,输出能量大于2 mJ,约7000个脉冲;⑤转化后细胞或组织的培养及转化子筛选、转基因植株鉴定和分析。

2. 化学转化法

化学转化法是以原生质体为受体,借助于特定的化学物质促使DNA直接导入植物细胞的方法。目前,用于转化细胞的化学物质有聚乙二醇(PEG)、聚乙烯醇、多聚鸟苷酸等,其中PEG是常用的化学转化物质。

(1)PEG介导转化法。

PEG是一种水溶性的细胞融合剂和渗透剂,不仅可以使细胞膜之间及DNA与膜之间形成分子桥,促使相互间的接触和粘连,而且可改变细胞膜的表面电荷,改变细胞膜的通透性,诱导原生质体摄取外源DNA片段,还可促使细胞膜间的融合。PEG介导的遗传转化的基本步骤包括:①含外源目的基因的质粒DNA制备;②原生质体制备;③质粒DNA与原生质体悬浮液混合保温培养,并加入一定量的PEG诱导外源DNA进入受体细胞;④转化后细胞的培养及转化子筛选、转基因植株鉴定和分析。

(2)脂质体介导转化法。

是根据生物膜的结构和功能特性,人工利用脂类化学物质(如磷酸)包裹外源DNA或RNA成球体后,通过原生质体吞噬或膜融合作用将外源DNA导入原生质体的细胞质或细胞核内,从而进行遗传转化的技术。脂质体介导转化法的基本步骤包括:①原生质体制备;②脂质体制备;③原生质体和脂质体的融合;④转化体的培养、筛选和鉴定。此外,也可以通过显微注射将含有DNA或RNA的脂质体直接注射到植物细胞中以实现转化。

三、种质转化系统

1. 花粉管通道转化法

花粉管通道法(pollen-tube pathway)是利用植物开花、受精过程中形成的花粉管通道,直接将外源目的基因导入尚不具备正常细胞壁的卵细胞、受精卵或早期胚细胞中,并进一步将外源目的基因整合到受体细胞基因组中,实现目的基因遗传转化的一种方法。

花粉管通道法介导外源基因的导入，主要通过天然形成的花粉管通道直接导入外源基因，目前主要采用以下几种方法。(1)柱头滴加法，是指在受体植物授粉后，花粉形成花粉管通道进入子房，在适当的时期将外源基因导入液滴加在柱头上，沿着花粉管通道进入胚囊。通常在滴加外源基因时，会切除柱头，以缩短通道距离，提高转化率，但切去柱头易造成伤口污染，影响结实率。(2)花粉粒携带法，是用外源DNA溶液预先处理花粉，花粉携带外源基因直接进行授粉，通过花粉粒萌发形成花粉管，进入子房，达到导入外源基因的目的。(3)子房注射法，是通过微量注射器直接将外源DNA注射到子房下部胚囊附近，此方法适合子房较大的植物，且需要准确掌握配子体的发育时间。(4)柱头涂抹法，一般在未授粉前，先将外源DNA导入液涂抹在柱头上，然后人工授粉，套袋，此方法易造成外源DNA导入液污染。不同导入方法的基本步骤相似，可概括为：外源目的基因DNA导入液的制备→根据植物开花特性确定导入外源目的基因DNA的时间及导入方法→将外源目的基因DNA导入受体植物→转基因植株筛选、鉴定及检测。

2. 浸泡转化法

浸泡转化法(imbibition transformation)是指将供试受体材料，如种子、胚、胚珠、子房、幼穗甚至幼苗等，直接浸泡在外源DNA溶液中，利用渗透作用可将外源基因导入受体细胞并稳定地整合、表达与遗传的一种转化方法。植物细胞可以通过以下途径将外源DNA吸入细胞内：通过细胞间隙与胞间连丝组成的网络化运输系统，内吞作用或传递细胞(transfer cell)膜透性的改变为大分子物质通过细胞提供机会。用种子作为供试受体材料，浸泡法转化的基本步骤可概括为：外源DNA的制备→具有生活力种子的预处理→浸泡液中加入外源DNA→种子培养、发芽→植株的鉴定和检测。

3. 原位转化法

原位转化法(in planta transformation)是一种简单的转基因技术，它和传统组培技术的根本区别是不需要组织和细胞培养手段而达到植物在活体而非离体状态下的转化。原位转化法包括真空渗入法、种子转化法、伤口接种法和浸花法等。真空渗入法(vacuum infiltration)是指将适合转化的植株倒置浸入携带外源目的基因的农杆菌渗入培养基中，经真空处理、造伤，使农杆菌通过伤口感染植株，在农杆菌介导下发生遗传转化的一种技术。感染植株经种植收获种子后，再将种子在选择培养基上培养发芽，并进行抗性筛选获得转化后代。

第四节

转基因植株或组织细胞鉴定方法

植物进行遗传转化后，大部分转化体包括细胞、组织、器官或植株是没有转化的，这就需要采用特定的方法将未转化的细胞、组织、器官或植株与转化的区分开来，淘汰未转化的，从而获得携带目的基因并能高效表达和稳定遗传的转基因株系。

目前，应用于转基因植株或组织细胞检测与鉴定的方法较多，分类标准也不尽相同。根据检测的不同阶段可分为整合水平检测法和表达水平检测法，其中外源目的基因整合水平的检测方法有Southern杂交、PCR、PCR-Southern杂交、原位杂交和DNA分子标记技术等；表达水平的检测方法有Northern杂交、RT-PCR、酶联免疫吸附法(ELISA)、Western杂交等。此外，近几年发展起来一些新的外源基因的检测方法，如质谱分析、色谱分析、近红外光谱等，在转基因植株或组织细胞检测和鉴定中都有应用。

一、利用标记基因鉴定

标记基因包括选择标记基因和报告基因。它们常被用于植物遗传转化中转化体的筛选和鉴定，通常与目的基因构建在同一植物表达载体上，一起转入受体。有时标记基因本身也可作为目的基因转入受体，用于基因遗传转化的基础研究。

1. 选择标记基因

选择标记基因(selectable marker gene)是指在选择压力下，编码产物能够使转化体具有对抗生素或除草剂的抗性，而非转化体在含有相应的抗生素或除草剂的培养基中则不能生长、分化和发育的基因，主要包括抗生素抗性基因和除草剂抗性基因两大类。

常用的抗生素抗性基因有氨苄青霉素抗性基因(Amp^r)、四环素抗性基因(Tet^r)、氯霉素抗性基因(Cm^r或*Cat*)、卡那霉素抗性基因(Kan^r)、新霉素抗性基因(neo^r)等。其原理是抗性基因编码的蛋白质(酶)可对抗生素药物进行乙酰化、腺苷化、磷酸化等化学修饰或水解，从而破坏抗生素的作用，使细胞产生抗药性。常用的除草剂抗性基因有*bar*、*aroA*、*als*、*bxn*、*tfdA*、*psbA*等，其编码的蛋白质(酶)可修饰除草剂作用的靶蛋白使其对除草剂不敏感或过量表达，植物吸收除草剂后仍能进行正常代谢作用，或是降解除草剂，在除草剂发生作用前将其解毒。

2. 报告基因

报告基因(reporter gene)是指其编码产物能够被快速地测定，常用来判断外源基因是否已经成功地导入寄主细胞(器官或组织)并检测其表达活性的一类特殊用途的基因。作为转化体筛选和鉴定的报告基因,其表达产物及产物的类似功能在未转化的植物细胞内不存在。

(1)β-葡萄糖醛酸乙酰转移酶基因(*gus*)。

*gus*基因来源于某些细菌,编码β-葡萄糖醛酸乙酰转移酶(β-glucuronidase, GUS)。该酶是一种水解酶,能催化许多β-葡萄糖苷酸酯类物质的水解,如5-溴-4-氯-3-吲哚-β-D-吡喃葡萄糖糖苷(X-Glu)经GUS催化产生蓝色产物,蓝色物质沉积于植物组织可直接观察到,也可用分光光度法测定。

(2)绿色荧光蛋白基因(*gfp*)。

绿色荧光蛋白(green fluorescent protein, GFP)是从水母(*Aequorea victoria*)中分离纯化出的一种可以发出绿色荧光的蛋白。转化体只要在395 nm或498 nm的光下便会激发出绿色荧光。

(3)荧光素酶基因(*luc*)。

*luc*基因主要来源于细菌和萤火虫,其编码产物分别称为细菌荧光素酶(bacterial luciferase)和萤火虫荧光素酶(firefly luciferase)。细菌荧光素酶以脂肪醛为底物,在还原型黄素单核苷酸及氧的参与下,使脂肪醛在被氧化为脂肪酸的同时发出光子,产生490 nm的荧光。萤火虫荧光素酶在Mg^{2+}、ATP和O_2的参与下,催化D-荧光素生成氧化荧光素,同时放出光子,产生550~580 nm的荧光。可利用闪烁计数器进行定量检测,也可采用光自显影法进行定性检测。

(4)冠瘿碱合成酶基因(*nos*、*ocs*)。

*nos*和*ocs*基因来源于土壤农杆菌,其编码产物分别为胭脂碱合成酶(nopaline synthase)和章鱼碱合成酶(octopine synthase)。胭脂碱合成酶催化冠瘿碱的前体物质精氨酸与α-酮戊二酸进行缩合反应生成胭脂碱,章鱼碱合成酶则催化精氨酸与丙酮酸缩合形成章鱼碱。目前主要采用纸电泳法检测*nos*和*ocs*基因。纸电泳分离被检植物组织抽提物,精氨酸的电泳迁移率最大,章鱼碱的迁移率略大于胭脂碱。电泳后用菲醌染色,菲醌与精氨酸、章鱼碱、胭脂碱作用后在紫外光下显示黄色荧光,放置2 d后变为蓝色。

二、分子鉴定法

植物转基因操作中,除利用抗生素抗性和除草剂抗性等选择标记基因排除非转化细胞而留存转化细胞,以及利用*gus*和*gfp*等报告基因显示转基因是否成功外,更重要的是从分子水平鉴别出阳性转化体,明确目的基因在转基因植株中的拷贝数和转录与表达情况。

1. PCR

PCR技术对目的DNA片段的快速扩增实际上是一种在模板DNA、引物和4种脱氧核糖核苷酸存在的条件下,利用DNA聚合酶的酶促反应,通过3个温度依赖性步骤(即变性、退火和延伸)完成的反复循环。经PCR扩增所得目的DNA片段的特异性取决于引物与模板DNA间结合的特异性。根据外源基因序列设计出一对引物,通过PCR反应便可特异性地扩增出转化植株基因组内外源基因的片段,而非转化植株不被扩增,从而筛选出可能被转化的植株。

2. Southern杂交

Southern杂交是利用经过标记的DNA探针与靶DNA进行特异性杂交,分析外源基因在植物染色体上的整合情况(如拷贝数、插入方式)以及外源基因在转基因后代的稳定性问题。Southern杂交可以不受操作过程中的DNA污染影响和清除转化中的质粒残留所引起的假阳性信号,准确度高,特异性强,是研究转基因植株外源基因整合的可靠方法。

3. 实时荧光定量PCR(qPCR)

qPCR是一种在PCR反应体系中加入荧光基团,利用荧光信号积累实时监测整个PCR进程,最后通过标准曲线对未知模板进行定量分析的方法。其特点:(1)特异性强,qPCR技术通过引物或(和)探针的特异性杂交对模板进行鉴别,具有很高的准确性,假阳性低;(2)灵敏度高,采用灵敏的荧光检测系统对荧光信号进行实时监控;(3)线性关系好,由于荧光信号的强弱与模板扩增产物的对数呈线性关系,通过荧光信号的检测对样品初始模板浓度进行定量,误差小;(4)操作简单,自动化程度高,qPCR技术对PCR产物的扩增和检测在闭管的情况下一步完成,不需要开盖,交叉污染和污染环境机会少,没有后处理,不用杂交、电泳、拍照。

4. RT-PCR法

RT-PCR的原理是在反转录酶作用下,以待检植株的mRNA合成cDNA,再以cDNA为模板扩增出特异的DNA。因此,RT-PCR可在mRNA水平上检测目的基因是否表达。RT-PCR十分灵敏,能够检测出低丰度的mRNA,特别是在外源基因以单拷贝方式整合时,其mRNA的检出常用RT-PCR。

5. Northern杂交

外源基因在转化植株或组织细胞中的转录水平,可以通过细胞总RNA或mRNA与探针杂交来分析,称为Northern杂交。它是研究转化体中外源基因表达及调控的重要手段。Northern杂交比Southern杂交更接近于目的基因的表达,但Northern杂交的灵敏度有限,对细胞中低丰度的mRNA检出率较低。因此,在实际工作中更多的是利用RT-PCR技术对外源基因的转录水平进行检测。

6. ELISA 检测

ELISA是酶联免疫吸附法的简称，基础是抗原或抗体的同相化及抗原或抗体的酶标记，把抗原抗体反应的高度专一性、敏感性与酶的高效催化特性有机结合，从而达到定性或定量测定的目的。ELISA有直接法、间接法和双抗法，目前使用最多的是双抗法，其灵敏度最高。

7. Western 杂交

Western杂交是将蛋白质电泳、印迹、免疫测定融为一体的蛋白质检测技术，其原理是将聚丙烯酰胺凝胶电泳(SDS-PAGE)分离的目的蛋白原位固定在固相膜上(如硝酸纤维膜)，再将膜放入高浓度的蛋白质溶液中温育，以封闭非特异性位点，然后在印迹上用特定抗体(一抗)与目的蛋白(抗原)杂交，再加入能与一抗专一结合的标记二抗，最后通过二抗上的标记化合物的性质进行检出。根据检出结果，可知目的蛋白是否表达，浓度大小及大致的分子量。此方法特异性高，可用于定性检测。由于Western杂交是在翻译水平上检测目的基因的表达结果，一定程度上反映了转基因的成败，所以具有非常重要的意义，被广泛采用。

8. 原位杂交技术

原位杂交是通过杂交确定被检物在样本中的原本位置，是目前外源基因在染色体上定位及外源基因在组织细胞内表达定位的主要方法。染色体DNA原位杂交可用来确定外源基因在染色体上的整合位置，对研究外源基因遗传特性有重要意义。许多实验表明位置效应是影响外源基因稳定及表达的重要因素。mRNA原位杂交可直观地观察到外源mRNA的表达量及不同发育时期的表达是否有差异。外源基因表达蛋白的组织细胞免疫定位可用来确定表达蛋白在转基因植物组织及细胞中的分布，成为研究转基因植物中外源基因功能及外源蛋白稳定性的重要手段。

本章小结

植物遗传转化是转基因育种的关键技术之一。植物遗传转化是指通过化学、物理以及生物途径将外源基因或DNA片段导入受体组织或细胞中，使其在后代植株中得以稳定整合、表达与遗传的过程。

适宜的植物遗传转化受体是植物转基因育种成功的先决条件。新鲜的叶片(子叶)、叶柄、茎段、块茎、完整植株、种子、花粉、原生质体、悬浮培养细胞和愈伤组织等均可作为遗传转化的受体材料。选择遗传转化受体时，要考虑包括转化方法、受体的再生能力、受体材料的生理状态和再生途径，以及体细胞无性系变异的发生等因素的影响。

植物基因工程载体按其功能可以分为目的基因克隆载体、中间载体和植物表达载体3大类。植物表达载体是携带目的外源基因进入植物细胞进行扩增和表达的媒介，根据载体的遗传特性和功能，主要分为农杆菌Ti/Ri质粒载体和植物病毒载体两大类。此外，还有RNA干扰表达载体、CRISPR/Cas9表达载体等，用于基因功能鉴定和功能基因表达调控等研究领域。

植物遗传转化的方法有很多，如农杆菌介导法、基因枪转化法、电击转化法、激光微束转化法、PEG介导转化法、脂质体介导转化法、花粉管通道转化法、浸泡转化法和原位转化法等，其中农杆菌介导法是应用最广泛的方法。农杆菌介导法的基本程序主要包括表达载体的构建、外植体的选择、预培养、接种及共培养、外植体脱菌与筛选培养、转化外植体的植株再生或毛状根诱导、转基因植株或毛状根的鉴定和分析等步骤。

应用于转基因植株或组织细胞检测与鉴定的方法较多，可分为标记基因鉴定法和分子鉴定法两大类。标记基因包括选择标记基因和报告基因，它们常被用于植物遗传转化中转化体的筛选和鉴定，通常与目的基因构建在同一植物表达载体上，一起转入受体。除了利用选择标记基因和报告基因排除非转化细胞而留存转化细胞以外，更重要的是从分子水平鉴别出阳性转化体，明确目的基因在转基因植株或组织细胞中的拷贝数和转录与表达情况。分子鉴定法根据检测的不同阶段可分为整合水平检测法和表达水平检测法，其中外源目的基因整合水平的检测方法有Southern杂交、PCR、PCR-Southern杂交、原位杂交和DNA分子标记技术等；表达水平的检测方法有Northern杂交、RT-PCR、酶联免疫吸附法（ELISA）、Western杂交等。此外，近几年发展起来一些新的外源基因的检测方法，如质谱分析、色谱分析、近红外光谱等，在转基因植株或组织细胞检测和鉴定中都有应用。

思考题

1.植物遗传转化中常用的受体类型有哪些？

2. Ti共整合转化载体系统和双元表达载体系统的特点是什么？

3.植物遗传转化的方法有哪些？各有什么特点？

4.农杆菌T-DNA载体的转化机理是什么？

5.什么是选择标记基因和报告基因？植物遗传转化中常用的选择标记基因和报告基因有哪些？

6.比较Southern杂交、Northern杂交和Western杂交的原理及鉴定目的。

参考文献

1. 巩振辉,申书兴.植物组织培养(第2版)[M].北京:化学工业出版社,2013.

2. 韩光明,李三和,陈志军,等.根癌农杆菌介导的高效水稻遗传转化影响因素[J].华北农学报,2012,27(S1):46-50.

3. 胡颂平,刘选明.植物细胞组织培养技术[M].北京:中国农业大学出版社,2014.

4. 刘亚,李敬娜,任雯,等.植物遗传转化表达载体研究进展[J].生物技术进展,2011,1(1):14-20.

5. 罗天宽,王晓玲.植物组织培养[M].北京:中国农业大学出版社,2016.

6. 马海燕,袁雪,刘丕庆.农杆菌介导植物原位转化的研究进展[J/OL].分子植物育种:1-9 [2020-01-01].http://kns.cnki.net/kcms/detail/46.1068.S.20190328.1709.010.html.

7. 马小军,莫长明.药用植物分子育种展望[J].中国中药杂志,2017,42(11):2021-2031.

8. 滕中秋,申业.药用植物基因工程的研究进展[J].中国中药杂志,2015,40(4):594-601.

9. 杨柳,于翠梅,刘铭,等.影响农杆菌转化的植物因素研究进展[J].分子植物育种,2018,16(23):7695-7700.

10. 喻兰.花粉管通道介导转cbf1基因蝴蝶兰遗传转化体系构建[D].绵阳:西南科技大学,2017.

11. 袁学军.植物组织培养技术[M].北京:中国农业科学技术出版社,2016.

12. 张虎,张鹏华,崔爱民,等.中国自主知识产权植物转化方法研究进展[J].农学学报,2018,8(8):75-83.

13. 张录霞,牛建新,马兵钢.根癌农杆菌介导转化番茄的影响因素[J].生物技术通报,2008(1):10-13,19.

14. 赵丰兰,孙梦楚,史梦如,等.药用植物中转基因元件筛查策略研究[J].中草药,2018, 49(15):3703-3709.

应用篇

第十一章

全草类药材的组织培养

第一节

匙叶翼首花

匙叶翼首花[*Pterocephalus hookeri* (C. B. Clarke) Hock.]是川续断科(Dipsacaceae)翼首花属(*Pterocephalus*)多年生草本植物,以全草入药,藏语音译为榜子毒乌、榜孜毒乌、榜孜夺吾等,在“南派藏医药”中被喻为地上“七种仙草”。2015年版《中国药典》收录,记载其味苦,性寒,有小毒,具有解毒除瘟,清热止痢,祛风通痹的功效;还收录如十二味翼首散、洁白丸等含翼首花的藏药复方制剂。翼首花含有皂苷类化合物、环烯醚萜类化合物、生物碱、黄酮苷、多糖等多种化学成分。药典将齐墩果酸及熊果酸作为检测指标,齐墩果酸(oleanolic acid,OA)是五环三萜类化合物,广泛分布于植物界,如在青叶胆、女贞子、楤木等植物中,具有抗肿瘤、消炎、增强免疫力、抑制血小板聚集、护肝与解肝毒等功效,为有效的抗肝炎药,用于治疗病毒性、慢性肝炎等疾病。熊果酸(ursolic acid,UA)具有多种生物活性,尤其在抗肿瘤、抗氧化、抗炎保肝、降血脂方面的作用显著。翼首花是西藏自治区Ⅱ级濒危藏药材之一。近年来,对翼首花的需求增加,而其人工栽培技术不够成熟,过度的野外采挖会对环境造成破坏。

匙叶翼首花在植物组织培养和现代生物技术中的发根培养方面取得了一些进展,为匙叶翼首花的工厂化育苗及药效成分齐墩果酸与熊果酸的工业化生产提供一定的理论支持。

一、匙叶翼首花无菌苗成熟叶片组织培养及植株再生

1. 种子消毒和无菌苗的获得

选取饱满正常的种子,采用75%酒精30 s + 2.5% NaClO 2.5 min + MS液(含2.5% PPM抗菌剂)3 h的处理方法对种子进行消毒。将消毒后的种子接种到MS培养基上,

(25±2)℃,光照培养2周,再将萌发的无菌苗(图11-1-1 A)接种到含MS培养基的培养瓶中培养2个月。

2. 丛生芽诱导

匙叶翼首花无菌苗的根再生能力弱,不易出芽;茎尖较小,剥取难度大,来源少且剥取过程易损伤,故不适于进行快繁。因此,以无菌苗成熟叶片为外植体诱导丛生芽。每苗取2~4片成熟叶片,去掉叶尖与叶柄,剪成0.5~0.8 cm长的叶段。将叶面朝上放置,叶的边缘切口插入MS+6-BA 3 mg/L+NAA 0.5 mg/L(或0.2 mg/L)丛生芽诱导培养基中,诱导出的芽数较多,芽生长良好(图11-1-1 B)。

3. 芽生根培养

芽在MS+NAA 0.2 mg/L生根培养基上,大约10 d开始生根,20 d根生长趋于稳定(图11-1-1 C)。

4. 炼苗和移栽

选取培养瓶中生长健壮,大小一致的试管苗,打开瓶口,炼苗3 d后洗净根部的培养基,种植在配方为蛭石:珍珠岩=1:1(体积比)的栽培基质里(图11-1-1 D),基质提前混匀并用含0.1 %花无缺水溶肥料的水浇透。

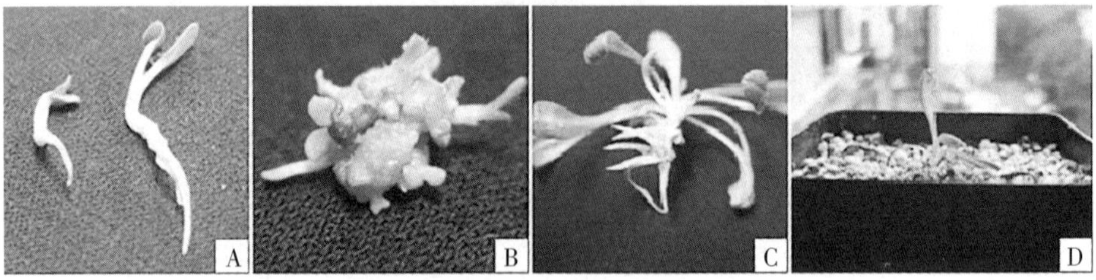

图11-1-1 匙叶翼首花快繁的各阶段(引自徐元江等,2016)

A.萌发的幼苗 B.叶再生出的丛生芽 C.生根的再生苗 D.试管苗移栽

二、匙叶翼首花无菌苗子叶和下胚轴愈伤组织诱导及植株再生

1. 种子消毒和无菌苗的获得

将种子剥去外种皮,选取粒大而饱满的种子,流水冲洗10 min,然后转入超净工作台进行消毒处理。采用75%酒精1 min+0.1% $HgCl_2$ 7 min+50%多菌灵500倍液30 min的处理方法进行种子消毒,各处理的程序之间及消毒处理完毕后,用无菌水冲洗3次,最后用已灭菌的滤纸吸干种子表面的水分。将种子接种到不添加任何植物生长调节剂的1/2 MS培养基上培养,10 d后种子萌发出苗。

2. 愈伤组织的诱导

在超净工作台中剪取无菌苗的子叶和下胚轴。将子叶和下胚轴以平卧方式接种到MS+6-BA 5 mg/L+2,4-D 2 mg/L愈伤组织诱导培养基上培养,20 d左右均能诱导子叶和下胚轴形成愈伤组织，愈伤诱导率在85%以上。愈伤组织生长旺盛，质地疏松易碎，呈黄白色（图11-1-2 A、B）。

3. 愈伤组织的增殖培养

挑选非褐化、生长旺盛的愈伤组织，用镊子夹成约0.5 cm^3小块，然后接种到MS + 6-BA 3 mg/L + IAA 2 mg/L增殖培养基上培养，愈伤组织的颜色由黄白色逐渐转变为黄绿色，质地逐渐变得致密干燥，并且表面形成小颗粒状突起（图11-1-2 C）。

4. 诱导丛生芽

将增殖培养后的子叶和下胚轴愈伤组织接种到MS + 6-BA 3 mg/L + IAA 2 mg/L + L-脯氨酸250 mg/L + 水解酪蛋白150 mg/L的丛生芽诱导培养基上培养，10 d左右即可看到愈伤组织表面的小颗粒状突起分化出丛生芽，且愈伤量无明显增长（图11-1-2 D）；30 d后芽明显伸长，叶片长度为2～3 cm，同时愈伤组织上还有新芽不断伸长（图11-1-2 E）。在愈伤组织分化过程中发现，独立的愈伤组织小颗粒难以成活，去除褐化部分后只有连同愈伤组织一起转至丛生芽诱导培养基中才可成活。

5. 生根培养

当再生苗的株高长至2 cm时，将再生苗从愈伤组织上切下，接种到1/2 MS + NAA 0.5 mg/L培养基中生根培养30 d（图11-1-2 F、G）。

6. 炼苗和移栽

选取根系发达的壮苗，去掉培养瓶的瓶盖，置于自然光下，3 d后取出幼苗，小心洗净残余培养基后进行移栽。移栽前将配方为有机营养土∶蛭石∶珍珠岩=0.5∶1∶1（体积比）的栽培基质浇透水，移栽后再一次浇透水（图11-1-2 H）。2 d后摘掉移栽苗较老的叶片，摘叶量约为总叶片数的1/3，以减少水分散失。

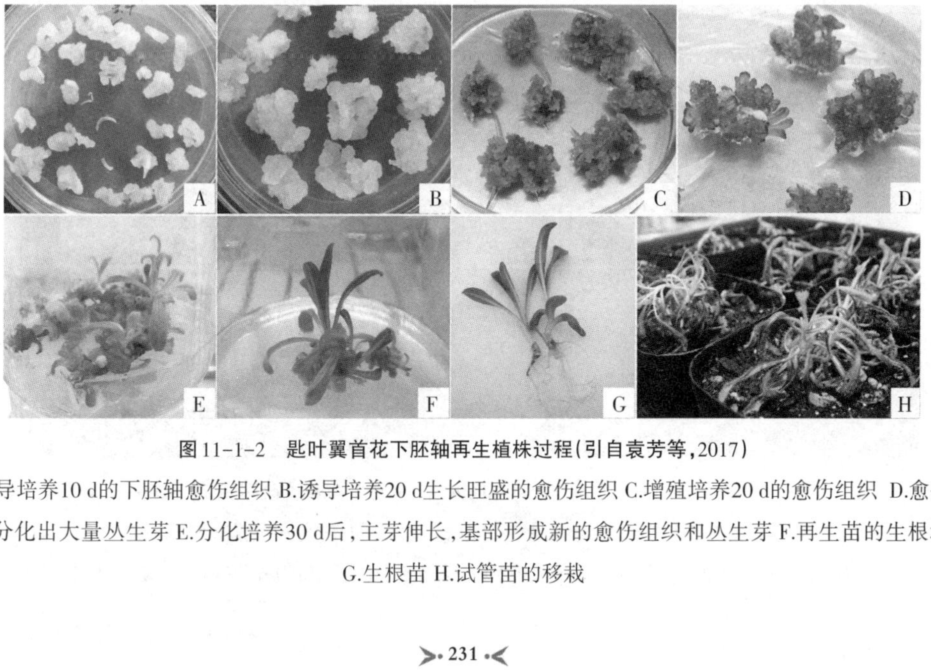

图11-1-2　匙叶翼首花下胚轴再生植株过程（引自袁芳等，2017）

A.诱导培养10 d的下胚轴愈伤组织 B.诱导培养20 d生长旺盛的愈伤组织 C.增殖培养20 d的愈伤组织 D.愈伤组织上分化出大量丛生芽 E.分化培养30 d后，主芽伸长，基部形成新的愈伤组织和丛生芽 F.再生苗的生根培养 G.生根苗 H.试管苗的移栽

7. 培养条件

以上培养基中均添加6 g/L琼脂、30 g/L蔗糖，pH 5.8。培养室温度(25±2)℃、光照时间16 h/d、光照强度2000 lx。温室湿度60%～70%、温度(25±2)℃。

三、匙叶翼首花毛状根诱导与培养基筛选

1. 农杆菌活化与培养

在YEP平板划线培养农杆菌C58C1(pRiA4)。挑取单菌落接种于1 mL YEP液体培养基，再取1 mL菌液扩大培养50 mL至OD_{600}吸光度为0.5～0.6，离心后沉淀用MS重悬液(含乙酰丁香酮20 mg/L)重悬，用于转化。

2. 毛状根诱导和检测

采用叶盘法，将无菌苗的叶片在超净台剪成0.5～1 cm的叶段。将叶段在MS重悬液中侵染8 min，共培养1 d后接种于含头孢噻肟钠200 mg/L的MS固体培养基上，25℃条件下黑暗培养，每周更换1次培养基直到获得无菌的毛状根。取新鲜毛状根0.5 g，用CTAB法提取总DNA，作为模板进行PCR检测。

3. 毛状根培养

将除菌完成的毛状根分别接种到1/2 B5、B5、WPM、MS、1/4 MS的液体和固体培养基中(培养基均含30 g/L蔗糖，pH 5.8)，(25±2)℃，黑暗培养2个月，液体培养需在110 r/min恒温摇床中培养。液体培养基培养的毛状根总体生长状态优于固体培养基培养(图11-1-3)。毛状根在1/4 MS液体培养基中生物量最大，鲜重达9.21 g、干重达0.53 g，但齐墩果酸与熊果酸含量较低，分别为0.49 mg/g、0.54 mg/g，毛状根有类似愈伤组织，较松散成团状，颜色较白，含水量较高。毛状根在B5液体培养基中鲜重为5.27 g、干重为0.39 g，齐墩果酸与熊果酸含量最高，分别为2.31 mg/g、3.21 mg/g。

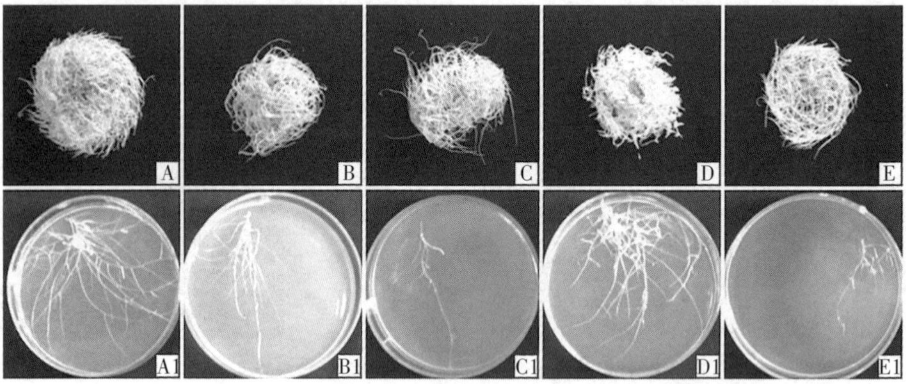

图11-1-3　匙叶翼首花发根在不同液体与固体培养基中的生长情况(引自徐元江等，2019)

A.B5液体培养基 B.1/2B5液体培养基 C.MS液体培养基 D.1/4MS液体培养基 E.WPM液体培养基

A1.B5固体培养基 B1.1/2B5固体培养基 C1.MS固体培养基 D1.1/4MS固体培养基 E1.WPM固体培养基

第二节
紫苜蓿

紫苜蓿(*Medicago sativa* Linn.)是豆科(Leguminosae)苜蓿属(*Medicago*)多年生草本植物,是一种优良的豆科牧草,素有“牧草之王”的美称,而且其嫩叶还可以当蔬菜供人食用,全草可入药。苜蓿属药用植物藏语名为“布苏夯”,全草治肺热、咳嗽、创伤、赤痢、疮疖等,外用可消炎止血。在蒙药和维药中,紫苜蓿全草治肠炎、石淋、小便不利、浮肿、黄疸、夜盲、咳嗽胸闷等。紫苜蓿含有皂苷类、黄酮类、香豆素和生物碱等多种化学成分,具有抗菌、抗氧化、降脂、抗动脉粥样硬化、增强免疫力、抗肿瘤等功效。

一、紫苜蓿离体快速繁殖

1. 外植体

紫苜蓿离体快速繁殖所采用的外植体种类繁多,几乎紫苜蓿所有组织或器官都可以作为外植体,如幼芽、下胚轴、子叶、茎尖、花粉、茎段、上胚轴、叶片、叶柄、根、花药、原生质体等。

影响外植体再生能力的因素主要是基因型和外植体类型、组织器官的选择,以及培养基和激素的种类。对于同一植物不同部位的组织细胞来说,其脱分化和再分化的能力会因其生理状态或植株年龄不同而呈现出差异。根据不同的组织器官可以选择MS培养基、SH培养基、LS培养基以及相应的改良培养基等。其中生长素和细胞分裂素的浓度和比例,不但可以控制细胞的分裂和生长,同时还可诱导细胞的分化和形态建成。

美国学者Saunders在1972年首次通过器官形成和体细胞胚愈伤组织两种途径实现了完整紫苜蓿植株的培养,为以后紫苜蓿离体快繁奠定了基础。我国科学家再次利用MS+2,4-D的培养方法将紫苜蓿叶片、叶柄和茎段等外植体培养成愈伤组织,并获得再生植株。自此之后,我国科学家相继通过体细胞胚、下胚轴、子叶节、花药等外植体建立了紫苜蓿离体快繁体系。

2. 紫苜蓿的植株再生途径

(1)直接分化芽再生途径。

是指外植体细胞不经过脱分化阶段形成愈伤组织,而直接分化出不定芽进而获得再生植株。该途径转化频率较低,易产生嵌合体,但再生周期短、遗传变异小,尤其是茎尖分生组织细胞遗传稳定性非常好。紫苜蓿叶片、花茎、花序、茎段等外植体可在添加适当浓度6-BA和NAA的MS培养基上直接成苗，成苗率为30%～70%。

（2）愈伤组织再生途径。

是指外植体先经过脱分化培养形成愈伤组织，然后经过再分化形成再生植株。该途径是紫苜蓿组织培养及快繁的主要方式，具有以下特点：①外植体取材范围广，紫苜蓿的多种器官及组织均能实现植株再生，但再生频率有很大差别，这与基因型及外植体种类、培养基的成分等的不同有关；②扩繁量大，转化率高；③嵌合体多，且随着组织培养继代延长，嵌合体比例增加；④遗传变异大，不稳定。因此，对于紫苜蓿采用愈伤组织再生途径快繁时，应该注意对再生植株进行遗传学和形态学方面的鉴定，以保持试管苗的遗传稳定性。

（3）原生质体再生途径。

即通过分离原生质体，进行原生质体培养，由此再分化出再生植株，它是改变植物遗传品质的主要方法和手段。用于原生质体培养的材料一般为再生性强的器官或组织，或具再生潜力的悬浮细胞系和胚性愈伤组织。从紫苜蓿叶片、根分离的原生质体经诱导培养均能获得再生植株。紫苜蓿下胚轴愈伤组织的原生质体形成小愈伤组织，进一步形成体细胞胚并最终发育成完整植株。

（4）胚状体途径。

在植物组织培养的离体条件下，任何体细胞均可诱导植物胚胎的发生。在功能和形态结构上类似于有性胚的结构被称为胚状体或体细胞胚，它在一定的培养条件下可以发育成完整的植物体。胚状体的诱导和发育是植物细胞具有全能性的最可信的证明，由此而建立的再生体系也是最为理想的基因遗传转化的受体系统。其优点是嵌合体较少、转化率高、遗传性一致。2,4-D、KT有利于紫苜蓿下胚轴、子叶、叶片和叶柄形成胚性愈伤组织，体细胞胚的形成阶段则必须降低2,4-D浓度或者不使用2,4-D，否则胚性愈伤会在生长素的持续作用下进入脱分化状态，不断产生愈伤组织，最终不能形成成熟的体细胞胚或再生植株，SH培养基适宜体细胞胚诱导和分化培养。

二、紫苜蓿花药培养

1. 紫苜蓿杂种优势利用

杂种优势利用是一种育种技术，也是紫苜蓿的一个重要育种方法。杂种优势是存在于所有生物中的一种普遍现象，指杂交子代在生长活力、育性和种子产量等方面都优于双亲均值的现象。杂种优势利用是利用2个遗传组成不同的生物体杂交后获得的杂种一代在生长势、生活力、抗逆性、产量和品质等方面优于亲本的表现，达到生产要求。

紫苜蓿为异花授粉作物，其群体遗传基础复杂，基因型众多，同一个体在遗传上也是杂合的。

杂种优势利用的前提是要求亲本的遗传纯合且一致。因此，紫苜蓿的杂种优势利用首先要获得遗传纯合且一致的亲本。但是要获得紫苜蓿遗传纯合、一致的亲本需要很长的年限，其原因为：紫苜蓿有明显的自交不亲和特性，很难获得自交系，要获得紫苜蓿遗传纯合的亲本只能通过近交（姐妹交等）来实现，而近交的亲本基因纯合速度比自交慢；紫苜蓿为同源四倍体植物，亲本纯合速度比二倍体植物慢得多。以上原因使紫苜蓿很难获得遗传纯合、一致的亲本。因此，加快基因纯合，缩短育种年限是紫苜蓿杂种优势利用首要解决的问题。

2. 花药培养在紫苜蓿育种中的应用

花药培养是利用植物组织培养技术，把发育到一定阶段的花药（小孢子或花粉）接种到人工培养基上，通过诱导雄核发育改变雄核正常的配子体发育途径，使其转向孢子体发育，而后通过愈伤组织或胚状体的方式表达全能性。利用花药和花粉培养诱导培育的单倍体植株，通过染色体加倍可获得单倍体（DH）加倍纯系，不仅可以缩短育种年限，还可以快速获得符合育种目标的植株，提高育种效率。因此，花药培养技术将会为解决紫苜蓿的杂种优势利用问题提供一种有效途径。

紫苜蓿花药培养的主要目的是获得纯系育种材料。苜蓿花药培养始于20世纪70年代初，1972年Saunders和Bingham从未成熟的苜蓿花药成功诱导获得苜蓿花药培养单株。1980年，我国学者徐速利用花药培养获得了紫苜蓿单倍体植株。1995年，Nedialka Zagorska和Bjan Dimitrov利用经过低温和射线等预处理的紫苜蓿花药培养获得了单倍体植株。自进入21世纪以来，对紫苜蓿花药培养的研究越来越多。

（1）紫苜蓿花药培养的影响因素。

主要在供体植株和培养条件两个方面。

供体植株方面。

①植株基因型。1987年，Tony H等对3个品种50个基因型的紫苜蓿进行再生试验，认为具有高频率再生的基因型植株无论采用何种方式培养和外植体选取，都能产生体胚；而其他再生频率低的基因型的植株则只有在选取特定的外植体在特定的培养基中培育时才能产生体胚。由此可见，基因型对花药和花粉培养存在显著影响，应该选择高频率再生的基因型。②小孢子发育时期。单核居中期和单核靠边期是苜蓿花药进行单倍体培养是最佳时期，而花药中小孢子处于双核期时无脱分化能力。③发育的生理状态。生长在9月份的紫苜蓿植株的花药，其愈伤组织诱导率比生长在7月份的植株的花药愈伤组织诱导率高出15%左右。

培养条件方面。

①预处理。为了提高花粉植株的诱导频率，可对植株或花药进行低温、高温、离心、甘露醇、辐射、高渗等预处理，可起到延缓花粉的退化、提高内源激素的水平、启动雄核发育等作用，对诱导率的提高具有一定的效果。低温预处理紫苜蓿花药可提高花药的愈伤组织诱导率。②基本培养基。苜蓿花药常用的基本培养基有MS、B5、SH、N6等，但应根据花药培养的不同需求合理选择。③植物生长调节剂。激素在花药培养中对诱导小孢子增殖和雄核发育起着重要的作用。在紫苜蓿花药培养中用到的植物生长调节剂主要有生长素类的NAA、2,4-D、IAA等和细胞分裂素类的2-IP 、6-BA、ZT、KT等。加入生长调节剂的浓度以及组合应依据接种材料的不同进行分析，通过多次试验来确定适宜的配方。另外，温度、光照、接种密度、水分等也影响着离体花药培养的效率，应通过试验来筛选。

(2)紫苜蓿花药培养存在的问题。

紫苜蓿花药培养存在不少技术难题与理论问题，其中最主要的问题是离体花药培养褐化现象比较严重和分化成苗率低的问题。

三、紫苜蓿遗传转化

自1986年Deak等首次使用农杆菌转化法获得转基因紫苜蓿植株后，关于紫苜蓿遗传转化的研究日益增多。

1. 外植体

紫苜蓿几乎所有的器官和组织都可以用于遗传转化。在20世纪90年代，茎段和叶柄通常同时被用作受体材料来进行遗传转化，通过比较发现，叶柄是最佳的外植体来源。而后续的研究发现，与叶柄、茎段等相比，叶片是最稳定的外植体，在出愈率、出愈时间、转化效率上都优于其他外植体。因此，很多研究将叶片作为受体材料进行紫苜蓿的遗传转化。而后，不断有研究者发现紫苜蓿的下胚轴、子叶也是理想的受体材料，采用下胚轴、子叶作为外植体也能进行遗传转化并再生植株。

2. 农杆菌菌株

农杆菌菌株的侵染能力是转化成功的前提。在紫苜蓿遗传转化体系的研究中应用最广泛的有根癌农杆菌EHA105、LBA4404、C58、GV3101和A281。虽然用于紫苜蓿遗传转化的农杆菌类型很多，但不同的基因型选择的农杆菌类型不同。例如，2004年Ziauddin等采用C58和LBA4404两种农杆菌菌株对RSY27紫苜蓿品种进行转化时发现，与LBA4404菌株相比，C58菌株侵染后的叶片愈伤形成时间较慢、数量较少，但在分化阶段却产生了大量的转化胚胎和抗性植株。

3. **表达载体**

在转基因紫苜蓿研究中使用的表达载体类型多种多样，如pBI121、pCAMBIA、pGA等，通过改造表达载体也可以提高紫苜蓿的转化效率。例如，1995年Ninković等起初采用普通载体pBI121转化紫苜蓿栽培品种时，转化效率仅为1%；而随后将普通载体改为超二元载体pTOK233时，转化效率提高至14%，这是因为pTOK233载体包含了来自pTiBo542载体的VirB、VirC和VirG区域，这些额外的*Vir*基因可以更好地激活T-DNA区以促进转化。

4. **转化方案**

紫苜蓿农杆菌介导的遗传转化方法较多。2015年，Fu等建立了十分高效的紫苜蓿遗传转化体系，在侵染方式上采用超声波和真空抽滤的方式；基础培养基使用的是MS和SH培养基；在诱导愈伤组织和胚胎分化上分别采用的外源激素及配比为2,4-D/6-BA=4/0.2、KT/6-BA=1/0.5。采用该方法在4～5个月内可完成转化且转化效率在80%以上。

第三节

獐牙菜属藏药植物

龙胆科（Gentianaceae）獐牙菜属（*Swertia*）约有170种植物，我国有70余种，主要产于西藏、青海、四川及云南等地。该属植物大多可供药用，其中一些是藏药"蒂达"（习称"藏茵陈"）的主要基原植物。"蒂达"以干燥全草入药，具有清热利胆、强心、舒肝健胃、解毒等功效，是治疗热症、肝胆病及血液病的常用药物，藏医常用于治疗急性黄疸性肝炎、胆囊炎、扁桃体炎、肺炎、流感等疾病。二十五味珊瑚丸、二十五味獐牙菜丸、三味藏茵陈汤、四味藏茵陈汤、甘露灵丸、八味獐牙菜丸、五味獐牙菜散等经典藏药处方，以及近代开发的三十一味松石丸、肝泰舒胶囊、藏降脂胶囊、流感丸等100多个藏成药中均以"蒂达"作主药或配伍使用。

根据文献对"蒂达"的记载，藏药"蒂达"的基原包括龙胆科獐牙菜属、扁蕾属、花锚属、肋柱花属、喉毛花属，以及虎耳草科虎耳草属和十字花科糖芥属这7个属的60余个品种。现藏医临床使用较多的为印度獐牙菜（*S. chirayita*）、獐牙菜[*S. bimaculata*（Sieb. et Zucc.）Hook. f. et Thoms. ex C. B. Clarke]、川西獐牙菜（*S. mussotii* Franch.）、四数獐牙菜（*S. tetraptera* Maxim.）、抱茎獐牙菜（*S. franchetiana* H. Smith）、普兰獐牙菜[*S.*

ciliata (D. Don ex G. Don) B. L. Burtt]、湿生扁蕾[*Gentianopsis paludosa* (Hook. f.) Ma]、喉毛花[*Comastoma pulmonarium* (Turcz.) Toyokuni]、肋柱花[*Lomatogonium carinthiacum* (Wulf.) Reichb.]、篦齿虎耳草[*Saxifraga umbellulata* var. *pectinata* (Marquand et Airy-Shaw) J. T. Pan]以及黑蕊虎耳草(*S. melanocentra* Franch.)。印度獐牙菜主产于尼泊尔、印度和不丹,过去我国用药基本上都是依赖国外进口,现已在我国西藏和青海引种栽培成功。

目前,关于藏药獐牙菜组织培养的研究报道较少,并且研究对象较为分散,以下是对几种獐牙菜的组培研究结果示例。

一、獐牙菜愈伤组织诱导及植株再生

1. 愈伤组织诱导

龙华等(2009年)将獐牙菜的种子装入一小纱布袋中,用5%洗衣粉水溶液漂洗5 min后用自来水冲洗干净,然后将其转入超净工作台,用0.1% $HgCl_2$消毒2 min,无菌水冲洗干净后将种子接种在MS培养基上培养。待种子萌发获得无菌苗后取其不带芽茎段、叶和带芽茎段作为外植体诱导愈伤组织。3种外植体在单独添加0.1 ~ 3 mg/L 6-BA、0.1 ~ 2 mg/L IBA或2,4-D的MS培养基中,不带芽茎段形成愈伤组织的能力最强,叶的最差;6-BA诱导不带芽茎段形成愈伤组织的效果最好,其浓度为0.5 mg/L时诱导率为94%,产生白色及浅绿色致密型且有大量绿色芽点产生的愈伤组织,IBA或2,4-D的诱导率则低于21%。

2. 丛生芽诱导和生根培养

将愈伤组织转接至MS + 6-BA 0.5 mg/L + IBA 0.1 mg/L培养基上诱导分化,30 d左右可获得大量的且生长良好的丛生芽,在仅附加0.5 mg/L 6-BA的培养基上,丛生芽分化率和增殖系数较低。将长至3 ~ 4 cm高的丛生芽分割成单芽后将其转入1/2MS + NAA 0.5 mg/L培养基中诱导生根。

以上培养基均添加30 g/L蔗糖、6 g/L琼脂,pH 5.8 ~ 6。培养温度(22±2)℃、光照时间12 h/d、光照强度1500 ~ 2000 lx。将带根试管苗炼苗后移栽到经0.1%甲醛消毒的细河沙中,保温保湿培养25 d(温度20 ~ 25 ℃、湿度70 %左右),再移入沙土中培养,待小苗长出4 ~ 5片新叶时即可移栽至大田。

二、川西獐牙菜愈伤组织诱导及植株再生

刘建成等(2003年)将经常规消毒处理后的川西獐牙菜的顶芽、带节茎段、根、叶块和不带节茎段分别接种到MS + NAA 0.04 mg/L + IAA 0.04 mg/L + KT 0.12 ~ 0.14 mg/L

培养基上培养，这5种外植体在培养7 d后均可形成白色或浅绿色的愈伤组织；继续培养至30 d左右，顶芽、带节茎段形成的苗高0.5 ~ 1.5 cm，根、叶块和不带节茎段仅形成大量的愈伤组织，未形成芽。将芽转入不添加任何植物生长调节剂的MS或1/2MS培养基中诱导生根。

以上培养基均添加30 g/L蔗糖、9 g/L琼脂，pH 5.8 ~ 6。培养温度(20±2)℃、光照时间14 ~ 15 h/d、光照强度1200 lx。

三、川西獐牙菜与拟南芥体细胞杂交及植株再生

刘广华(2006年)取继代培养3 ~ 4 d的拟南芥悬浮细胞系和在MB + 2,4-D 2 mg/L + KT 0.5 mg/L培养基中继代培养7 d的川西獐牙菜愈伤组织，剔除材料状态较差的部分，留下胚性强、生长良好的材料，用解剖刀在培养皿中切成非常细的颗粒后，酶解细胞壁，分离原生质体，然后采用PEG法诱导川西獐牙菜与拟南芥原生质体融合。随后，在融合产物培养皿中加入P5培养基，25 ℃黑暗静置培养至愈伤组织生长到1.5 ~ 2 mm时，将之从培养皿中转移到MB培养基上培养，使愈伤组织生长、增殖。之后，以MB + 6-BA 0.5 mg/L分化培养基诱导植株再生。染色体分析和RAPD(随机扩增多态性DNA)分析发现，双子叶远缘科间植物拟南芥与川西獐牙菜体细胞杂种中，受体拟南芥染色体完全被供体排斥，多含18 ~ 22条供体染色体；供体川西獐牙菜DNA比例占83% ~ 87%，拟南芥仅占12%左右，供体DNA保留率较高。

第四节
风毛菊属藏药植物

风毛菊属(*Saussurea*)隶属于菊科(Compositae)，全球有400余种，主要分布于亚洲和欧洲。中国约有270种，其中可药用的有50余种，以该属的雪莲亚属(*Subgen. Amphilaena*)和雪兔子亚属(*Subgen. Eriocoryne*)为主，习称"雪莲花"，雪莲花类药材是我国藏族、蒙古族、维吾尔族、纳西族和普米族常用的珍稀民族药，通常以其干燥全草或地上部分入药；本属其他亚属内也有若干种可供药用的植物。本类药材具有清热解毒、补肾活血、壮阳、调经止血、强筋骨、除寒止痛、祛风除湿、渗湿利尿等功效，主要用于风湿性关节炎、高山不适症、月经不调、血崩、跌打损伤、肺寒咳嗽、阳痿、脑神经衰弱、雪盲、牙痛等症。现代药理和化学研究发现，本类药材主要含黄酮类、倍半萜类、生物碱

和多糖等成分，具有抗癌、抗生育、抗炎镇痛和免疫促进等作用。

风毛菊属药用植物入藏药的种类最多，例如，雪莲亚属的苞叶雪莲[*S. obvallata*（DC）Edgew.]、唐古特雪莲（*S. tangutica* Maxim.）、垂头雪莲（*S. wettsteiniana* Hand. -Mazz.）、球花雪莲（*S. globosa* Chen）、多鞘雪莲（*S. polycolea* Hand.-Mazz.）、鸟巢状雪莲（*S. nidularis* Hand.-Mazz.）、毡毛雪莲（*S. velutina* W. W. Smith）、长叶雪莲（*S. longifolia* Franch.）等；雪兔子亚属的绵头雪兔子（*S. laniceps* Hand. -Mazz.）、水母雪兔子（*S. medusa* Maxim.）、三指雪兔子（*S. tridactyla* Sch. -Bip. ex Hook. f.）、羽裂雪兔子（*S. leucoma* Diels）、星状雪兔子（*S. stella* Maxim.）、拉萨雪兔子（*S. kingii* C. E. C. Fisch.）、小果雪兔子[*S. simpsoniana*（Field. et Gardn.）Lipsch.]、槲叶雪兔子（*S. quercifoia* W. W. Smith）、川滇雪兔子（*S. georgei* Anth.）、鼠麹雪兔子[*S. gnaphalodes*（Royle）Sch. -Bip.]等；风毛菊亚属（*Subgen. Saussurea*）的长毛风毛菊（*S. hieracioides* Hook. f.）、美丽风毛菊（*S. pulchra* Lipsch.）、禾叶风毛菊（*S. graminea* Dunn）等。

目前，关于风毛菊属藏药植物组织培养的研究多集中在绵头雪兔子和水母雪兔子愈伤组织诱导及植株再生方面，绵头雪兔子和水母雪兔子被收载于《中华人民共和国卫生部药品标准》藏药分册中，藏语名为“恰果苏巴”，其组培方面的研究结果概述如下。

1. 外植体选择

在绵头雪兔子和水母雪兔子愈伤组织诱导中，通常用种子经无菌萌发获得的无菌苗作为外植体材料的来源，如获取其子叶、胚轴、幼叶、幼茎等无菌材料。种子消毒前，先用自来水冲洗1～2 h，再用无菌水冲洗若干次；消毒时，先用70%或75%酒精处理15～30 s，无菌水冲洗3次，再用0.1% $HgCl_2$处理5～10 min或2%NaClO处理25～30 min后用无菌水冲洗多次。然后将种子接种在不添加任何植物生长调节剂的MS或1/2MS培养基上，置于15～20 ℃、光照时间12～14 h/d、光照强度1500～2000 lx的条件下培养，使其萌发出无菌苗。

2. 愈伤组织诱导和分化培养

目前在雪兔子愈伤组织诱导、增殖及分化培养中常选用MS培养基作为基本培养基。诱导愈伤组织形成，使用的植物生长调节剂主要有6-BA、NAA、KT、2，4-D、TDZ等，最常用的是6-BA 0.2～1 mg/L + NAA 2 mg/L。愈伤组织经2～3次继代培养后，转接至含有6-BA 1～2 mg/L + NAA（或IAA）0.1～0.2 mg/L的MS培养基中培养可分化出不定芽；向培养基中添加0.5～1 mg/L GA_3或100～250 mg/L水解酪蛋白有利于诱导不定芽分化和生长；经继代培养后形成丛生苗。在MS、1/2MS基本培养基中添加0.2～0.5 mg/L NAA或IAA对雪兔子芽苗生根有促进作用。

3. 培养条件

(1)温度。

在雪兔子离体培养中,培养温度通常为恒温20~25 ℃,也可以进行变温培养,如20 ℃(光)/15 ℃(暗)。陈玉珍(2005年)的研究发现,绵头雪兔子试管苗获得最大抗寒力的适宜锻炼温度为2 ℃,锻炼时间为15 d。

(2)光照。

昼夜交替对雪兔子愈伤组织诱导及分化必不可少,暗培养不适于愈伤组织的分化出芽。长波长比白光更有利于诱导雪兔子愈伤组织再分化。

第五节

独一味

独一味[*Lamiophlomis rotata* (Benth.) Kudo]是唇形科(Labiatae)独一味属(*Lamiophlomis*)多年生无茎草本植物,又名独步通,藏语亦称大巴、打布巴。独一味味苦、微寒,其根茎、根及全草入药,是我国藏、蒙、纳西等民族民间常用草药之一,具有镇痛止血、活血化瘀、抗菌消炎、增强免疫力等作用,临床主要用于治疗软组织损伤、骨髓炎、关节黄水病、骨折、外伤出血等。藏药独一味生长周期长,地上部分采挖后恢复到药用价值要4年以上(根茎繁殖),人工栽培药材(种子繁殖)达到药用标准需要6年时间。随着奇正消痛贴膏、独一味片及胶囊等药品的大量生产,独一味药材已供不应求。而独一味药材长期依赖野生采挖来满足国内外市场需求,使得独一味逐渐成为西藏自治区濒危药用植物(Ⅱ级),面临物种丧失、资源枯竭的危险,因此进行种质资源保护和扩大独一味繁育势在必行。目前,关于独一味组织培养的研究报道较少,并且集中在愈伤组织诱导及植株再生方面,相关研究结果概述如下。

1. 外植体选择和消毒

野生独一味的幼叶和幼根,以及独一味无菌苗的子叶、下胚轴、幼叶和幼根均能用于愈伤组织诱导。

(1)种子消毒和无菌苗的获得。

选取颗粒饱满的独一味种子,用流水洗净后,可以用50 ℃水浴锅恒温浴处理种子10 min,再用200 mg/L GA_3、0.07% $KMnO_4$、1 mg/L 6-BA或45 g/L牛粪水浸液浸泡处理30~60 min,以提高其无菌萌发率。然后将种子转入超净工作台进行消毒,先用75%

酒精消毒1～2 min，无菌水冲洗3次；再用0.1%～0.2% $HgCl_2$消毒5～8 min，或者先用30% H_2O_2溶液浸泡15～20 min，有利于种皮的软化和表面消毒，再用10%H_2O_2溶液浸泡30 min，可对于软化后的种皮内部内生菌起到彻底消除的作用；无菌水冲洗3次后接种到1/2MS或MS培养基上，25 ℃暗培养。种子萌发后，转到光照时间为14 h/d，光照强度为2000 lx的条件下光照培养。待子叶伸展后将无菌苗的子叶、下胚轴、幼根和长出的幼叶在超净工作台上剪成0.3～0.5 cm长的小段接种到培养基上诱导愈伤组织形成。

（2）其他外植体的消毒。

取野生独一味的幼叶和幼根，消毒前先用洗涤剂清洗干净，再用自来水冲洗30～60 min。然后转入超净工作台，先用75%酒精消毒20 s，无菌水冲洗3次，再用0.1% $HgCl_2$消毒10 min，无菌水冲洗3次以上。将消毒完毕的材料置于无菌滤纸上吸干表面的水分，用无菌解剖刀将叶片切成5 mm×5 mm大小的切片，根切成5 mm长的小段，接种到愈伤组织诱导培养基上(叶片以背面接种于培养基上)。

2. 愈伤组织诱导、增殖和分化

目前在独一味愈伤组织诱导、增殖及分化培养中常选用MS培养基作为基本培养基。愈伤组织诱导阶段一般选用2,4-D + 6-BA + NAA和6-BA + NAA组合居多，2,4-D浓度一般为0.1～1 mg/L，6-BA浓度一般为0.5～2 mg/L，NAA浓度一般为0.2～1 mg/L。例如，幼叶在2,4-D 1 mg/L + 6-BA 2 mg/L + NAA 0.2 mg/L培养基上的愈伤组织诱导率为90%，愈伤组织呈黄绿色、颗粒小、质地较致密；幼根在2,4-D 0.5 mg/L + 6-BA 0.5 mg/L + NAA 1 mg/L培养基上形成浅黄色、颗粒状、质地致密的愈伤组织。独一味的愈伤组织容易褐化，需要适时进行继代培养。KT 1～2 mg/L+IBA 0.1～0.5 mg/L适合无菌苗子叶、下胚轴和幼叶愈伤组织丛生芽的分化和增殖，6-BA 0.5～3 mg/L + NAA 0.05～1 mg/L适合野生独一味幼叶和幼根愈伤组织丛生芽的分化和增殖。另外，在培养基中加入300～800 mg/L水解酪蛋白（CH）有利于诱芽和增殖；每14 d继代一次，继代2次后将继代增殖培养基中植物生长调节剂的浓度减半继续培养。将长至2 cm左右的丛芽分成单株，接种到含有NAA 0.05～0.2 mg/L + IBA 0.5～1 mg/L的1/2MS或MS培养基上诱导生根。

以上培养基均添加30 g/L蔗糖、5～6 g/L琼脂，pH 5.6～5.8。培养室温度为22～25 ℃，光照时间为12～14 h/d，光照强度为1500～3000 lx。

3. 炼苗和移栽

选取根系发达的壮苗，去掉培养瓶的瓶盖，置于自然光下炼苗3 d后，从瓶中取出组培苗，用清水洗去根部的培养基，栽植于配方为腐殖质:蛭石= 2:1或腐殖质:珍珠岩= 2:1（体积比）的基质中，移栽成活率在70%以上。

第六节 其他药用植物组织培养

一、新月茅膏菜

新月茅膏菜[*Drosera peltata Smith* var. *lunata*(Buch. -Ham.)C. B. Clarke]是茅膏菜科(Droseraceae)茅膏菜属(*Drosera*)多年生食虫草本植物,藏语名为“达鄂”,是西藏自治区Ⅰ级濒危藏药材之一。以全草入药,具有祛风除湿、行血止痛、治风湿骨痛和抗菌消炎的功效。在西藏地区,民间用于治疗月经不调、旧伤复发、瘰疬等症,还可作为抗衰老、延年益寿的滋补用药。在现有生产的藏成药中,应用茅膏菜的方剂有滋补酥油丸、五味甘露滋补丸、六味枸杞糖浆等。目前,关于新月茅膏菜组织培养的研究报道甚少,其研究结果示例如下。

杨爽等(2013年)选取当年生生长健壮的茅膏菜植株,在自来水下冲洗1~2 h,边洗边用毛刷刷洗表面,在高浓度的洗涤液中浸泡20 min后用自来水冲洗干净;分别摘取球茎、茎尖和茎段后,在超净工作台上用75%酒精消毒30~60 s,再用无菌水冲洗2次,然后用0.1% $HgCl_2$溶液浸泡茎尖和茎段5 min,用0.1% $HgCl_2$溶液浸泡球茎9 min,然后均用无菌水冲洗6次,最后用无菌滤纸吸干表面水分(以叶片为外植体时,从无菌的茎尖或茎段上剪下即可)。无菌苗无根芽的获得:在超净工作台上用75%酒精处理种子30 s后,无菌水冲洗2次,再用0.1% $HgCl_2$处理10 min,最后用无菌水冲洗6次后接种于1/2 MS培养基上,50 d后挑选生长状态较为一致的无根芽作为外植体。以茅膏菜的球茎、茎尖、茎段、叶片和无菌苗无根芽作为外植体,分别接种到1/2 MS+6-BA 0.1 mg/L+NAA 0.1 mg/L+蔗糖25 g/L+琼脂5.5 g/L培养基上培养;在外植体出现膨大并逐渐愈伤化的同时,球茎、茎尖、茎段和无根芽都能诱导出芽,芽诱导率无根芽>茎段>茎尖>球茎,叶片则容易褐化死亡。继代培养时,茅膏菜丛生芽增殖表现出一定的群体效应,在每瓶接种5丛,每丛4株时,芽苗生长状况良好。芽诱导和增殖的培养条件为温度(25±2)℃、光照时间13 h/d、光照强度3000 lx。

二、多刺绿绒蒿

绿绒蒿属(*Meconopsis*)是罂粟科(Papaveraceae)绿绒蒿属植物的总称,全世界共有54种,中国有43种。据统计,该属植物共有18种入药,具有清热解毒、活血镇痛等功效。现代研究显示,绿绒蒿属植物在抗肿瘤、保肝、抗菌、镇痛、抗炎等方面有作用,药效物质以生物碱和黄酮类成分为主。该属植物因生长环境特殊，如高海拔、空气稀薄、日夜温差大、紫外线强烈等，环境恶劣，导致繁殖困难、生长缓慢，因而野生资源非常有限，多个品种被列入国家Ⅱ、Ⅲ级濒危植物，因此进行种质资源保护和扩大绿绒蒿繁育势在必行。目前，关于"绿绒蒿"组织培养的研究报道较少。

绿绒蒿属植物资源分布相对较多，入藏药应用广泛且受研究者关注者，当首推多刺绿绒蒿（*M. horridula* Hook. f. et Thoms.）。多刺绿绒蒿为一年生草本植物，以全草或地上部分入药，藏语名为"刺尔恩"。《晶珠本草》中记载，"刺尔恩"味苦，功效清热，具有接骨、活血化瘀、止痛的作用，为治头创伤最有疗效之药，藏医多用于治疗头伤、骨折、跌打损伤等，临床上多以复方形式入药。《中华人民共和国卫生部药品标准》收载了八味秦皮丸、达斯玛保丸、三十五味沉香丸等十余种含有多刺绿绒蒿的藏药成方制剂。目前，已从多刺绿绒蒿中分离得到生物碱类、黄酮类、萜类、甾体类等化合物，现代药理学研究多围绕抗癌、抗病毒、心脏保护等方面。在2005年，多刺绿绒蒿被列为西藏自治区Ⅲ级濒危藏药材。根据西藏自治区（中）藏药资源的调查数据，建议将其列入Ⅰ级濒危藏药材名录。

陈序昉等（2018年）以长势良好的多刺绿绒蒿的根、叶、叶柄、生长点、子房、花药和花托为外植体研究了诱导愈伤组织的方法，发现不同外植体在MS + NAA 0.1 mg/L + 6-BA 1 mg/L + 蔗糖30 g/L + 琼脂8.6 g/L培养基上，于（20±2）℃、50 ~ 120 lx、24 h光照条件下培养，不同外植体的褐化率叶 > 叶柄 > 子房 > 花药 > 根 > 花托 > 生长点，愈伤组织诱导率子房（31%）> 根（9%）> 叶柄（3%）> 叶（1%）> 花药=花托=生长点，因此多刺绿绒蒿适合作为愈伤组织诱导的外植体部位为子房与根。

三、婆婆纳属藏药植物

玄参科（Scrophulariaceae）婆婆纳属（*Veronica*）植物广泛分布于全球，约有250种，主产于欧洲、亚洲。我国产61种，其中有27种婆婆纳属植物有本草记载，主要以全草入药，多具有清热解毒、消炎止痛、生肌愈疮（创）、活血祛瘀、凉血止血的功效，广泛用于治疗跌打损伤、风湿痹痛、感冒、骨折、外伤出血、肝炎等症。

藏药材"巴夏嘎"（又名帕下嘎、帕下嘎门巴、冬那端赤、冬纳冬扯、当娜冬赤、哇夏嘎等）的基原植物种类存在着较大的差异，其基原植物有玄参科婆婆纳属植物长果婆婆纳（*V. ciliata* Fisch.）、光果婆婆纳（*V. rockii* Li）、毛果婆婆纳（*V. eriogyne* H. Winkl.）等，爵床科（Acanthaceae）植物鸭嘴花（*Adhatoda vasica* Nees），以及罂粟科（Papaveraceae）植物赛北紫堇[*Corydalis impatiens* (pall.) Fisch.]和察隅紫堇（*C. tsayulensis* C. Y. Wu et H. Chuang）等。藏药材"婆婆纳"是西藏自治区Ⅰ级濒危藏药材之一，目前，其组织培养方面的研究报道较少。

张彦妮等(2010年)将婆婆纳(*V. didyma* Tenore)的叶、茎节、茎段和顶芽外植体分别接种到MS + 2,4 -D 0.01 mg/L + 6-BA 1 mg/L + NAA 1 mg/L培养基上培养,培养30 d后外植体的愈伤组织诱导率分别为97%、92%、68%和45%;愈伤组织在MS + 2, 4-D 0.01 mg/L + 6-BA 0.75 mg/L + NAA 1.75 mg/L培养基上芽诱导率为90%;待丛芽长到约2 cm时,将芽接种到1/2MS + NAA 0.2 mg/L培养基上诱导生根,生根率为90%。李展等(2011年)取长果婆婆纳的成熟种子,用70%酒精和0.1% $HgCl_2$进行常规消毒后将其接种到MS培养基上培养30 d后获得无菌苗;将无菌苗顶芽作为外植体接种到MS + 6-BA 0.5 mg/L + NAA 1 mg/L培养基上诱导愈伤组织,诱导率为95%;愈伤组织在MS + 6-BA 0.5 mg/L + NAA 0.1 mg/L培养基中分化效果最佳,且丛生芽继代培养时增殖效果较好;丛生芽在1/2 MS + IBA 0.05 mg/L培养基中生根率为95%;再生苗经炼苗后移栽到营养土中成活率为40%;培养基中均添加30 g/L蔗糖、5 g/L琼脂,pH为5.8,培养温度为(25±2)℃,光照时间为16 h/d,光照强度为1500 lx。

四、铁线莲属藏药植物

毛茛科(Ranunculaceae)铁线莲属(*Clematis*)植物全世界共有355种(含变种、亚种),广泛分布于除南极洲以外的各大洲。我国约有155种(含变种),全国各地均有分布。据统计,我国民族药用铁线莲属植物多达49种,其中藏族有22种铁线莲属植物作药用,居于首位,包括银叶铁线莲(*C. delavayi* Franch.)、粉绿铁线莲(*C. glauca* Willd. Herb. Baumz.)、西藏铁线莲(*C. tenuifolia* Royle)、齿叶铁线莲(*C. serratifolia* Rehd.)、甘青铁线莲[*C. tangutica* (Maxim.) Korsh.]、甘川铁线莲[*C. akebioides* (Maxim.) Hort. ex Veitch]、灰叶铁线莲[*C. canescens* (Turcz.) W. T. Wang et M. C. Chang]、灌木铁线莲(*C. fruticosa* Turcz.)、小叶铁线莲(*C. nannophylla* Maxim.)、美花铁线莲(*C. potaninii* Maxim.)、合柄铁线莲(*C. connata* DC. Prod.)、大花绣球藤(*C. montana* var. *grandiflora* Hook.)、毛木通(*C. buchananiana* DC. Syst.)、长花铁线莲(*C. rehderiana* Craib)、毛茛铁线莲(*C. ranunculoides* Franch.)、西南铁线莲(*C. pseudopogonandra* Finet et Gagnep.)、芹叶铁线莲(*C. aethusifolia* Turcz.)、长瓣铁线莲(*C. macropetala* Ledeb.)、小木通(*C. armandii* Franch.)、短尾铁线莲(*C. brevicaudata* DC.)、黄花铁线莲(*C. intricata* Bunge)、绣球藤(*C. montana* Buch.-Ham. ex DC.),后6种同时也是蒙古族的民族药用品种,这22种按照藏族医用药理论体系分别分为“依蒙嘎保”“依蒙赛保”“依蒙那保”“依蒙茶保”四类。

藏族药用铁线莲属植物的药用部位以全草和根为主,其次是藤茎,具有祛风止痛、利尿通淋、抗菌消炎等作用,可用于治疗消化不良、胃寒、痞瘤病、黄水病、浮肿等病症,外敷可用于疮疡久溃不敛、皮肤炎症。目前，关于铁线莲属藏药植物组织培养的研究报道甚少，其研究结果示例如下。

泽仁旺姆等（2009年）选取颗粒饱满的甘青铁线莲种子，清洗后用70%～75%酒精消毒1 min，再用0.1% $HgCl_2$消毒5～7 min，无菌水冲洗后接种在不添加任何植物生长调节剂的MS培养基上培养，30 d后种子萌发继而获得无菌苗。选取苗龄约10 d的无菌苗，取其顶芽接种到MS＋6-BA 1 mg/L培养基上培养，20 d后大部分芽的基部产生浅绿色的愈伤组织，再培养16 d左右1/3的愈伤组织开始分化出丛芽。将长至1.5 cm左右的丛芽分成单株，接种到MS＋IAA 0.5 mg/L培养基上诱导生根。培养温度为20～25 ℃，光照时间为12 h/d，光照强度为1500 lx。

五、蒿属藏药植物

菊科（Compositae）蒿属（*Artemisia*）植物全世界共有300多种（含变种、亚种）。我国有186种，44变种，全国各地均有分布，许多种类入药，为重要或常用的消炎、止血、温经、解表、抗疟及利胆用药或艾灸用药。《藏药志》中记载，“普儿芒”的基原植物有毛莲蒿（*A. vestita* Wall. ex Bess.，藏语亦称坎巴嘎布）、粘毛蒿（*A. mattfeldu* Pamp.）、蒙古蒿［*A. mongolica*（Fisch. ex Bess.）Nakai］、牛尾蒿（*A. dubia* Wall. ex Bess.）和藏龙蒿（*A. waltonii* J. R. Drumm. ex Pamp.），前3种隶属于蒿属蒿亚属（*Subgen. Artiemisia*），后2种隶属于龙蒿亚属（*Subgen. Dracunculus*）。藏药材“普儿芒”通常以其干燥的地上部分或全草入药，具有抗菌消炎、解毒、清虚热、健胃、祛风止痒、止痛等功效，治发烧、瘟疫内热、四肢酸痛、骨蒸发烧、疮疡肿痛、肺病发热盗汗。目前，关于“普儿芒”基原植物组织培养的研究报道甚少，其研究结果示例如下。

泽仁旺姆等（2014年）取毛莲蒿植株含有2～3个腋芽的茎段作为外植体，先用肥皂水清洗，再用流水冲洗，然后将外植体放入75%酒精中消毒30 s，无菌水冲洗3次，再用0.1% $HgCl_2$消毒5～12 min，无菌水冲洗3～5次。随后将外植体接种在MS＋6-BA 1 mg/L萌发培养基中，1株/瓶，于20～24 ℃、光照12～14 h/d的条件下培养10～12 d，外植体形成带叶小苗。将获得的小苗移至MS＋6-BA 0.6～1.2 mg/L＋IAA 0.1～0.2 mg/L生芽培养基中，诱导形成丛生芽，以20 d为一个增殖周期，至少一个增殖周期结束后，取2～2.5 cm丛生芽接种于MS＋IBA 0.05 mg/L＋NAA 0.05 mg/L生根培养基中诱导生根，培养32～38 d后，小苗形成完整植株。

参考文献

1. 中国科学院中国植物志编辑委员会. 中国植物志[M]. 北京：科学出版社，2004.

2. 中国科学院西北高原生物研究所.藏药志[M].西宁:青海人民出版社,1991.

3. 中华人民共和国卫生部药典委员会.中华人民共和国卫生部药品标准:藏药·第一册[S].北京:人民卫生出版社, 1995.

4. 国家中医药管理局中华本草编委会.中华本草:藏药卷[M].上海:上海科学技术出版社,1999.

5. 帝玛尔·丹增彭措.晶珠本草:下部[M].上海:上海科学技术出版社,2012.

6. 国家药典委员会.中华人民共和国药典:一部[S].北京:中国医药科技出版社,2015.

7. 贾敏如,张艺.中国民族药辞典[M].北京:中国医药科技出版社,2016.

8. 徐元江,甄梓娟,许永强,等.藏药匙叶翼首花的快繁技术研究[J].中国现代中药,2016,18(10):1305-1308.

9. 袁芳,李晶,任海平,等.藏药匙叶翼首花高频组织培养再生体系优化研究[J].西北植物学报,2017,37(2):379-386.

10. 徐元江,刘江,苏艳杰,等.匙叶翼首花发根诱导与培养基筛选[J].北方园艺,2019(18):110-115.

11. 李刚.紫苜蓿研究进展[J].安徽农学通报,2019,25(14):71-75.

12. 许来俊,王成章,严学兵,等.苜蓿植株再生体系研究进展[J].草业科学,2012,29(8):1294-1301.

13. 唐伟,尹思明,玉永雄.紫苜蓿花药培养的研究进展[J].安徽农业科学,2012,40(9):5255-5258.

14. 张婧,包爱科,柴薇薇,等.农杆菌介导的紫苜蓿遗传转化体系研究进展[J].分子植物育种,2020,18(3):931-943.

15. 文检,张艺,刘川,等.藏药“蒂达”的基原、药性及功效的考证[J].中国中药杂志,2016,41(4):609-612.

16. 钟国跃,阳勇,冯婷婷,等.常用藏药“蒂达”(藏茵陈)基原物种药用合理性及资源利用价值评价[J].中国中药杂志,2012,37(17):2639-2645.

17. 龙华,胡雪峰,黄衡宇.獐牙菜的组织培养[J].中草药,2009,40(3):462-466.

18. 刘建成,陈先玉.川西獐牙菜的组织培养与快速繁殖[J].植物生理学通讯,2003(3):237.

19. 刘广华.拟南芥与川西獐牙菜及小麦与鹅观草体细胞杂种的遗传研究[D].济南:山东大学,2006.

20. 蒋序,徐士奎.风毛菊属民族民间药物初步整理研究[J].中国民族医药杂志,2010,16(5):33-35.

21. 蒋序，罗艳秋，徐士奎. 风毛菊属藏药的品种研究[J]. 中国民族民间医药，2010，19(11)：3-4.

22. 陈玉珍，李凤兰. 低温锻炼对绵头雪莲花组织培养苗抗寒性及抗氧化酶活性的影响[J]. 植物生理与分子生物学学报，2005(4)：437-440.

23. 陈玉珍. 绵头雪莲花(*Saussurea.laniceps* hand.-Mazz.)组织培养及其抗寒性的生理生化基础研究[D]. 北京：北京林业大学，2005.

24. 陈发菊，李志红，涂璇. 雪兔子叶的组织培养及植株再生[J]. 湖北三峡学院学报，2000(5)：65-67.

25. 祝建波，王重，周鹏. 小果雪兔子的组织培养[J]. 华北农学报，2006(6)：59-62.

26. 索南本. 藏药独一味的药理药效及临床应用[J]. 世界最新医学信息文摘，2019，19(33)：219-222.

27. 张珏，杨轶浠，王跃华. 野生独一味的离体培养及植株再生[J]. 时珍国医国药，2016，27(7)：1738-1740.

28. 刘正玉，朱凯，周珠扬，等. 独一味试管苗快繁技术研究[J]. 西藏农业科技，2007(3)：19-22.

29. 白央，王玮，格桑索朗. 藏药材茅膏菜质量标准的研究[J]. 西藏科技，2015(8)：73-77.

30. 周生军，秦临喜，郭柳，等. 濒危藏药光萼茅膏菜研究现状与分析[J]. 中国现代中药，2014，16(3)：262-264.

31. 杨爽，王勇. 西藏产茅膏菜丛生芽诱导和增殖的研究[J]. 北方园艺，2013(6)：102-104.

32. 袁芳，宋凯杰，蔡熙彤，等. 藏药多刺绿绒蒿种子萌发特性研究[J]. 广西植物，2019，39(7)：902-909.

33. 陈序昉，刘聚源，冯虎元，等. 多刺绿绒蒿的组织培养[J]. 特种经济动植物，2018，21(11)：24-31.

34. 曹岚，慕泽泾，钟卫红，等. 玄参科藏药品种与标准整理[J]. 中国中药杂志，2015，40(23)：4686-4692.

35. 杜月，王晓琴，杨美珍. 婆婆纳属药用植物药理活性研究进展[J]. 现代中药研究与实践，2013，27(6)：77-80.

36. 张彦妮，李博，安勇，等. 婆婆纳组织培养再生体系的建立[J]. 东北林业大学学报，2010，38(12)：46-48.

37. 李展，陈放，唐琳. 藏药纤毛婆婆纳的愈伤组织诱导和快速繁殖研究[J]. 植物科学学报，2011，29(4)：531-535.

38. 张亚梅,慕泽泾,张普照,等.中国铁线莲属民族药用植物研究整理[J].中国实验方剂学杂志,2018,24(2): 226-234.

39. 李杨,张伟,赫雪锋,等.铁线莲属植物的化学成分及药理作用研究进展[J].中南药学,2018,16(3):355-362.

40. 泽仁旺姆,尼珍,潘多.西藏甘青铁线莲的再生植株[J].西藏科技,2002(9):61.

41. 泽仁旺姆,尼珍,杜云建.藏药材毛莲蒿的组织培养和再生植株[J].西藏科技,2014(11):72-73.

42. 泽仁旺姆, 尼珍, 杜运建. 坎巴嘎布的快速繁殖方法:中国, CN104145823A [P]. 2014-11-19[2019-11-10]. http://pss-system.cnipa.gov.cn/sipopublicsearch/patentsearch/showViewList-jumpToView.shtml.

第十二章

根和根茎类药材的组织培养

第一节

大花红景天

红景天属(*Rhodiola*)为景天科(Crassulaceae)多年生草本或亚灌木植物,全世界有90多种,中国为其分布中心,有73种2亚种7变种,其中西藏产32种,2个变种。红景天为藏医常用药材,藏语音译为索罗玛布、索罗玛保、苏罗玛保,有"高原人参""东方神草""雪山仙草"等美誉。红景天属植物虽然可以全草入药,但常以根及根状茎为主要药用部位;其性平,味甘、苦,归肺、心经,具有益气活血、通脉平喘等功效,常用于气虚血瘀、胸痹心痛、中风偏瘫、倦怠气喘的治疗。红景天属植物中含有丰富的苷类化合物,如苯乙基苷、苯丙素苷、酚苷和氰苷类,还含有黄酮类化合物、萜类化合物、鞣质、多糖、有机酸、挥发油、氨基酸和一些微量元素及稀土元素等;其中苯乙基苷类的红景天苷(salidroside)及其苷元酪醇是红景天的主要活性成分,是红景天药材的质量衡量指标之一。现代药理学研究证实,红景天及其主要活性成分具有抗衰老、抗肿瘤、抗缺氧、抗氧化、抗疲劳、抗辐射、增强免疫力等作用,对神经系统、心血管系统、呼吸系统等多个系统具有广泛的药理活性。

红景天作为西藏的道地药材,具有久远的药用历史,最早见载于公元8世纪的著名藏医经典《四部医典》中。《藏药志》在"索罗玛保"项下收载了圆丛红景天[*R. juparensis* (Frod.) S. H. Fu]、长鞭红景天[*R. fastigiata* (Hk. f. et Thoms.) S. H. Fu]、唐古特红景天[*R. algida* (Ledeb.) Fisch. et Mey.]、圣地红景天[*R. sacra* (Prain ex Hamet) S. H. Fu]、柴胡红景天[*R. bupleuroides* (Wall. ex Hk. f. et Thoms.) S. H. Fu]、大花红景天[*R. crenulata* (Hk. f. et Thoms.) H. Ohba]、齿叶红景天(*R. serrata* H. Ohba)7种红景天属植物。《卫生部药品标准·藏药第一册》(1995年)和2015版《中国药典》收录大花红景天为基原药材。因滥采滥挖和生态环境变化等因素使大花红景天野生资源遭到严重破坏,资源日趋枯竭,已被列为国家Ⅱ级重点保护野生植物,西藏自治区Ⅰ级濒危藏药材。

一、大花红景天愈伤组织诱导及植株再生

1. 愈伤组织诱导

大花红景天的幼嫩叶、茎和芽以及种子均可被诱导形成愈伤组织。叶和茎的愈伤组织诱导培养基有MS＋6-BA 2 mg/L＋NAA 0.2 mg/L、MS＋6-BA 3 mg/L＋NAA 0.3 mg/L、MS＋6-BA 3 mg/L＋NAA 1 mg/L＋L-脯氨酸700 mg/L。种子和芽的愈伤组织诱导培养基为MS＋6-BA 4 mg/L＋KT 0.1 mg/L＋NAA 0.1 mg/L＋IAA 0.2 mg/L。

在大花红景天愈伤组织诱导中，不同外植体在不同的培养基上诱导形成的愈伤组织存在形态差异，常见以下3种形态：鲜绿色，表面呈颗粒状突起，有白色绒毛状组织（图12-1-1 A）；黄绿色，表面呈颗粒状突起，有白色绒毛状组织，夹杂少量的紫红色颗粒状组织（图12-1-1 B）；黄绿色和绿色，表面呈颗粒状突起，有白色绒毛状组织，夹杂大量的紫红色颗粒状组织（图12-1-1 C）。有研究者通过显微观察发现，大多数不定芽的分化始于紫红色颗粒状组织（图12-1-1 D），长期继代发现紫红色愈伤组织生长迅速。

在大花红景天培养过程中，创伤处时常分泌一些黑褐色酚类物质，该物质直接影响外植体的生长及愈伤组织的形成，最终导致培养物的死亡，向培养基中添加10 mg/L VC能有效抑制酚类物质的外泌，减轻培养物褐化。

2. 不定芽诱导

大花红景天愈伤组织在MS＋6-BA 2 mg/L＋IAA 0.25 mg/L、MS＋6-BA 3 mg/L＋NAA 1 mg/L ＋L-脯氨酸700 mg/L、MS＋TDZ 0.5 mg/L＋NAA 0.5 mg/L等培养基上，不定芽诱导率为45%～92%，且易形成芽丛（图12-1-1 E）。将不定芽切割转接至新鲜培养基，逐渐分化为幼叶，形成紧簇的芽丛（图12-1-1 F），随着时间延长，分蘖数不断增加，但不易长高。待芽生长至2～3 cm高时，将其成簇地分离，继代扩繁培养（图12-1-1 G），丛生芽才能不断长高。

3. 不定根诱导

将长至5 cm以上的丛生芽成簇地分离，接种到MS、MS＋NAA 0.5 mg/L、MS＋IAA 1 mg/L、MS＋L-脯氨酸700 mg/L等培养基上，生根率为82%～96%（图12-1-1 H）。

4. 培养条件

以上培养基均添加30 g/L蔗糖、7～8 g/L琼脂，pH 5.8。恒温培养温度为（20±2）℃、变温培养为28 ℃（光）/22 ℃（暗），愈伤组织诱导可在黑暗中进行，芽诱导和生根时光照时间为10～14 h/d，光照强度为1500～3000 lx。

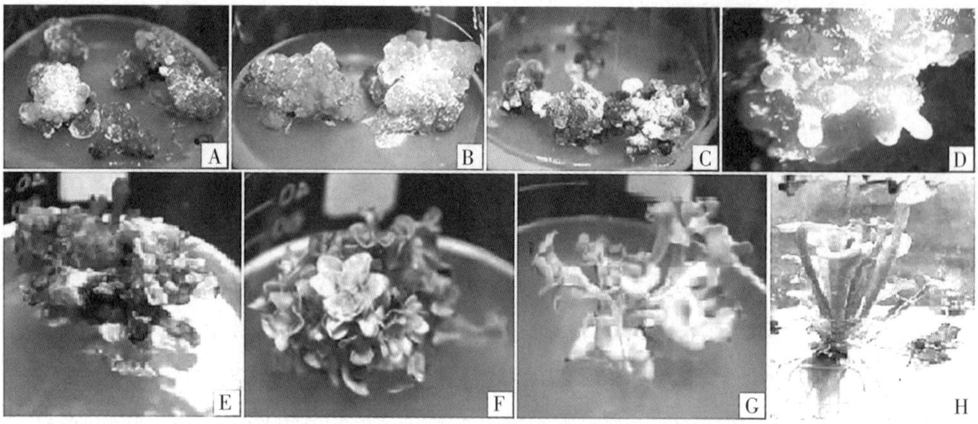

图12-1-1　大花红景天愈伤组织、不定芽、丛生芽与生根苗

（A～C、E～G引自王梦亮等，2014；D、H引自王莉莎等，2014）

A～C.不同形态的愈伤组织 D.紫红色颗粒状愈伤组织再生芽点显微图 E.不定芽诱导 F.丛生芽增殖 G.分离后继代培养的丛生芽 H.生根苗

二、大花红景天愈伤组织悬浮细胞系

1. 叶片愈伤组织诱导

选取均一、饱满的大花红景天种子作为外植体，用水浸泡24 h，中间更换一次水，在超净工作台上先用70%酒精漂洗30 s，再用9%NaClO浸泡10 min，然后用无菌水冲洗5次，用无菌滤纸吸干表面水分后，将种子接种到不添加任何植物生长调节剂的MS培养基上培养。

取50 d以上苗龄无菌苗的叶片，剪成5 mm×5 mm大小后接种到1/2MS＋6-BA 0.5 mg/L＋NAA 3 mg/L愈伤组织诱导培养基上，诱导率为70%左右。刚诱导出的愈伤组织呈绿色、黄绿色和紫红色三种颜色（图12-1-2 A）。第一代愈伤组织的诱导需要60 d左右，之后每30 d继代一次。愈伤组织在继代培养过程中逐渐稳定后成黄绿色（图12-1-2 B）。

2. 悬浮细胞体系建立

挑选稳定、均一的颗粒状愈伤组织，以10%的接种量，接入装有50 mL液体培养基（MS＋TDZ 0.5 mg/L＋NAA 0.5 mg/L）的100 mL三角瓶中，水平摇动悬浮培养，摇床转速设定为120 r/min。每隔10 d更换新鲜的液体培养基，且挑除褐变或直径过大（大于10 mm）的细胞团，继代培养3～4代，逐渐形成性状稳定且大小均一的颗粒状愈伤组织悬浮培养体系（图12-1-2 C）。悬浮培养的细胞中红景天苷和酪醇的含量分别为29.04 mg/g、15.63 mg/g。

3. 培养条件

以上培养基均添加30 g/L蔗糖，固体培养基中添加3 g/L琼脂，pH 5.8。培养温度(25±2)℃，光照时间为16 h/d，光照强度为1500 lx。

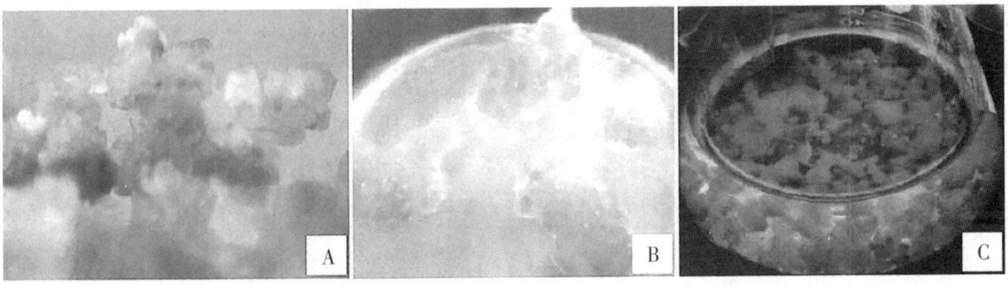

图12-1-2 大花红景天愈伤悬浮体系建立的过程(引自史玲玲，2009)

A.第一代叶片愈伤组织 B.生长稳定的愈伤组织 C.液体悬浮培养体系

三、大花红景天花粉离体萌发

大花红景天花粉的活力随着开花时间持续逐渐增加，在花药开裂散粉期达到最强。于盛花期晴天10:00～12:00采集花朵，置于冰盒中带回实验室。将10%蔗糖 + 0.01% H_3BO_3 + 0.03% $CaCl_2$ + 10% PEG-4000液体培养基滴1滴在单凹形载玻片的凹处，撒少量花粉于培养基上，混匀，为防止培养基水分蒸发，将载玻片放入垫有湿润滤纸的培养皿中。将培养皿放入25 ℃人工气候箱中，黑暗培养24 h后，在10×10倍显微镜下观察花粉萌发情况，以花粉管长度超过花粉粒直径作为萌发标准，统计萌发率(同一视野中萌发的花粉占花粉总数的百分比)。花药开裂散粉期的花粉萌发率为48%左右。

PEG-4000的浓度对大花红景天花粉离体萌发影响极显著，高浓度(≥15%)和低浓度(≤5%)不利于大花红景天花粉离体萌发，而浓度为10%时可显著提高花粉萌发率。PEG-4000是一种高分子渗透剂，能使花粉内膜结构发生变化，改变膜表面的电荷，提高膜的柔软程度和通透性，从而促进花粉萌发和花粉管生长。

四、大花红景天毛状根培养体系

1. 农杆菌活化与培养

在YEB + 利福平40 mg/L固体培养基上划线培养农杆菌C58C1(pRiA4)。挑取单菌落接种于20 mL上述液体培养基中，作为第一次活化培养；取1 mL一次活化的菌液到50 mL新鲜的液体培养基中进行第二次活化培养。在第二次活化培养结束前2 h向培养基中加入100 μmol/L乙酰丁香酮，菌液OD_{600}为0.6～0.8时，结束培养。离心收集得到的菌体沉淀，用MS + 乙酰丁香酮100 μmol/L液体培养基重悬30 min，用于转化。

2. **毛状根诱导和检测**

取幼嫩的大花红景天无菌苗（图12-1-3 A），采用叶盘法，将叶片切成0.5 ~ 1 cm^2大小，浸泡在上述农杆菌重悬液中侵染10 min。用吸水纸吸去外植体表面多余菌液，接种到铺有滤纸的MS + 乙酰丁香酮100 μmol/L固体培养基上，25 ℃，黑暗，共培养3 d。用无菌水冲洗共培养的外植体后，接种于1/2 MS + 6-BA 0.2 mg/L + 头孢霉素200 mg/L + 羰苄青霉素200 mg/L固体培养基上，25 ℃、黑暗培养。农杆菌感染10 d后，在被感染叶片上的伤口区可以产生转化根（图12-1-3 B），继续培养获得蓬松、生长迅速且无向地性的优良毛状根（图12-1-3 C），诱导率为50%左右。待毛状根长到5 cm左右长时，将其从叶片上切下，将不同克隆在新的培养基上分别单独培养。PCR检测毛状根中的*rolB*和*rolC*基因（图12-1-3 E、F）。

3. **毛状根的液体培养**

将毛状根接种于1/2 MS固体培养基中除菌培养30 d后，再转接到1/2 MS液体培养基中，置于20 ℃、110 r/min摇床中黑暗培养。液体培养30 d后的毛状根（图12-1-3 D），分别用1000 μM水杨酸（salicylic acid，SA）、100 μM茉莉酸甲酯（methyl jasmonate，MeJA）处理24 h。SA、MeJA处理毛状根可以提高红景天苷生物合成途径中关键酶TYDC（酪氨酸脱羧酶，tyrosine decarboxylase）和UDPGT（尿苷二磷酸葡萄糖基转移酶，UDP-glucosyltransferase）基因的表达量及红景天苷的含量。SA与MeJA处理的毛状根中红景天苷含量分别为858.31 μg/g、461.76 μg/g；对照中为112.49 μg/g。

4. ***RcTYDC*基因遗传转化大花红景天**

构建pCAMBIA1304-RcTYDC重组表达载体，通过农杆菌C58C1（pRiA4）介导的叶盘转化法将其转化大花红景天，诱导毛状根。经PCR检测后（图12-1-3 G），将阳性毛状根从叶片上切下并接种在1/2 MS + 蔗糖30 g/L + 羧苄青霉素250 mg/L + 潮霉素10 mg/L固体培养基上，阴性毛状根（对照）则接种在不添加潮霉素的培养基上，25 ℃、黑暗培养，每30 d继代培养一次。然后将20 mg长约3 cm的无污染的毛状根接种到含有50 mL 1/2 MS液体培养基的250 mL锥形瓶中，置于25 ℃、100 r/min摇床中黑暗培养，培养4周后收获毛状根。qPCR检测结果显示过表达*RcTYDC*的毛状根中*RcTYDC*的表达量是对照的2.3 ~ 21.6倍。HPLC检测结果显示，过表达*RcTYDC*的毛状根中酪胺（tyramine）、酪醇（tyrosol）、红景天苷（salidroside）的含量，分别为2.69 ~ 4.50 mg/g DW（为对照的3.21 ~ 6.84倍）、0.55 ~ 0.70 mg/g DW（为对照的1.50 ~ 2.19倍）、0.61 ~ 1.52 mg/g DW（为对照的1.27 ~ 3.47倍）；对照中分别为0.66 ~ 0.84 mg/g DW、0.32 ~ 0.37 mg/g DW、0.44 ~ 0.48 mg/g DW。

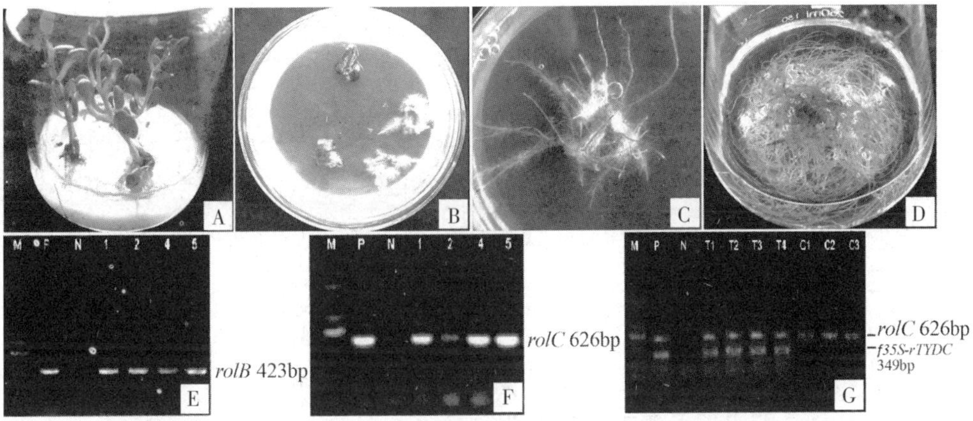

图12-1-3 大花红景天毛状根诱导与培养(引自Xiaozhong Lan等,2013;常凯,2013)

A.无菌苗 B.毛状根诱导 C.毛状根继代培养 D.毛状根液体培养基培养 E～F.C58C1(pRiA4)转化毛状根的PCR检测 G.C58C1(pRiA4、pCAMBIA1304-RcTYDC)转化毛状根的PCR检测(M DL2000 marker,P阳性对照,N阴性对照)

第二节

喜马拉雅紫茉莉

喜马拉雅紫茉莉[*Mirabilis himalaica* (Edgew.) Heimerl]及其变种中华紫茉莉(*M. himalaica* var. *chinensis* Heimerl)是紫茉莉科(Nyctaginaceae)紫茉莉属(*Mirabilis*)多年生草本植物,《中国植物志》将其归入山紫茉莉属(*Oxybaphus*),新拟名为山紫茉莉(*O. himalaicus* Edgew.)和变种中华山紫茉莉(*O. himalaicus* Edgew. var. *chinensis*)。喜马拉雅紫茉莉为常用藏药材,藏语名为“巴朱”,以根入药,具有温肾、生肌、利尿、排石、干“黄水”之功效,同时还具有治疗胃寒、肾寒、阳痿、浮肿、结石、腰痛、关节痛、“黄水”病等疾病的作用,也可用于消炎、止痛。在藏药石榴日轮丸、二十五味儿茶丸、十四味羚牛角丸和红花如意丸等藏成药中均使用喜马拉雅紫茉莉入药。鱼藤酮(rotenoid)是从喜马拉雅紫茉莉中分离鉴定的代表性化合物,具有抗肿瘤、抗菌、抗炎等广泛生物活性。喜马拉雅紫茉莉是西藏自治区Ⅰ级濒危藏药材之一,与黄精[*Polygonatum verticillatum* (L.) All.]、蒺藜(*Tribulus terretris* L.)、西藏棱子芹(*Pleurospermum hookeri* C. B. Clarke var. *thomsonii* C. B. Clarke)、天门冬[*Asparagus cochinchinensis* (Lour.) Merr.]被称为传统藏药的“五根”。

一、喜马拉雅紫茉莉无菌苗子叶节愈伤组织诱导及不定芽分化

1. 种子消毒和无菌苗的获得

选取均一、饱满的种子，20 ℃温水浸泡2 h后剥去外种皮。由于浸种期去除了外种皮，对内种皮也造成了一定的影响。表面消毒并不能在保证萌芽率的前提下有效杀灭种子表面微生物，必须在催芽培养中加入抗生素以确保后续研究所用外植体的无菌状态。将去除外种皮的种子浸泡于75%酒精中30 s，用无菌水冲洗3次，再用0.1% $HgCl_2$浸泡1 min，最后用无菌水冲洗3次。将种子接种到MS + NAA 0.1 mg/L + 多菌灵50 mg/L + 青霉素25 mg/L培养基上，置于20 ℃暗环境下培养。

2. 子叶节愈伤组织诱导及不定芽分化

将无菌苗的子叶节接种到MS + 6-BA 0.5 mg/L + NAA 1.5 mg/L培养基上，25 ℃遮光培养，20 d后愈伤组织诱导率为70%左右。将愈伤组织转接到MS + 6-BA 0.5 mg/L + IAA 0.5 mg/L或MS + 6-BA 0.5 mg/L + IBA 0.5 mg/L培养基上，置于25 ℃、光照时间为16 h/d，光照强度为1600 lx的条件下培养，20 d后愈伤组织不定芽分化率为60%左右。

二、喜马拉雅紫茉莉毛状根诱导

1. 无菌苗的培养

先将成熟饱满的种子流水冲洗过夜，然后用75%酒精浸泡1 min，再用2% NaClO浸泡10 min，无菌水冲洗5次，用无菌卫生纸吸干水分，接种于MS培养基上，在20 ℃光照培养箱中培养（16 h光照，8 h黑暗交替），即可获得无菌苗（图12-2-1A）。

2. 农杆菌活化与培养

在YEB平板划线培养农杆菌C58C1（pRiA4）。挑取单菌落接种于1 mL YEB液体培养基，再取1 mL菌液扩大培养50 mL至OD_{600}吸光度为0.5 ~ 0.6，离心后沉淀用1/2MS液体培养基重悬，用于转化。

3. 遗传转化与毛状根诱导

当无菌苗高8 ~ 10 cm，长出4 ~ 6片真叶时，剪下顶端真叶作为遗传转化的起始外植体。将幼嫩真叶剪成1 cm^2大小的切片，正面向上置于MS + 乙酰丁香酮50 μmol/L固体培养基上，25 ℃、黑暗预培养2 d。然后滴加活化好的发根农杆菌C58C1的1/2MS液体悬液，并使叶片与菌液充分接触，侵染时间为20 min。用滤纸吸去多余的菌液，然后将农杆菌浸染过的叶片转入MS培养基上，暗培养2 d后，转接到MS + 头孢霉素200 mg/L培养基上，25 ℃、黑暗培养，每5 d更换1次培养基。农杆菌感染10 d后，在被感染叶片上的伤口区可以产生毛状根（图12-2-1B），诱导率为34%左右。

4. 毛状根的除菌培养和检测

待诱导出的毛状根长到3 cm左右长时，将其剪下，将不同克隆单独的接种在MS + 头孢霉素固体培养基上进行除菌培养（图12-2-1C）。毛状根在继代除菌培养过程中，每次继代剪取根尖约2 cm，转接到MS + 头孢霉素继代培养基上（每次继代时，头孢霉素的浓度按200 mg/L、150 mg/L、100 mg/L、50 mg/L依次减少），经过4个月继代培养后转接到无抗生素的MS固体培养基上，在无抗生素的MS固体培养基上继代培养2次，获得无菌的毛状根（图12-2-1D）。提取新鲜毛状根的总DNA，PCR检测*rolB*和*rolC*基因（图12-2-1E）。

5. 毛状根的液体培养

毛状根除菌完全后，选取生长迅速，分枝较多，根毛发达的毛状根系，剪取根尖约2 cm接种到1/2MS液体培养基中。使用250 mL三角瓶，每瓶装液100 mL接入2根毛状根，置于恒温摇床上，180 r/min，(25±2)℃，黑暗培养。培养25 d后，毛状根鲜质量为5.58 g，鱼藤酮含量为0.76 mg/g DW，高于喜马拉雅紫茉莉根中鱼藤酮含量。

6. *MhCHS/MhCHI*基因遗传转化喜马拉雅紫茉莉

查尔酮合成酶（MhCHS）和查尔酮异构酶（MhCHI）是喜马拉雅紫茉莉鱼藤酮生物合成途径中的两个关键酶，*MhCHS*和*MhCHI*基因在根、茎、叶中都有表达，但是在根中的表达量最高，这与根中鱼藤酮含量最高的结果吻合。

构建P2301$^+$-*MhCHS*和P2301$^+$-*MhCHI*重组表达载体，分别转化农杆菌C58C1（pRiA4），获得工程菌，用于喜马拉雅紫茉莉遗传转化。无菌苗培养方法同前。毛状根诱导和培养方法同前，不同之处在于在MS固体培养基中添加40 mg/L卡那霉素作为筛选压力。经除菌培养获得的无菌毛状根通过PCR检测是否属于转基因毛状根。提取新鲜毛状根的总DNA，在检测*rolB*和*rolC*的同时，检测跨35S启动子序列和*MhCHS/MhCHI*的片段，还要检测筛选标记基因*NPT* Ⅱ的片段；以工程菌C58C1（pRiA4）-P2301$^+$-*MhCHS/MhCHI*为阳性对照。同时进行农杆菌毒区（Vir区）检测，排除农杆菌污染带来的假阳性。选取生长迅速、分枝多、根毛发达的阳性转基因毛状根系，液体扩大培养。

qPCR检测结果显示，过表达*MhCHS*的毛状根中*MhCHS*的表达量是非转基因毛状根的5.7～10.5倍，过表达*MhCHI*的毛状根中*MhCHI*的表达量是非转基因毛状根的6～12.1倍。HPLC检测结果显示，过表达*MhCHS*的毛状根中鱼藤酮含量为0.22～0.64 mg/g DW，过表达*MhCHI*的毛状根中鱼藤酮含量为0.11～0.38 mg/g DW，非转基因毛状根中鱼藤酮含量为0.04～0.08 mg/g DW。*MhCHS/MhCHI*基因表达量与鱼藤酮含量呈正相关，表明*MhCHS/MhCHI*过表达对喜马拉雅紫茉莉中鱼藤酮的积累起到重要作用。

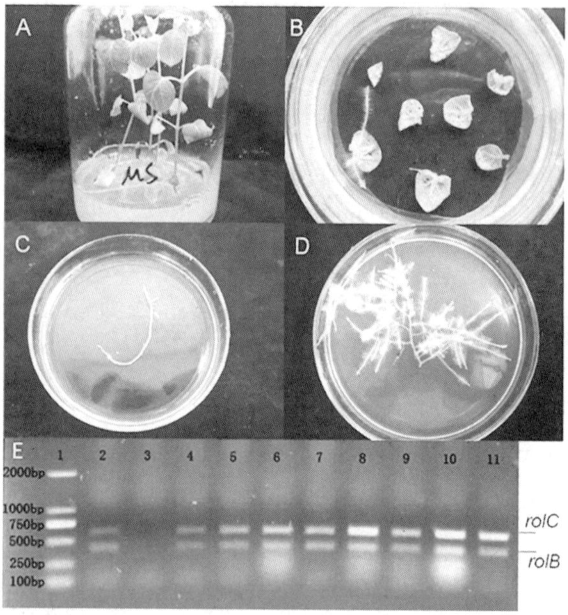

图12-2-1 喜马拉雅紫茉莉发根诱导与PCR检测(引自兰小中,2015)

A.喜马拉雅紫茉莉无菌苗 B.从叶片伤口诱导出的发根 C.从叶片分离的发根 D.在无激素培养基上生长良好的发根 E.发根*rolB*和*rolC*基因的PCR检测

第三节

鸡蛋参

鸡蛋参是桔梗科(Campanulaceae)党参属(*Codonopsis*)辐冠党参亚属(*Subgen. Pseudocodonopsis* Kom.)多年生草本植物。鸡蛋参是一个极其多型的种,该种植物及6个变种主要分布在中国西南部,多数种类具有药用价值,在民间特别是藏医药中使用较多。

鸡蛋参藏语名为"尼哇",是西藏自治区Ⅰ级濒危藏药材之一。《藏药志》中记载,"尼哇"即鸡蛋参药材,其原植物为鸡蛋参(*C. convolvulacea* Kurz.)和薄叶鸡蛋参[*C. convolvulacea* Kurz. var. *vinciflora* (Kom.) L. T. Shen,又称辐冠党参],药用其块根。临床用于感冒、胃溃疡、胃炎、贫血、自汗、气管炎、疝气、乳汁稀少、神经衰弱、心热等多种疾病的治疗,还是一味补气养血、润肺生津、补脾益胃的补益药。除临床直接应用外,鸡蛋参药材亦以复方形式入药,如藏成药十味龙胆花胶囊、十味龙胆花颗粒,具有清热化痰、止咳平喘的功效,用于咽炎,急、慢性支气管炎等的治疗。

一、薄叶鸡蛋参愈伤组织诱导与培养

1. 外植体消毒

选择生长健康的薄叶鸡蛋参植株，自来水冲洗30 min。在超净工作台上将叶、茎和块根分离，叶片采用75%酒精30 s + 0.1% $HgCl_2$ 1 min的处理方法进行消毒，茎段采用75%酒精1 min + 0.1% $HgCl_2$ 3 min的处理方法进行消毒，块根采用75%酒精3 min + 0.15%$HgCl_2$10 min的处理方法进行消毒。然后将消毒完毕的叶片和块根剪成5 mm×5 mm大小的切片，茎剪成长约1 cm的小段，接种到MS + 2，4-D 2 mg/L + NAA 2 mg/L + ZT 0.5 mg/L愈伤组织诱导培养基上。

2. 愈伤组织诱导

叶片的出愈时间最晚（20 d），但是生长旺盛，愈伤组织呈深黄色，表面有大颗粒状突起，质地疏松易碎（图12-3-1 A、B），诱导率仅为8%。茎段15 d左右形成愈伤组织，愈伤组织呈浅黄褐色，生长缓慢，质地致密干燥，部分褐化死亡（图12-3-1 C、D），诱导率为17%。块根的出愈时间最早（12 d），生长最旺盛，愈伤组织呈浅黄白色，质地疏松易碎（图12-3-1 E、F），诱导率在85%以上。薄叶鸡蛋参的块根外植体比茎段和叶片表现出更强的愈伤组织诱导能力。

3. 增殖和分化培养

挑选非褐化、生长旺盛的愈伤组织，用镊子夹成约0.5 cm^3的小块接种到愈伤组织增殖培养基上进行增殖培养。培养20 d后，块根愈伤组织在MS + 2，4-D 2 mg/L + NAA 1 mg/L + ZT 1 mg/L和MS + 2，4-D 2 mg/L + NAA 0.5 mg/L + ZT 1 mg/L培养基上长势旺盛（图12-3-1 G），生长率均达到80%；茎段愈伤组织在MS + 2，4-D 2 mg/L + NAA 0.5 mg/L + ZT 1 mg/L培养基上的生长率为62%。叶片愈伤组织在MS + 2，4-D 2 mg/L + NAA 2 mg/L + ZT 0.5 mg/L培养基上的生长率为37%。

6-BA + NAA有利于薄叶鸡蛋参愈伤组织分化。在MS + 6-BA 2 mg/L + NAA 0.5 mg/L培养基上，愈伤组织生长状态较好，质地较致密干燥，表面呈颗粒状（图12-3-1 H），据有关文献报道，认为这种愈伤组织形态有利于后期分化形成丛生芽。

4. 培养条件

以上培养基均添加6 g/L琼脂、30 g/L蔗糖，pH 5.8。培养室温度为（25±2）℃、光照时间为16 h/d、光照强度为2000 lx。

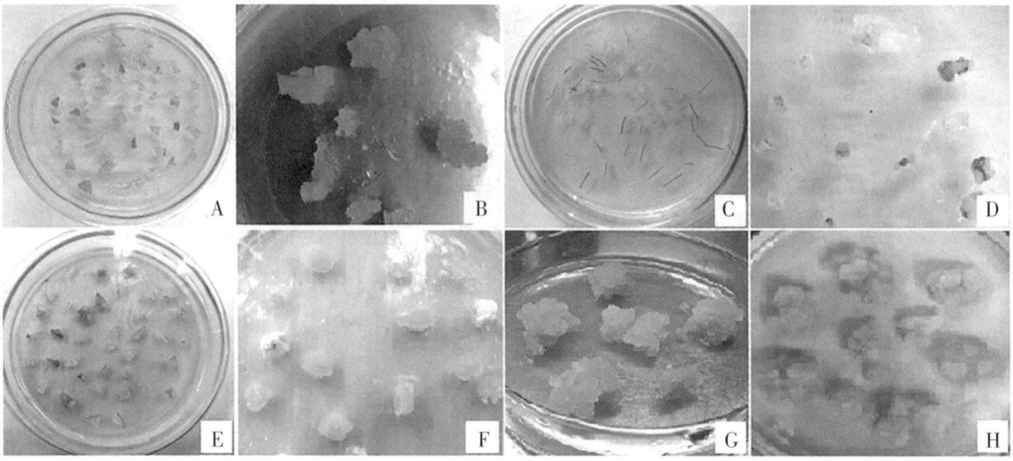

图12-3-1　薄叶鸡蛋参愈伤组织诱导与培养(照片由袁芳提供)

A.叶片外植体 B.叶片愈伤组织 C.茎段外植体 D.茎段愈伤组织 E.块根外植体 F.块根愈伤组织 G.块根愈伤组织增殖培养 H.块根愈伤组织分化培养

二、薄叶鸡蛋参愈伤组织细胞悬浮培养

以薄叶鸡蛋参的叶片为外植体,在MS + 6-BA 3 mg/L + 2,4-D 0.2 mg/L培养基中诱导其形成愈伤组织。诱导出的愈伤组织最初呈灰白色,2～3次(每次25 d左右)连续继代后,逐渐变成黄白色或淡黄色。挑选颗粒细小、疏松易碎、外观湿润的愈伤组织,以2%的接种量,接入装有100 mL液体培养基(MS + 6-BA 3 mg/L + 2,4-D 0.2 mg/L)的三角瓶中,然后置于恒温摇床上振荡培养。摇床转速设定为120 r/min,(25±2)℃,光照时间为16 h/d。2 g愈伤组织接种20 d后鲜重达到8.58 g。

三、鸡蛋参茎段腋芽组织培养及植株再生

鸡蛋参带腋芽的茎段在MS + 6-BA 0.2 mg/L + IBA 0.5 mg/L培养基中芽萌发情况好,萌发的新生枝生长迅速;适宜的生根培养基为1/2 MS + NAA 1 mg/L + IBA 1 mg/L。6-BA、KT、ZT均能促进鸡蛋参单芽茎段的不定芽增殖;不定芽在MS + NAA 0.05 mg/L + ZT 1 mg/L培养基中增殖培养40 d后,切取顶端1 cm作为诱导生根的实验材料,茎尖在1/2MS + IBA 0.1 mg/L + NAA 0.1 mg/L + 活性碳10 mg/L培养基中的生根率在80%以上。将鸡蛋参带节茎段接种到1/2MS + 6-BA 0.5 mg/L + IBA 0.2 mg/L培养基中诱导出不定芽,将4～5 cm长的芽转接入1/2MS + IBA 0.5 mg/L + NAA 1 mg/L + 活性碳10 mg/L培养基中生根,生根率为52%,根部膨大率为98%,试管苗移栽成活率在85%以上。

第四节 手参

手参[*Gymnadenia conopsea*（L.）R. Br.]，又名佛手参、手掌参，是兰科（Orchidaceae）手参属（*Gymnadenia*）多年生草本植物，以块茎入药，为我国传统中药，在藏族、蒙古族地区应用尤为广泛。手参块茎具有补肾益精、滋补强壮、生津止渴、消瘀止血、理气止痛、解毒、补气等功效，主治病后体弱、肺虚咳喘、虚劳消瘦、神经衰弱、益肾补脑、久泻、失血、带下、乳少、慢性肝炎等症；块茎中含有多糖、苷类、菲醌类和芪类等多种活性成分，其药理活性包括抗过敏、抗氧化、抗矽肺纤维化作用、抑制乙型肝炎病毒表面抗原、促进祖细胞增殖、免疫调节等。另外，手参系药食同源植物，在民间还被作为滋补品食用。

兰科植物种子细小，发育不完全，自然条件下种子只有与合适的真菌建立共生关系，由真菌为胚形成的原球茎提供营养，才能诱导并维持其分化发育，完成植株的形态建成，这一特殊的萌发过程被称为共生萌发（symbiotic germination）。手参属植物也不例外。极低的自然繁殖率、独特的生存环境以及人类对其生境的破坏和资源的过度利用，已经导致该属植物处于濒危状态。种子非共生萌发（asymbiotic germination），或称无菌种子萌发，是在无菌条件下利用人工培养基使兰科植物种子萌发的一种经济、高效的繁殖方法，被广泛地用于兰科植物的繁育和保护。该方法利用不同成熟度种子、剪破种皮或培养基添加植物生长调节剂等方式克服了兰科植物种子无共生菌难以萌发的困难，同时利用种子萌发后生成的原球茎在一定培养条件下可大量增殖和分化的特性，以达到种苗规模化繁殖的目的。

手参种子非共生萌发过程中植株再生途径如图12-4-1所示。

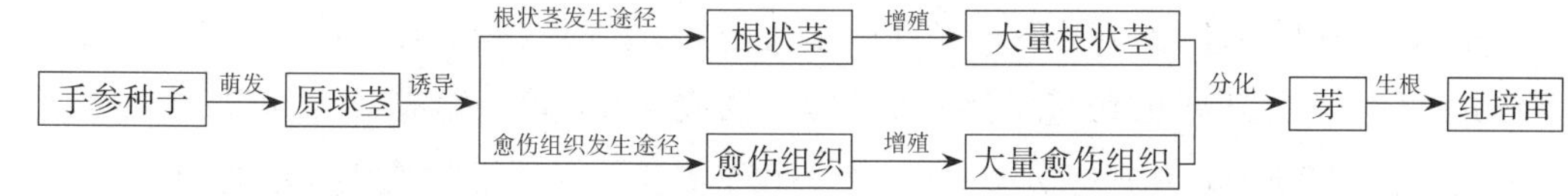

图12-4-1 手参种子非共生萌发中再生植株产生途径（引自丁兰等，2014）

一、手参原球茎诱导及植株再生

1.外植体选择和消毒

手参的种胚从授粉到成熟一般需要5～6个月，种胚成熟期与蒴果开裂期基本一致。可将手参种子分为3个成熟度：(1)未成熟种子，不易与胎座剥离的白色种子；

(2)中度成熟种子,易与胎座剥离的黄色种子;(3)成熟种子,易与胎座剥离的褐色种子。手参成熟种子难以非共生萌发,而未成熟种子具有萌发能力,并且随着未成熟种子胚龄的增加,种子萌发率逐步升高且萌发期逐渐缩短。选取绿色、饱满的未开裂蒴果,用刷子或纱布轻轻拭去表面尘土,流水冲洗30 min,洗涤剂清洗后用无菌水冲洗3~5次。在无菌条件下将其转至无菌瓶内,用无菌水冲洗3次后,先用75%酒精消毒1~3 min,无菌水冲洗3次,再用0.1% $HgCl_2$浸泡15~20 min或10%NaClO浸泡20~30 min,最后用无菌水冲洗3次。用无菌解剖刀纵向切开蒴果后,用接种针将白色粉末状的种子散铺于萌发培养基上。

2. **种子萌发和原球茎诱导**

手参种子无菌萌发及原球茎诱导培养中常用的基本培养基有1/2MS、MS、KC等,植物生长调节剂主要为NAA和KT,腺嘌呤、20%椰汁、10%土豆泥、胡萝卜汁或苹果汁对手参种子无菌萌发也有一定的促进作用。例如,将手参未成熟种子接种到1/2MS + KT 1~2 mg/L + NAA 0.1 mg/L + 腺嘌呤10 mg/L + 20%椰汁 + 活性炭1 g/L培养基上,在(23±2)℃黑暗条件下培养7 d后,置于光照时间为12 h/d,光照强度为150 lx的散光条件下培养,培养10 d后种子逐渐从白色变为浅褐色并开始膨大萌动(图12-4-2 A),50 d后已萌动种子逐渐形成白色原球茎(图12-4-2 B),培养80 d后这些原球茎向下生长,于培养基琼脂层中形成根状茎(图12-4-2 C),这些根状茎不能在原培养基中分化成芽,若不及时转入适宜的增殖分化培养基中将会停止生长和发育,继而死亡;将原球茎转接到1/2MS + KT 1 mg/L + NAA 0.1 mg/L + 腺嘌呤10 mg/L + 20%椰汁 + 活性炭1 g/L培养基中培养能诱导形成愈伤组织。

3. **根状茎和愈伤组织增殖与分化**

待手参根状茎和愈伤组织长出以后,将根状茎切为长约0.3 cm的节段,愈伤组织切成0.5 cm^3左右的小块平铺于增殖分化培养基上。

手参根状茎在添加高浓度细胞分裂素(6-BA 3~12 mg/L或KT 1 mg/L)与低浓度生长素(NAA 0.1 mg/L)的1/2MS培养基中生长良好(图12-4-2 D),增殖倍数为1~3倍;每45 d继代一次,某些根状茎可逐渐分化,一端成芽体,另一端成根,最终形成完整小植株(图12-4-2 E~G),其芽分化率为5%~65%;腺嘌呤对芽形成有一定的抑制作用。经手参原球茎脱分化形成的愈伤组织(图12-4-2 H)在添加有NAA 0.1~0.2 mg/L + KT 0.2~1 mg/L(或6-BA 1~6 mg/L)以及不添加任何植物生长调节剂的1/2MS培养基中均能较好地生长和增殖(图12-4-2 I),其增殖倍数可保持在3倍左右,但其芽分化率低于根状茎,为5%左右(图12-4-2 J)。不管是手参根状茎还是愈伤组织,一旦分化出芽,便很快在芽基部长出多条根,根的生长速度大于芽的向上生长,进而发育形成再生植株。3个月后的再生植株有3~4片约3 cm长的披针形叶、约5条5 cm长的肉质根(图12-4-2 G、K)。

4. **培养条件**

以上培养基均添加20 ~ 30 g/L蔗糖、5 ~ 7 g/L琼脂，pH 5.6 ~ 5.8。在根状茎和愈伤组织的增殖分化阶段，培养温度为23 ~ 26 ℃，光照时间为12 h/d，光照强度为1000 ~ 1800 lx。

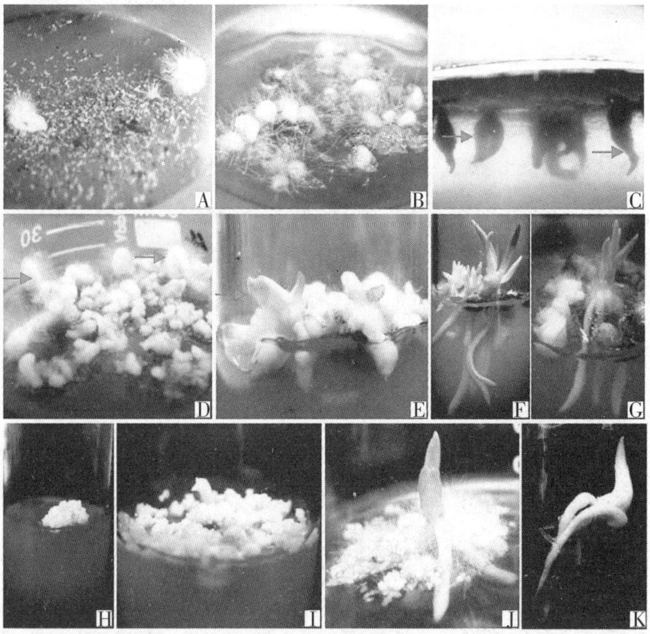

图12-4-2　手参种子的非共生萌发和种苗发育(引自丁兰等，2014)

A.种子萌动及原球茎形成 B.原球茎大量形成和生长 C.原球茎向下伸长生长，在琼脂中形成根状茎(箭头) D.根状茎(箭头)增殖 E.根状茎(箭头)分化成芽 F ~ G.根状茎分化形成完整植株 H.愈伤组织形成 I.愈伤组织增殖及芽分化 J ~ K.愈伤组织分化形成完整植株

二、手参愈伤组织诱导及植株再生

1. **外植体选择和消毒**

根据目前的文献报道来看，手参的腋芽、茎尖及花梗均能被诱导产生愈伤组织，而叶片、根尖诱导愈伤组织较为困难。另外，手参不同外植体在离体培养时均有不同程度的褐化，其中，叶片褐化最为严重，根尖次之，腋芽、茎尖、花梗较轻。

外植体消毒前，先用洗涤剂清洗干净，再用自来水冲洗30 ~ 60 min；消毒时，先用75%酒精浸泡10 ~ 30 s，无菌水冲洗3次，再用0.1% $HgCl_2$或10%NaClO浸泡5 ~ 10 min，最后用无菌水冲洗3 ~ 5次。

2. **愈伤组织诱导、增殖和分化**

在手参愈伤组织的诱导培养中，基本培养基一般选用MS培养基；单独使用生长素时，愈伤组织诱导率通常高于生长素和细胞分裂素组合，使用的植物生长调节剂主要有 NAA、2,4-D、6-BA 等,其中 NAA 的愈伤组织诱导效果最好,其使用浓度一般为 0.1 ~ 1 mg/L。手参的腋芽、茎尖及花梗外植体在 MS + NAA 0.5 mg/L 培养基上诱导形成的愈伤组织的形态及诱导率存在差异。腋芽愈伤组织为黄褐色、瘤状,质地坚硬(图 12-4-3A);茎尖愈伤组织为淡黄色、瘤状,质地坚硬(图 12-4-3B);花梗愈伤组织为黄色、瘤状,质地坚硬(图 12-4-3C);茎尖愈伤组织诱导率最高,约为 60%,其次为腋芽、花梗。初代培养的茎尖愈伤组织在 NAA 浓度为 0.1 mg/L 的 MS 培养基上生长旺盛(图 12-4-3D),每隔 14 d 继代 1 次。

将增殖培养继代 3 次后的愈伤组织切成 0.5 cm^3 左右的小块,转接到分化培养基上诱导不定芽分化。使用的植物生长调节剂主要为 TDZ 和 6-BA,使用浓度一般为 0.1 ~ 1 mg/L,在这个浓度范围内,随着 TDZ 浓度的增加,芽分化率明显降低,而 6-BA 对芽分化的影响则随着浓度的增加而增加。分化培养 14 d 后的愈伤组织表面凸现少量浅白色的芽点,培养至 60 d 左右,不定芽伸长,颜色转绿且芽丛数目增多(图 12-4-3E)。

3. **生根培养**

在 MS、1/2MS 基本培养基中添加 0.1 ~ 1 mg/L NAA 或 IAA 对手参不定芽生根有促进作用,NAA 的生根效果通常要优于 IAA。不定芽在 1/2MS + NAA 0.5 mg/L 培养基上培养 60 d 后,生根率为 30% 左右,根较粗壮,根长可达 1 ~ 2 cm,再生植株生长良好(图 12-4-3F)。

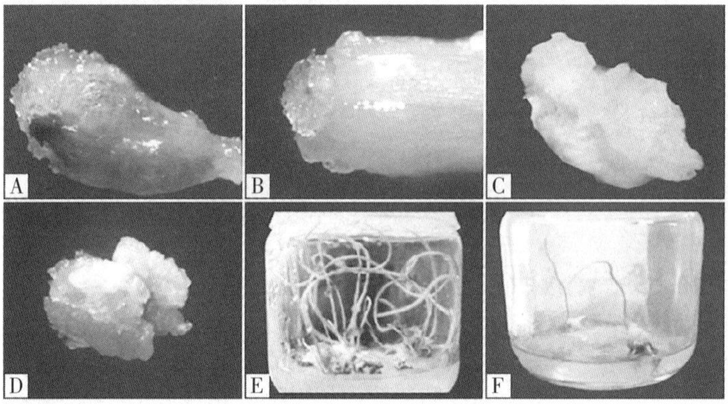

图 12-4-3　手参愈伤组织的诱导及植株再生(引自李蒙飞等,2014)

A.腋芽愈伤组织 B.茎尖愈伤组织 C.花梗愈伤组织 D.增殖培养42 d的愈伤组织 E.不定芽增殖 F.生根培养

4. **培养条件**

以上培养基均添加 20 ~ 30 g/L 蔗糖、6 ~ 7 g/L 琼脂、0.5 g/L 水解酪蛋白,pH 5.8 ~ 6.5。培养温度为(25±2)℃,愈伤组织诱导采用暗培养,其余为光培养,光照时间为 14 h/d,光照强度为 2000 ~ 3000 lx。另外,在培养基中加入适量的聚乙稀吡咯烷酮(PVP)、硫代硫酸钠、活性炭和维生素 C 等附加成分,都能不同程度减轻外植体褐化。

第五节
桃儿七

桃儿七[*Sinopodophyllum hexandrum* (Royle) Ying]是小檗科(Berberidaceae)桃儿七属(*Sinopodophyllum*)多年生草本植物,是国家二级保护植物及西藏自治区Ⅰ级濒危藏药材。桃儿七果实为传统藏药,名为“奥莫色”,主要用于治疗各种妇科疾病;成熟果实味道甜美可食用,新鲜果实的果汁除可治疗烧伤烫伤外,还具有一定的美容作用。中医多以桃儿七的根及根状茎入药,具有祛风除湿、利气血、止咳止痛及活血解毒等功效。桃儿七含有多种化学成分,包括木脂素、皂甙、黄酮、鞣质、多糖等,发挥主要药理药效作用的是鬼臼类木脂素,主要包括鬼臼毒素、去甲基鬼臼毒素、盾叶鬼臼素、苦鬼臼毒素等,其中鬼臼毒素(podophyllotoxin)是桃儿七的标志性成分。鬼臼毒素作为前体合成的抗癌药物GP7、VP-16、VM-26、NK611等,对小细胞肺癌、淋巴癌、子宫癌、皮肤癌、乳腺癌等多种肿瘤疾病均有很好的疗效。鬼臼毒素类物质作为抑菌杀虫药的应用也是当今学术界研究的热点之一。

鬼臼毒素主要存在于小檗科鬼臼属(*Dysosma*)、桃儿七属和山荷叶属(*Diphylleia*)植物中。这些植物由于都具有盾状着生的叶、浆果、含鬼臼毒素等一些共同特征而被看作是一个自然而相对独立的类群,习惯上称为鬼臼类植物。

一、桃儿七愈伤组织诱导及植株再生

1. 外植体选择和消毒

在桃儿七愈伤组织诱导中,通常用种胚经无菌萌发获得的无菌苗作为外植体材料的来源,如获取其子叶、下胚轴、幼叶、幼茎等无菌材料。新鲜桃儿七的茎、叶和叶柄及种胚也被作为外植体用于愈伤组织诱导。

(1)种子消毒和无菌苗的获得。

取当年成熟浆果,自然晾干,剥取种子,用自来水冲洗干净后置于无菌瓶中用无菌水浸泡48 h(每隔12 h换水一次);或将冲洗干净的种子用无菌水浸泡24 h后,用100～300 mg/L GA_3、0.5%Na_2CO_3、3%$NaHCO_3$或2%NaClO浸泡24 h,以去除种皮表面的油蜡,软化种皮,促进休眠种子的萌发。之后将种子置于超净工作台中用75%酒精浸泡30～60 s,无菌水冲洗3次,再用0.1% $HgCl_2$浸泡10～20 min,无菌水冲洗3～5次。将灭菌后的种子转至无菌培养皿中,用无菌解剖刀沿种脐线剖开取出完整种胚或用尖嘴钳将种胚从萌发孔中挤出,也可将种子切开取带胚的半粒种子。

MS、1/2 MS和1/4 MS培养基是最常用的桃儿七种胚无菌萌发的基本培养基。适当浓度的GA_3、6-BA、IAA、KT对种胚萌发有促进作用，GA_3浓度一般为1～5 mg/L，6-BA浓度一般为0.5～3 mg/L，IAA和KT的浓度一般为0.2～0.5 mg/L；其中以GA_3最为常用，可以单独使用，也可以与其他植物生长调节剂联合使用，如GA_3+IAA+KT。活性炭、维生素C和聚乙烯吡咯烷酮（PVP）对桃儿七无菌苗褐变有一定的抑制效果，使用浓度一般为0.5～1 g/L。培养基均添加20～30 g/L蔗糖、4～7 g/L琼脂，pH 5.8。种胚接种后，置于20～25 ℃下，先暗培养7 d，然后转到光照时间为10～14 h/d，光照强度为2000～3000 lx的条件下培养15 d左右，种胚萌发继而获得无菌实生苗。

（2）其他外植体的消毒。

取桃儿七叶片、茎、叶柄，消毒前先用洗涤剂清洗干净，再用自来水冲洗30～60 min。然后转入超净工作台，叶片先用75%酒精消毒10 s，无菌水冲洗3次，再用0.1% $HgCl_2$消毒5 min，无菌水冲洗3次；茎和叶柄先用75%酒精消毒20 s，无菌水冲洗3次，再用0.1% $HgCl_2$消毒8～10 min，无菌水冲洗3次以上。将消毒完毕的材料置于无菌滤纸上吸干表面的水分，用无菌解剖刀将叶片切成5 mm×5 mm大小的切片，叶柄切成5 mm长的小段，茎从中间剖开后切成5 mm长的小段。

2. 愈伤组织诱导和增殖培养

目前在桃儿七愈伤组织诱导、增殖及分化培养中常选用MS培养基作为基本培养基。使用的植物生长调节剂主要有TDZ、2，4-D、KT、IAA、NAA、6-BA、GA_3等。不同外植体在不同的植物生长调节剂配比下，愈伤组织诱导率及愈伤组织的形态都存在一定的差异。例如，6-BA浓度为0.5～1.5 mg/L时，以下胚轴为外植体的愈伤组织诱导率为24%～80%；以子叶为外植体，愈伤组织诱导率为17%～49%；当6-BA浓度为1 mg/L时，下胚轴和子叶的愈伤组织诱导率都达到最佳。桃儿七愈伤组织的形态主要有两种：一种质地松软，呈淡黄色或白色，水渍状，易褐化死亡，为非胚性愈伤组织（图12-5-1 C），培养这种愈伤组织需要缩短继代间隔时间，并不时去除褐化的愈伤组织；另一种质地疏松，呈黄绿色或绿白色，表面呈颗粒状凸起，分散性好，为胚性愈伤组织（图12-5-1 D）。使用6-BA+NAA+TDZ、6-BA+NAA+GA_3组合有利于愈伤组织诱导和增殖，并能改善愈伤组织质地。当6-BA浓度为0.5～1.5 mg/L，NAA浓度为0.1～0.5 mg/L，蔗糖浓度增加到40 g/L时，在培养基中加入0.5～1 mg/L TDZ、300～500 mg/L水解酪蛋白（CH）或者0.1～0.5 mg/L GA_3对胚性愈伤组织诱导和增殖具有明显的促进作用。

外植体接种后，置于20～25 ℃下，先暗培养5～7 d，然后转入光暗交替条件下培养，光照时间为12～14 h/d，光照强度为1200～2000 lx。

3. 愈伤组织分化及植株再生

桃儿七愈伤组织分化及植株再生的方式可分为3种类型:(1)先诱导愈伤组织分化产生不定芽,待芽长成一定大小的苗后,再诱导生根;(2)由外植体直接诱导形成胚性愈伤组织,或者诱导非胚性愈伤组织转化为胚性愈伤组织,进而诱导分化出体细胞胚胎,即通过体细胞胚胎发生途径再生植株;(3)诱导愈伤组织分化产生不定根,但而后很难诱导茎芽的分化。

一般较高浓度的细胞分裂素(如6-BA 0.5 ~ 1.5 mg/L)配合低浓度的生长素(如NAA 0.1 ~ 0.5 mg/L)有利于桃儿七愈伤组织分化及体细胞胚胎的增殖和萌发。有研究表明,桃儿七体细胞胚胎的发育与双子叶植物合子胚的发育非常相似,都会依次经历球形胚期、心形胚期、鱼雷胚期和子叶胚期,但由于桃儿七体细胞胚发育的不同步,心型胚期和鱼雷胚期不易界定,常常在同一块愈伤组织上出现(图12-5-1)。另外,单独的体细胞胚很难继续发育,只有连同愈伤组织块一起转接才能够成活。在MS、1/2MS基本培养基中添加0.5 ~ 1 mg/L NAA或IAA对桃儿七不定芽或丛生芽生根有促进作用。

有研究表明,将桃儿七种胚接种到MS + IAA 3 mg/L + ZT 3 mg/L + 油菜素内酯(BR)0.03 ~ 0.1 mg/L + 毒莠啶(PIC)2 mg/L(或独脚金内酯GR24 0.5 ~ 1 mg/L)培养基中,能够高效诱导向不定根方向发育的胚性愈伤组织;将带有根原基的胚性愈伤组织转接入1/2MS + NAA 0.2 mg/L + IAA 0.2 mg/L + 蔗糖20 g/L + 琼脂5 g/L不定根生长培养基中,20 ℃黑暗条件下培养,不定根生长良好。

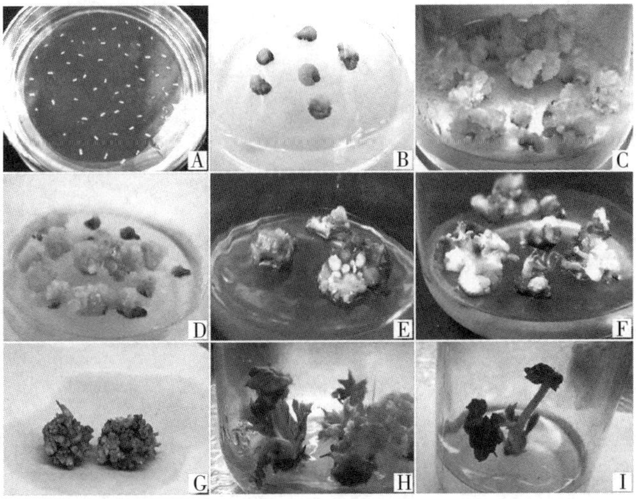

图12-5-1 桃儿七体细胞胚胎发生的不同阶段(引自郭生虎等,2018)

A.种子胚 B.愈伤组织 C.非胚性愈伤组织 D.胚性愈伤组织 E.球形胚 F.子叶胚早期 G.子叶胚晚期 H.体胚子叶端萌发 I.不完全再生苗

二、桃儿七顶芽组织培养及植株再生

郭琪等（2012年）取桃儿七种胚进行无菌培养，待种胚萌发具有完整的子叶、胚轴和胚根时，去掉子叶，将胚轴及胚根按原生长极性接种到MS＋6-BA 3 mg/L＋GA_3 0.5 mg/L芽诱导培养基中，培养10 d左右胚轴部位微膨大，25～30 d膨大部位出现真叶。然后将其转接入MS＋6-BA 3 mg/L＋IAA 0.1～0.3 mg/L芽增殖培养基中，接种后15～20 d出现新芽，生长迅速，芽呈簇聚集生长。当叶芽生长到2～3 cm高时，单株切下接种到WPM＋IAA 1.5 mg/L＋NAA 0.5 mg/L培养基中即可诱导生根。

第六节 八角莲和西藏八角莲

小檗科（Berberidaceae）鬼臼属（*Dysosma*）植物是中国特有濒危保护植物，该属植物普遍含有鬼臼类木脂素，具有抗肿瘤、抗癌、抗病毒和免疫调节等功能。其中，八角莲［*D. versipellis*（Hance）M. Cheng ex Ying］是我国传统的民间常用药之一；西藏八角莲（*D. tsayuensis* Ying）仅产于西藏东南部，为藏药“奥莫色”代用品，是西藏自治区Ⅲ级濒危藏药材之一。两者均以根状茎及根入药，具有清热解毒、散结祛瘀、活血舒筋、祛风除湿、治跌打损伤、劳伤、腰腿痛、热毒疔疮、毒蛇咬伤等功效。

植物组织细胞离体培养中的形态发生可通过器官发生和体细胞胚胎发生这两种途径形成再生植株。目前，有关八角莲及西藏八角莲组织培养的研究结果主要集中在器官发生途径方面。

一、八角莲和西藏八角莲组织培养的器官直接发生途径

1. 外植体选择和消毒

目前常用的外植体有芽、根状茎、种胚等。将植物材料清洗干净，用75%酒精和0.1% $HgCl_2$进行常规消毒后切割成适当大小，接种到诱导培养基上培养。

2. 芽诱导和增殖培养

芽来自根状茎上生出的幼芽和芽苞，消毒接种后一般需要先诱导芽分化，再转接至增殖培养基上进行增殖培养。芽诱导和增殖培养基中需要加入细胞分裂素和生长素，常用6-BA和NAA，一般细胞分裂素浓度要高于生长素，促进芽的分化。1.5 cm×

1.5 cm大小的根状茎切片在含6-BA 0.5～2 mg/L和NAA 0.1～0.5 mg/L的MS培养基中，10 d后开始膨大，30 d后可以观察到根状茎诱导出单芽。而在含6-BA 1 mg/L和TDZ 0.1～0.2 mg/L的MS培养基中则诱导产生丛生芽，且根状茎膨大3～4倍；将诱导出的膨大根状茎连同丛生芽分割成适当大小后接种到MS＋6-BA 0.5～1 mg/L＋NAA 0.1～0.2 mg/L培养基上进行增殖培养。种胚在MS＋6-BA 0.5～1 mg/L＋IBA 0.1～0.5 mg/L＋GA_3 2～4 mg/L培养基上可以较好地萌发和生长。

将长至3～4 cm高的丛生芽分成单芽，转接到含0.3～1 mg/L NAA（或IBA）及附加活性炭0.2～0.7 g/L的1/2MS或MS培养基上诱导生根。

二、八角莲和西藏八角莲组织培养的器官间接发生途径

1. 外植体选择和消毒

八角莲的叶、叶柄、根及种胚均能被诱导产生愈伤组织。将植物材料清洗干净，用75%酒精和0.1% $HgCl_2$进行常规消毒后切割成适当大小，接种到诱导培养基上培养。无菌实生苗和组培苗也可以作为外植体材料的来源。

2. 愈伤组织诱导、增殖和分化

在八角莲愈伤组织诱导和增殖培养阶段，基本培养基一般选用MS培养基。使用的植物生长调节剂主要有6-BA（0.2～2 mg/L）、NAA（0.1～1 mg/L）、TDZ（0.2～0.5 mg/L）、2，4-D（0.5～3 mg/L）和KT（0.2～0.4 mg/L），且联合使用居多，如2，4-D＋6-BA、2，4-D＋KT、TDZ＋NAA和2，4-D＋NAA＋6-BA适合叶片愈伤化，TDZ＋NAA适合叶柄愈伤化，NAA＋KT和NAA＋6-BA适合根愈伤化，TDZ＋6-BA和NAA＋6-BA适合种胚愈伤化；一般生长素浓度高于细胞分裂素浓度促进外植体的脱分化。

在八角莲愈伤组织分化培养中，常用6-BA＋NAA、6-BA＋NAA＋IBA、6-BA＋TDZ等植物生长调节剂组合诱导愈伤组织分化产生丛生芽，6-BA浓度一般为2～5 mg/L，NAA浓度一般为0.1～1 mg/L，IBA浓度一般为0.2～0.5 mg/L，TDZ浓度一般为0.2～0.5 mg/L，细胞分裂素浓度高于生长素浓度促进芽的分化。根愈伤组织的再分化能力比其他类型的愈伤组织低。愈伤组织可分化出丛生芽，但不容易分化出根，需要将丛生芽转接入生根培养基中诱导生根。通常在光照条件下诱导八角莲愈伤组织及芽，光照时间为12～14 h/d，光照强度为1000～2000 lx，温度为22～25 ℃。在八角莲及西藏八角莲的组织培养中，培养物容易褐化，因此需要适时进行继代培养，在培养基中加入适量的活性炭或维生素C可以减轻褐化程度。八角莲愈伤组织的诱导及植株再生过程如图12-6-1所示。

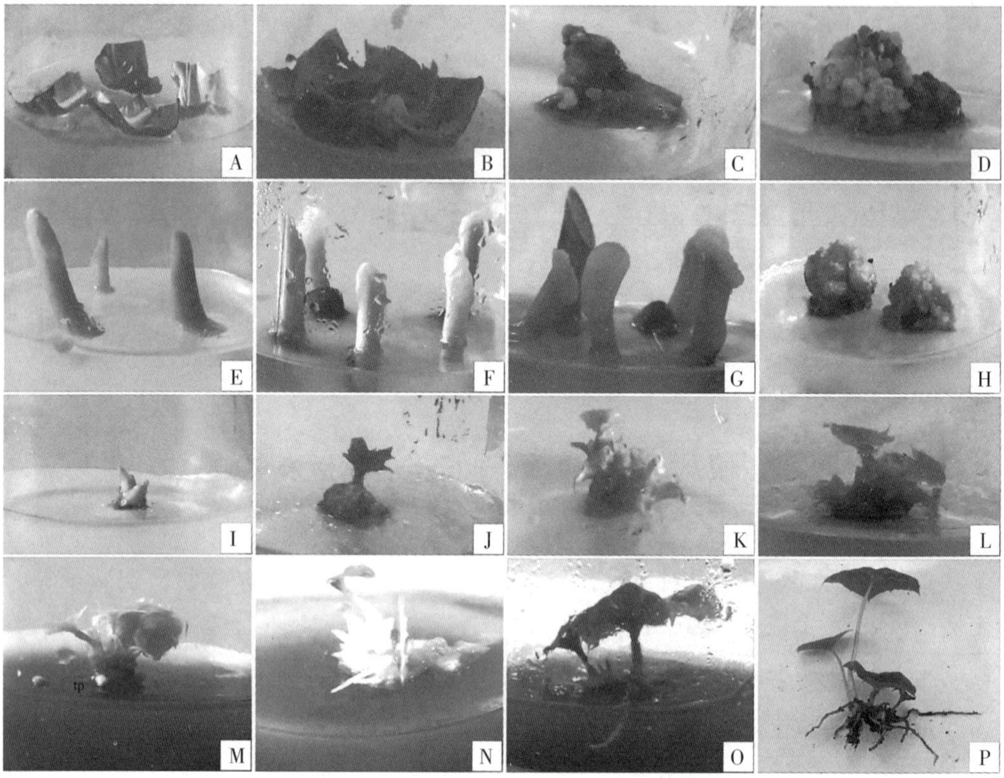

图12-6-1 八角莲愈伤组织的诱导及植株再生(引自陈瑶等,2017)

A.叶片增大且边缘卷曲 B.叶脉切口处膨大 C.叶片切口处形成颗粒状愈伤组织 D.叶片愈伤组织 E.叶柄弯曲 F.叶柄切口膨大 G.叶柄切口处形成颗粒状愈伤组织 H.叶柄愈伤组织 I.从愈伤组织上诱导出的不定芽 J.不定芽分化出叶片 K～L.丛生芽 M.愈伤组织上的瘤状突起(tp瘤状突起) N～O.瘤状突起发育为不定根 P.炼苗驯化后的根系

三、八角莲离体根培养

离体根培养是解决濒危药用植物资源保护与可持续利用这一问题的一个有效途径。与植物细胞培养相比较,离体根培养具有以下优势:首先,离体根中次生代谢产物含量明显高于愈伤组织或植物细胞;其次,离体根生长快、生长条件简单,只需要添加外源激素和控制适合的条件即可建立离体根培养体系;离体根体系还是多种药用植物次生代谢物质的生产和研究的重要途径,结合诱导子的应用,可产生更高产量的活性物质;另外,离体根培养体系还可扩大到生物反应器进行大规模工厂化生产,具有培养简单、易于自动化且对环境友好等优点,同时还不受季节和地域的限制。近年来,离体根培养技术已在白木香(*Aquilaria sinensis*)、盾叶鬼臼(*Podophyllum peltatum*)、丹参(*Salvia miltiorrhiza*)、雷公藤(*Tripterygium wilfordii*)等多种药用植物次生代谢产物生产中得到应用。

目前关于八角莲及西藏八角莲离体根培养的研究报道较少。谭小明等(2019年)以长势良好、根系发达的组培苗的根作为外植体建立了离体根培养体系。首先将八角莲组培苗的根切割成长约1.5 cm的小段,选择基本一致的根段,接种到含IBA 3 mg/L的White液体培养基中悬浮培养1周后,转到White液体培养基中继代培养2周,每周更换1次培养液;而后获得的离体根生出少量的侧根原基,根中鬼臼毒素的质量分数为1830. 86 μg/g,是对照组(无IBA)的2.07倍。

第七节 麻花艽

藏药“解吉”,来源为龙胆科(Gentianaceae)龙胆属(*Gentiana*)秦艽组(*Sect. Cruciata*)多种高山植物,以根、花或全草入药,具有散风祛湿、清热利胆、消肿止痛、干“黄水”等功效,常用于治疗“赤巴病”;根据基原植物花色不同,又分为解吉嘎保(具白色花的)与解吉那保(具蓝紫色花的)两个品种。据相关文献资料的调查和统计,藏药“解吉”的基原植物有麻花艽(*G. straminea* Maxim.)、粗茎秦艽(*G. crassicaulis* Duthie ex Burk.)、粗壮秦艽(*G. robusta* King ex Hook. f.)、长梗秦艽(*G. waltonii* Burk.)、全萼秦艽(*G. lhassica* Burk.)、西藏秦艽(*G. tibetica* King ex Hook. f.)和黄管秦艽(*G. officinalis* H. Smith)。环烯醚萜苷类(iridoids)广泛分布于龙胆科、玄参科(Scrophulariaceae)及茜草科(Rubiaceae)等双子叶植物中,具有抗病毒、抗炎、抗氧化、抗肿瘤、抗菌及保肝利胆等多种药理作用,为中药秦艽类、龙胆类、当药及青叶胆等药材的指标性成分及活性成分之一。如2015版《中国药典》秦艽项下“龙胆苦苷(gentiopicroside)和马钱苷酸(loganic acid)”,龙胆项下“龙胆苦苷”的含量测定。

目前,关于“解吉”基原植物组织培养的研究报道较少,并且研究对象较为分散,因此以麻花艽为例,概述其组织培养方面的研究结果。

一、麻花艽愈伤组织诱导及植株再生

1. 外植体选择和消毒

麻花艽无菌苗和野生幼苗的茎尖、休眠芽、叶、茎和根均能用于愈伤组织诱导。可以通过种子或芽无菌萌发的方式获得麻花艽无菌苗。选择粒大、饱满和色泽光亮的成熟种子,用自来水冲洗2 h,然后在超净工作台上,用75%酒精消毒45 s,再用0.1%

$HgCl_2$处理12 min，无菌水冲洗3次以上；将消毒后的种子接种到1/2 MS固体培养基上培养。或者从麻花艽根茎上切下休眠芽，然后剥去芽外面的2层叶片，用75%酒精漂洗20 s，再用0.1%～0.2%$HgCl_2$处理10 min，无菌水冲洗3次以上；将消毒后的休眠芽剥至5～10 mm大小接种至MS培养基上培养。待无菌苗长成后，切取茎尖、叶、茎等器官或组织进行离体培养。

2. 愈伤组织诱导和增殖培养

在麻花艽愈伤组织诱导和增殖培养阶段，基本培养基一般选用MS培养基。植物生长调节剂以联合使用居多，主要有6-BA 1～4 mg/L + NAA 0.1～0.5 mg/L、TDZ 0.1～2 mg/L + 6-BA 0.1～1 mg/L、KT 1～4 mg/L + IAA 0.5～2 mg/L和2，4-D 1～4 mg/L + 6-BA 0.5～1 mg/L；单独使用2，4-D 1～4 mg/L或IAA 0.5～1 mg/L也可以诱导外植体愈伤化。应当注意的是，麻花艽不同外植体在不同的植物生长调节剂配比下，愈伤组织诱导率及愈伤组织的形态都存在一定的差异。例如，使用2，4-D 1～4 mg/L或2，4-D 1～4 mg/L + 6-BA 0.5～1 mg/L，可诱导麻花艽幼叶外植体脱分化形成水渍状、质地较软的非胚性愈伤组织，与颗粒状、质地较硬、颜色为黄色或黄绿色的胚性愈伤组织（图12-7-1 A）；2，4-D浓度对诱导胚性愈伤组织的影响较大，随着2，4-D浓度的升高，胚性愈伤组织的诱导率提高，但升高到4 mg/L时，诱导率呈下降趋势，而单独使用2，4-D时胚性愈伤诱导率相对较低，它与低浓度的6-BA结合使用可有效诱导胚性愈伤组织的形成。在麻花艽愈伤组织增殖培养时，一般可以使用愈伤组织诱导培养基，但适当降低植物生长调节剂的浓度则更有利于愈伤组织的生长及后续分化。

3. 愈伤组织分化及植株再生

常用6-BA、6-BA + NAA与6-BA + NAA + ZT诱导麻花艽非胚性和胚性愈伤组织分化，6-BA浓度一般为1～4 mg/L，NAA浓度一般为0.5～1 mg/L，ZT浓度一般为2～3 mg/L；基本培养基一般选用MS培养基。

麻花艽胚性愈伤组织中体细胞胚的发生需要高浓度的2，4-D，但体细胞胚的发育和成熟则需要添加6-BA。将麻花艽叶胚性愈伤组织接种到MS + 6-BA或MS + 6-BA + NAA分化培养基上后，6周左右，体细胞胚发育成熟并萌发成苗（部分已带有根）；麻花艽体细胞胚胎的发育与双子叶植物合子胚的发育非常相似，都会依次经历球形胚期、心形胚期、鱼雷胚期和子叶胚时期（图12-7-1 B～F）。随着麻花艽体细胞胚的发育，龙胆苦苷含量逐渐增加，球形体胚的龙胆苦苷含量为13.8 mg/g DW，而子叶体胚则增加到22.2 mg/g DW。由体细胞胚再生的苗中龙胆苦苷含量为30.7 mg/g DW，高于亲本苗的23.4 mg/g DW。

4. 生根培养和炼苗移栽

待分化出的无根苗高5～8 cm时，将其接种到不含植物生长调节剂的1/2 MS培养基(或添加0.5 ~ 1 mg/L NAA)中诱导生根(图12-7-1 G)。待根长到4 ~ 6 cm时,将组培瓶移到自然光照的室内放置3 d后,打开瓶盖炼苗2 ~ 3 d,清洗掉生根苗上的培养基后移栽到配方为珍珠岩:腐殖质= 1:1或蛭石:花园土= 1:1(体积比)的栽培基质中于温室内培养,长出新叶后,将苗移栽到土壤中(图12-7-1 H)。

5. 培养条件

以上培养基均添加30 g/L蔗糖、7 ~ 8.5 g/L琼脂,pH 5.8。种子或芽的无菌萌发,愈伤组织诱导、增殖和分化以及生根培养,培养温度为20 ~ 25 ℃,光照时间为12 ~ 16 h/d,光照强度为1500 ~ 2000 lx。

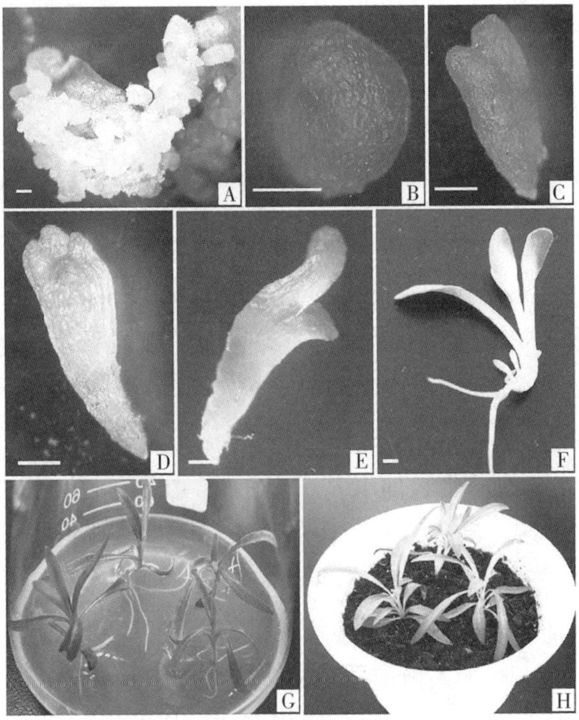

图12-7-1　麻花艽体细胞胚发生及植株再生(引自杨莉娜,2013)

A.从叶片外植体诱导的胚性愈伤组织 B.球形体胚 C.心形体胚 D.鱼雷体胚 E.子叶体胚 F.从体细胞胚再生的苗 G.再生苗的生根 H.移栽的再生苗(Scale bars=1 mm)

二、麻花艽休眠芽组织培养及植株再生

在合适的培养条件下,可以使离体培养的麻花艽休眠芽不经过愈伤组织阶段直接从芽基部诱导产生芽丛,诱导生根后获得再生植株。通过丛生芽发生型(途径)获得的再生植株的遗传稳定性高,繁殖速率快,是离体快繁的常用和主要途径。休眠芽由于其形态已基本建成,适应性强,是离体快繁和超低温保存植物种质的理想材料。

张延红等(2015年)从麻花艽根茎上切下休眠芽后去除芽基部的根，然后用上述外植体选择和消毒方法中的休眠芽消毒和切割方法处理后，将其接种到MS＋6-BA 2 mg/L＋NAA 0. 01 mg/L＋蔗糖30 g/L＋琼脂7 g/L培养基上诱导休眠芽产生丛生芽。将丛生芽分离后继代在同一种培养基上进行增殖培养。待无根苗高5～8 cm时，将其接种到1/2MS＋IAA 2 mg/L＋IBA 0. 5 mg/L＋蔗糖15 g/L＋琼脂7 g/L培养基上诱导生根，生根率在90%以上，再生植株生长健壮。丛生芽诱导和增殖培养温度为25 ℃，生根培养温度为22 ℃，湿度为70%，光照时间为12 h/d，光照强度为2000 lx。

三、麻花艽愈伤组织悬浮细胞系

王海涛(2014年)挑选稳定、均一的从麻花艽叶片外植体诱导形成的颗粒状愈伤组织，用镊子夹碎后以30 g/L接种量，接入装有30 mL液体培养基(MS＋蔗糖30 g/L＋酵母浸膏100 mg/L或L-果糖5 g/L)的100 mL三角瓶中，水平振荡培养，摇床转速为110 r/min，温度为22 ℃。培养7～14 d后，细胞悬浮培养液经100目不锈钢滤网过滤，除去大的细胞团；将过滤得到的细胞悬浮培养液12000 r/min离心10 min，获得沉淀细胞，加入新鲜的液体培养基继续振荡培养。培养30 d左右将生长迅速、分散性最好的一瓶平均分配到10瓶新鲜液体培养基中继续培养，重复操作2次，获得稳定的麻花艽悬浮培养细胞系。

麻花艽悬浮培养细胞的生长曲线基本上呈“S”形，可分为4个时期：延滞期、对数生长期、稳定期和衰退期。其中，1～12 d为延滞期，该期细胞生长缓慢，可能是刚接种的细胞尚未完全适应新的环境，不能很好地吸收营养物质的结果；12～24 d为对数生长期，细胞生长迅速，该阶段细胞鲜重净增长了3.7 g；24 d后，细胞鲜重达到最大值，净增长开始减缓并趋于停止，进入稳定期；30 d以后，由于生物量的增加以及代谢废物的增加，加上培养基中养分几乎消耗殆尽，阻碍了细胞的生长。在4个生长时期中，细胞内龙胆苦苷含量分别为16.53 mg/g DW、20.14 mg/g DW、23.86 mg/g DW和14.63 mg/g DW，释放到培养液中的龙胆苦苷含量分别为5.22 mg/g DW、7.97 mg/g DW、9.11 mg/g DW、11.10 mg/g DW(亲本苗为23.4 mg/g DW)。其中，龙胆苦苷的总含量在稳定期最大，其增长趋势与麻花艽细胞悬浮培养生长曲线一致。

四、麻花艽原生质体分离和培养

1. 原生质体的分离

(1)叶片原生质体的分离。

在超净工作台上将1 g麻花艽无菌苗的叶片去除表皮后切成1 mm宽，置于

0.6 mol/L甘露醇溶液中预处理60 min。之后吸掉甘露醇溶液，加入10 mL酶液，置于(25±2)℃、80 r/min恒温摇床上，在黑暗下酶解5 h后，酶解液经200目不锈钢网过滤，去掉残渣，过滤物以900 r/min离心5 min后，收集原生质体。

酶液的组成为：2%纤维素酶、0.5%离析酶、0.5%半纤维素酶，另外添加0.1% MES［2-吗啉乙磺酸］、0.05 mol/L $CaCl_2$和0.5 mol/L甘露醇，pH 5.8，抽滤灭菌。

(2)愈伤组织原生质体的分离。

选取生长旺盛、松散的胚性愈伤组织或细胞悬浮物作为原生质体分离材料，称取1 g置于10 mL酶解液中，酶液组成及原生质体游离条件同上述麻花艽叶片原生质体的分离。

2. 原生质体的纯化

将收集的原生质体悬浮于洗涤液中。向悬浮有原生质体的溶液底部缓慢注入16%～18%蔗糖溶液，在900 r/min下离心5 min，收集处于两液相界面之间的原生质体。洗涤液的组成为：0.05 mol/L $CaCl_2$、0.1% MES和0.3～0.5 mol/L甘露醇，pH 5.8，抽滤灭菌。纯化前原生质体溶液中含有很多细胞碎片，纯化后碎片明显减少(图12-7-2)。采用荧光素双醋酸酯(FDA)染色法测定原生质体的活力，显微镜下镜检计数方法测定原生质体的产量。从麻花艽叶片中游离的原生质体产量高于胚性愈伤组织，但其活力低于后者。

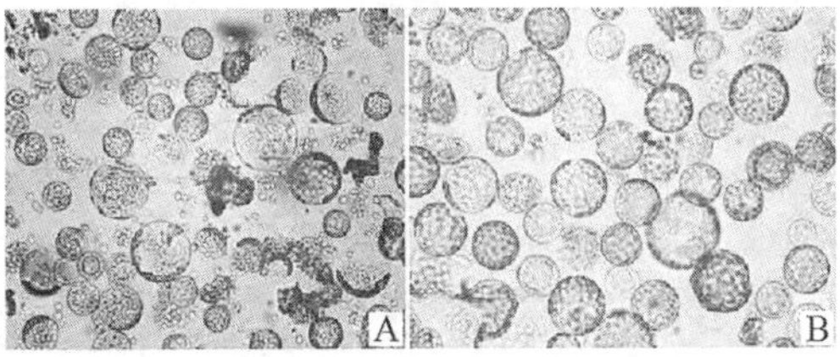

图12-7-2 纯化的原生质体(引自杨莉娜，2013)

A.未纯化的叶片来源原生质体 B.纯化后的叶片来源原生质体

3. 原生质体培养再生愈伤组织

纯化后的原生质体重新用原生质体培养液(改良MS液体培养基)悬浮，将其密度调至3×10^5～5×10^5个/mL，采用液体浅层培养方式进行培养。将调整好密度的原生质体悬浮液转入直径为35 mm的培养皿中培养，每皿1～2 mL，于(20±2)℃下黑暗静止培养。以后每隔10 d向培养皿中加入渗透压稳定剂(甘露醇、蔗糖、葡萄糖)减半的改良MS液体培养基1～2 mL。当小细胞团生长至2 mm大小后，将其转入改良MS固体培养基中，在弱光下进行增殖培养以形成愈伤组织。

改良MS液体培养基：MS培养基基本成分(无NH_4NO_3，大量元素、微量元素和铁盐减半，有机成分增加1倍)，附加0.3～0.4 mol/L甘露醇、30 g/L蔗糖、5 g/L葡萄糖、500 mg/L水解酪蛋白、2 mg/L 2,4-D和0.5 mg/L 6-BA，pH 5.8。

改良MS固体培养基：MS培养基基本成分，附加30 g/L蔗糖、8.5 g/L琼脂、2 mg/L 2,4-D和0.5 mg/L 6-BA，pH 5.8。

按照上述方法培养的麻花艽叶片来源的原生质体，在培养28 d后有2.4%的细胞形成细胞团，但没有再生愈伤组织；而胚性愈伤组织来源的原生质体，在培养28 d后有7.9%的细胞形成细胞团，并最终形成了再生愈伤组织（图12-7-3）。

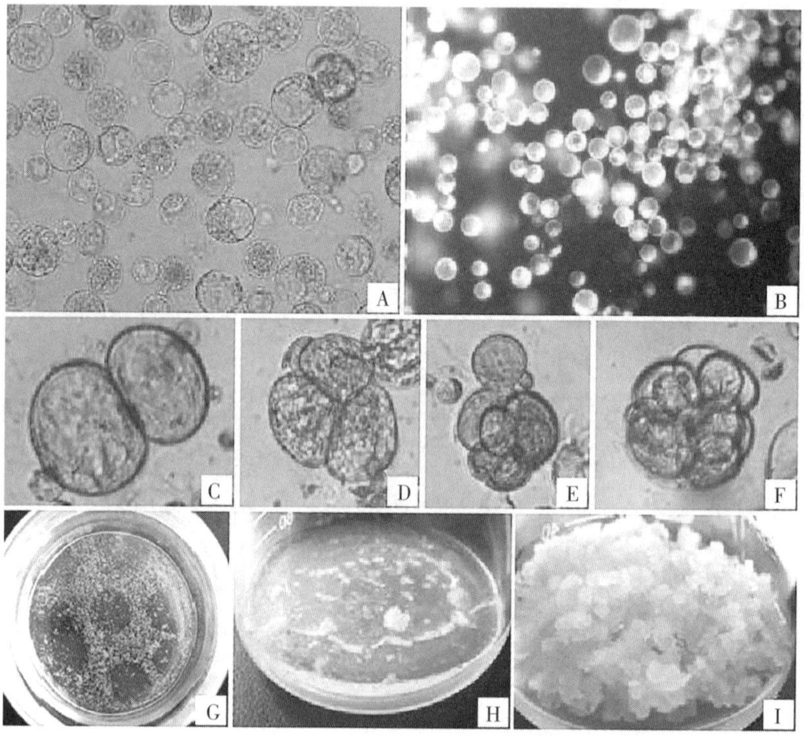

图12-7-3　麻花艽胚性愈伤组织来源原生质体的培养（引自杨莉娜，2013）

A.从胚性愈伤组织中分离纯化的原生质体 B.原生质体FDA活性检测 C.培养3 d后出现第一次细胞分裂 D.培养7 d后出现第二次细胞分裂 E.培养9 d后出现第三次细胞分裂 F.培养3周后形成的小细胞团 G.培养4周后形成肉眼可见的细胞团 H～I.在固体培养基中培养形成的愈伤组织

第八节

茄科藏药植物

茄科（Compositae）植物全球约有80属3000种，广布于热带及温带地区。我国有25属，约115种，各省均有分布。茄科中许多植物具有较大的经济价值，除了著名的辣椒、马铃薯、番茄、烟草外，还有许多种类有药用价值（如枸杞、颠茄等）。

茄科中原产于中国的含托烷类生物碱(tropane alkaloids,TAs)的植物有数十种,主要来源于赛莨菪属(*Scopolia*)、山莨菪属(*Anisodus*)、天蓬子属(*Atropanthe*)、马尿泡属(*Przewalskia*)、天仙子属(*Hyoscyamus*)、泡囊草属(*Physochlaina*)、茄参属(*Mandragora*)和曼陀罗属(*Datura*),有的种含红古豆碱(cuscohygrine)。托烷类生物碱主要包括阿托品(atropine)、莨菪碱(hyoscyamine)、山莨菪碱(anisodamine)、东莨菪碱(scopolamine)和樟柳碱(anisodine),是主要的抗胆碱类药物,作用于副交感神经系统,主要用于镇痛、麻醉、抗晕动症、戒毒脱瘾,治疗帕金森症、狂躁性精神病、农药中毒等;还可用于治疗胃痛、胆绞痛、急慢性胃肠炎、无名肿痛,外用可以治疗皮肤病。红古豆碱有中枢镇静和外周抗胆碱作用。

藏医多用铃铛子(*Anisodus luridus* Link et Otto)、马尿泡(*Przewalskia tangutica* Maxim.)、山莨菪[*Anisodus tanguticus* (Maxim.) Pascher]、赛莨菪(*Scopolia carniolicoides* C. Y. Wu et C. Chen)、天仙子(*Hyoscyamus niger* L.,又名莨菪)、茄参(*Mandragora caulescens* C. B. Clarke)、青海茄参(*Mandragora chinghaiensis* Kuang et A. M. Lu)和曼陀罗(*Darura stramonium* L.)入药,通常药用其根,有的种其全草、种子也可药用,例如,2015年版《中国药典》记载天仙子为莨菪的干燥成熟种子,用于治疗胃脘挛痛、喘咳、癫狂。目前,关于这些藏药植物组织培养的研究报道较少,因此对几种植物的组培研究结果示例如下。

一、马尿泡、山莨菪和天仙子无菌实生苗培养

雷天翔等(2015年)取马尿泡、山莨菪和天仙子3种植物的种子,用自来水冲洗3次,弃用漂浮种子。用400 mg/L赤霉素浸泡种子24 h后,再用75%酒精消毒1 min,无菌水冲洗3次,50%NaClO 消毒20 min,无菌水冲洗6次。随后将种子点播在装有30 mL MS固体培养基的150 mL三角瓶内,每瓶点播5粒种,于(22±2)℃黑暗条件下培养。种子发芽后转入光照条件下培养,温度为(22±2)℃、光照时间为12 h/d 、光照强度为3000 lx。3种植物的种子的萌发率和成苗率均可达到85%。

二、山莨菪组织和器官离体培养及植株再生

徐文华等(2008年)取山莨菪两年生植株的幼叶和休眠芽,经清洗、0.2%$HgCl_2$消毒5 min后,将叶片切割成适当的大小后接种到MS + 2,4-D 2 mg/L + 6-BA 0.2 mg/L + NAA 0.2 mg/L + 蔗糖30 g/L + 琼脂6 g/L培养基上培养,先进行7 d左右的暗培养后再置于光照条件下培养,温度为(22±2)℃、光照时间为12 h/d 、光照强度为1500 ~ 2000 lx,培养20 d左右得到颜色淡黄色、结构致密的叶愈伤组织。将消毒后的休眠芽接种在

MS + 6-BA 1 mg/L + IAA 0.2 ~ 0.5 mg/L培养基上光照培养，15 d后约30%的休眠芽萌发并且每个芽分化出2 ~ 3个不定芽；将不定芽切下后接种到MS + 6-BA 2 mg/L + ZT 0.5 ~ 3 mg/L + NAA 0.5 ~ 1 mg/L培养基上光照培养，不定芽膨大继而愈伤化，随后分化出丛生芽，平均芽数在10 ~ 15个；待丛生芽高3 ~ 5 cm时，将其分割成单芽接种到1/2MS + NAA 1 mg/L培养基中诱导生根。

泽仁旺姆（2010年）以山莨菪去根无菌苗（苗高2 ~ 3 cm）和无菌苗叶片为外植体，研究了6-BA和NAA不同浓度配比对外植体脱分化和再分化的影响。研究结果发现，去根无菌苗在MS + 6-BA 0.8 ~ 3 mg/L + NAA 0.2 mg/L + 蔗糖30 g/L + 琼脂6 g/L培养基上，分化形成的芽数随6-BA浓度的增加而增加，同时在茎基部产生较多愈伤组织；叶外植体在MS + 6-BA 2 mg/L + NAA 0.2 mg/L培养基上，培养14 d左右产生浅黄绿色、结构致密的愈伤组织，继代培养20 d后分化出芽；无根苗生根培养基为MS + IAA 0.5 mg/L。培养温度为(25±2)℃，光照时间为9 ~ 10 h/d，光照强度为2500 lx。

三、马尿泡组织和器官离体培养及植株再生

徐文华等（2009年）取马尿泡野生植株的休眠芽，经清洗，用0.2%$HgCl_2$消毒5 min后剥去外层芽孢鳞片，随后将其接种到不添加任何植物生长调节剂的MS培养基上诱导休眠芽萌发。然后将获得的有效芽接种到MS + 6-BA 2 mg/L + NAA 1 mg/L培养基上培养，主芽周围的侧芽逐渐分化出3 ~ 5个小芽，将这些侧芽切下后继代培养，侧芽分化率极高，平均每个芽每代可增殖30个芽以上，待芽苗高3.5 ~ 8 cm时转入1/2MS + IBA 0.5 mg/L培养基中诱导生根。以组培苗的幼叶为外植体，2，4-D 1 mg/L + 6-BA 0.5 mg/L + NAA 0.5 mg/L可以诱导叶外植体形成颜色浅乳白色、结构致密、表面呈小颗粒状凸起的愈伤组织。培养基中添加30 g/L蔗糖、6 g/L琼脂；培养温度为(25±2)℃，光照时间为12 h/d，光照强度为1500 ~ 2000 lx。

雷天翔等（2015年）将生长30 d左右的马尿泡种子无菌苗剪成2 ~ 3 cm长的带腋芽的茎段接种在MS + 6-BA 2 mg/L + NAA 0.5 mg/L + 蔗糖30 g/L + 琼脂6 g/L培养基上，于温度为(25±2)℃、光照时间为12 h/d、光照强度为3000 lx的条件下培养。腋芽基部靠近培养基部位在接种后14 d左右会产生少量浅绿色的愈伤组织，腋芽伸长，21 d左右在愈伤组织周围陆续产生不定芽，成簇生长。若将带腋芽的茎段接种在不添加NAA只添加6-BA 1 ~ 3 mg/L的培养基中部分腋芽能产生不定芽，但不定芽的叶片黄化，且极易产生分支，不能持续生长，表明NAA对不定芽的正常生长发挥重要作用。不定芽生根培养基为MS + NAA 0.5 mg/L。利用HPLC法测定马尿泡组培苗不同部位和愈伤组织中阿托品、东莨菪碱、山莨菪碱和樟柳碱4种托烷类生物碱的含量，组培苗

的根、茎、叶均检测到4种生物碱，愈伤组织中没有检测到山莨菪碱；组培苗根中总生物碱的量最高，高达141.25 μg/g，愈伤组织中总生物碱的量低于组培苗根、茎、叶中总生物碱的量。

四、铃铛子毛状根诱导

赵凯辉等（2017年）取铃铛子无菌苗1 cm见方的叶片，1.5 cm长的茎段，0.5 cm长的子叶放入已活化好的农杆菌C58C1（pRiA4）菌液中，振荡浸泡约10 min后，用无菌滤纸吸干多余菌液。将叶片、茎段和子叶分别平铺在MS + 乙酰丁香酮100 μmol/L固体培养基上，于25 ℃恒温暗培养48 h后转入MS + 头孢噻肟钠400 mg/L固体培养基上除菌培养。待发根生长到2 cm左右时剪下，转移到新的MS + 头孢噻肟钠400 mg/L固体培养基中培养，每20 d继代1次，直至除菌完全。用PCR法检测发根*rolB*基因和*rolC*基因，鉴定阳性株系。研究结果发现，真叶和茎段的发根诱导频率分别为53%和60%，子叶不能诱导出发根；PCR结果证明培养的铃铛子发根是真正的转化发根。

选取长势较好、分支较多的真叶上诱导出的阳性发根株系，接种到装有100 mL液体培养基（含蔗糖30 g/L）的250 mL广口三角瓶中，每瓶发根的接种量为10根2 cm左右的发根，鲜质量大约为100 mg，于110 r/min、25 ℃摇床上暗培养。发根鲜质量和干质量分别达到6.9 g/瓶和0.44 g/瓶；发根中莨菪碱的含量为3.49 mg/g；B5和1/2 B5培养基中发根的东莨菪碱含量分别为1.37 mg/g和1.43 mg/g。

第九节 其他药用植物组织培养

一、螃蟹甲

螃蟹甲（*Phlomis younghusbandii* Mukerj. ）是唇形科（Labiatae）糙苏属（*Phlomis*）多年生草本植物，藏语名为“露木尔”，是西藏自治区Ⅲ级濒危藏药材之一。螃蟹甲以块根入药，具有清热疏风、润喉散寒、敛疮生肌、化痰止咳的作用，多用于治疗风湿感冒、咳嗽痰多、咽喉疫病、培根寒症、疮疡久溃不敛、支气管炎、肺部疾病等。现代药理和化学研究发现，螃蟹甲含有环烯醚萜类化合物、呋喃拉布素型二萜类化合物、黄酮类化合物、苯乙醇苷类化合物、生物碱等多种化学成分，具有抗肿瘤、消炎、抑菌、镇痛、镇咳、祛痰、平喘等功效。目前，关于螃蟹甲组织培养的研究报道甚少，其研究结果示例如下。

曾钰婷等（2009年）选取颗粒饱满的螃蟹甲种子，进行常规消毒处理后将种子接种在MS培养上，置于光照时间为12 h/d，光照强度为1500 lx，温度为23 ℃（光）/14 ℃（暗）的条件下培养20 d左右，种子萌发继而获得无菌实生苗。然后将无菌实生苗接种于MS + 6-BA增殖培养基上培养，15 d左右螃蟹甲植株基部膨大，有结块，产生3 ~ 7个不定芽。螃蟹甲无菌苗在增殖培养中对6-BA浓度的要求很严格，浓度太低时无菌苗不会发生增殖，而当浓度太高时又会发生严重的玻璃化现象。一般情况下，玻璃化现象与6-BA的积累是同步的，6-BA浓度越高，玻璃化程度越严重。当增殖的无根丛生苗长至2 cm左右高，具有3 ~ 4片小叶时，将其从膨大基部剪下分切成单株转移到MS + NAA 0.3 ~ 0.5 mg/L培养基上诱导生根。

二、藏木香

藏木香，藏语名为"玛努巴扎"，为菊科（Compositae）旋覆花属（*Inula*）土木香组（*Sect. Corvisartia*）多年生草本植物土木香（*I. helenium* L.）和总状土木香（*I. racemosa* Hook. f.）的根。土木香组性温，味苦、辛，具有健脾和胃、行气止痛、安胎等功效，常用于胸胁脘腹胀痛、呕吐泻痢、胸胁挫伤、岔气作痛、胎动不安、慢性胃炎、胃肠功能紊乱等症，藏医临床清"龙"血热，治"培根"热。2015年版《中国药典》将土木香内酯及异土木香内酯作为其检测指标。目前，关于土木香组织培养的研究报道甚少，其研究结果示例如下。

曾钰婷等（2015年）取温室内培养逾1个月的藏木香幼苗，剪去叶子和根，留芽，用70%酒精迅速过一下，用无菌水冲洗3次，再用0.1% $HgCl_2$消毒3 ~ 5 min，用无菌水冲洗5 ~ 6次后，将其接种在MS培养基中培养。藏木香幼苗的芽在接种15 d后开始萌发生长，由于幼苗腋芽和土壤接触带有很多杂菌，不能够彻底进行外植体消毒，外植体污染率达到60%。将经芽萌发的藏木香无菌不定芽接种到MS + 6-BA 1.4 mg/L + NAA 0.5 mg/L培养基上进行增殖培养，培养30 d后单芽增殖至3 ~ 6个。待不定芽长至1.5 cm以上，带有2 ~ 3片叶时转接到1/2 MS + IAA 1 mg/L培养基上诱导生根。培养基中添加30 g/L蔗糖、7 g/L琼脂；培养温度为（21±1）℃，光照时间为12 h/d，光照强度为1500 lx。

刘东锋等（2015年）取土木香幼嫩的叶片，在肥皂水中浸泡10 min，毛刷去除表面污垢后流水冲洗2.5 h；然后在超净工作台上用H_2O_2处理16 min，无菌水冲洗6次后，将叶片切割成适当的大小后接种到BM + KT 1 mg/L + NAA 0.2 mg/L + 蔗糖30 g/L + 琼脂6.5 g/L培养基上，置于温度为25 ℃、光照时间为9 h/d、光照强度为800 lx的条件下诱导愈伤组织形成。然后将2 g愈伤组织接入装有45 mL液体培养基(BM + TDZ 2.5 ~ 3 mg/L + 2,4-D 0.4 ~ 0.5 mg/L + 蔗糖30 g/L)的250 mL三角瓶中，水平振荡培养，振幅为3 cm，温度为25 ℃，光照时间为13 h/d，光照强度为3200 lx。继代培养2代的悬浮细胞加入5 ~ 15 mol/L NaCl，悬浮细胞增长率提高60% ~ 65%。

三、天门冬属藏药植物

百合科(Liliaceae)天门冬属(*Asparagus*)植物全球约有300种，中国有20余种，本属植物被用作常用中药历史悠久，以块根入药，养阴润燥、清肺生津，用于肺燥干咳、顿咳痰黏、腰膝酸痛、骨蒸潮热、内热消渴、热病津伤、咽干口渴、肠燥便秘等病症。现代药理和化学研究发现，天门冬属药用植物含有甾体皂苷类、蜕皮甾酮类、木质素类、多糖类化合物等，具有抗肿瘤、抗氧化、抗菌抗炎、抗溃疡、抗腹泻、抗糖尿病、降血脂、止咳镇痛、免疫促进等诸多生物活性。天门冬属藏药植物，藏语名为“尼兴”，各地藏医常用天门冬[*A. cochinchinensis* (Lour.) Merr]、羊齿天门冬(*A. filicinus* Ham. ex D. Don)、多刺天门冬(*A. myriacanthus* Wang et S. C. Chen)和长花天门冬(*A. longiflorus* Franch.)入药，用于清隐热旧热，治风病、寒性黄水、剑突病。目前，关于天门冬属藏药植物组织培养的研究报道甚少，其研究结果示例如下。

吴尚浇(2018年)将天门冬的种子用浓硫酸预处理4 ~ 8 min、35 ℃温水浸泡4 ~ 6 h后，将其转入超净工作台，用75%酒精消毒0.5 min、0.1% $HgCl_2$消毒3 min后接种于MS + 6-BA 2 mg/L + GA_3 0.5 mg/L + 蔗糖30 g/L + 琼脂7 g/L培养基上，25 ℃暗培养3 d后转移至光照周期为12 h/d、光照强度为2000 lx的环境中培养直至长成无菌芽苗。将

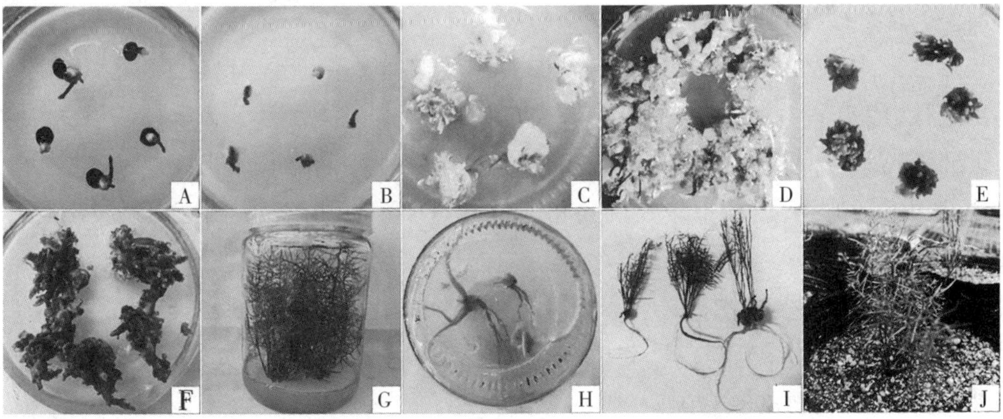

图12-9-1 天门冬愈伤组织诱导、分化和植株再生(引自吴尚浇，2018)

A.无菌芽苗 B ~ C.愈伤组织的诱导 D ~ E.愈伤组织增殖与分化 F.丛生芽 G.无根苗 H ~ I.生根的再生植株 J.移栽成活的试管苗

无菌芽苗剪成小段接种到MS + 6-BA 1 mg/L + NAA 0.5 mg/L培养基上诱导形成愈伤组织后，再转移到MS + 6-BA 0.5 mg/L + NAA 2 mg/L培养基上进行增殖培养，增殖培养后的愈伤组织在MS + 6-BA 0.5 mg/L + NAA 0.1 mg/L + KT 0.2 mg/L培养基上分化形成丛生芽，适宜丛生芽（3个为一簇）壮苗的培养基为MS + IAA 1 mg/L + 6-BA 0.2 mg/L，生根培养基为1/2 MS + NAA 2 mg/L；试管苗开瓶炼苗时间以3 d为宜，基质配方为泥炭土∶珍珠岩∶蛭石=2∶1∶1（体积比）（图12-9-1）。

杨尧军等（2008年）在春季取羊齿天门冬嫩枝，清洗后切成1 ~ 1.5 cm长带有1 ~ 2个腋芽的茎段。然后在超净工作台上用75 %酒精消毒10 s，再用0.1% $HgCl_2$消毒15 min，用无菌水冲洗后将茎段接种到MS + 6-BA 0.5 ~ 1 mg/L + IBA 1 mg/L + 蔗糖30 g/L + 琼脂5 g/L培养基上诱导腋芽萌发形成多个不定芽。然后将不定芽接种到1/2MS + NAA 1 mg/L + KT 1 mg/L + ZT 4 mg/L培养基上培养，培养25 d左右在芽基部边缘有大量黄绿色愈伤组织出现，生长速度很快，约10 d后愈伤组织表面有颗粒状凸起，出现大量球形或棒状胚状体；根据愈伤组织的生长状态适时继代，胚状体分化出大量丛生芽；无根芽苗的生根培养基为1/2MS + NAA 1 mg/L + IBA 1 mg/L。培养温度为25 ℃，光照时间为16 h/d，腋芽萌发、愈伤组织诱导和分化时的光照强度为1000 ~ 1600 lx，生根培养时为1600 ~ 2000 lx；采用的培养环境为RXZ型人工气候箱。

参考文献

1. 中国科学院中国植物志编辑委员会. 中国植物志[M]. 北京：科学出版社，2004.

2. 中国科学院西北高原生物研究所. 藏药志[M]. 西宁：青海人民出版社，1991.

3. 中华人民共和国卫生部药典委员会. 中华人民共和国卫生部药品标准：藏药·第一册[S]. 北京：人民卫生出版社，1995.

4. 国家中医药管理局中华本草编委会. 中华本草：藏药卷[M]. 上海：上海科学技术出版社，1999.

5. 帝玛尔·丹增彭措. 晶珠本草：下部[M]. 上海：上海科学技术出版社，2012.

6. 国家药典委员会. 中华人民共和国药典：一部[S]. 北京：中国医药科技出版社，2015.

7. 贾敏如，张艺. 中国民族药辞典[M]. 北京：中国医药科技出版社，2016.

8. 吕秀梅，李艳，范刚，等. 藏药红景天及其常用近缘品种研究进展[J]. 时珍国医国药，2016，27(7)：1698-1701.

9. 赛曼，古力，吉哈利，等. 大花红景天质量控制研究进展[J]. 现代中药研究与实践，2017，31(6)：79-82.

10. 王小博，侯娅，王文祥，等. 藏药红景天的药理作用及其机制研究进展[J]. 中国药房，2019，30(6)：851-856.

11. 尹文兵，李伟，周燕，等. 大花红景天的组织培养和快速繁殖[J]. 植物生理学通讯，2005，41(4)：493.

12. 王梦亮，张娜莎，郭婷婷，等. 植物生长物质对大花红景天愈伤组织诱导及苗再生的影响[J]. 植物生理学报，2014，50(2)：192-196.

13. 王莉莎，蔡翠萍，常凯，等. 大花红景天再生体系的优化及抗性筛选[J]. 中草药，2014，45(4)：558-562.

14. 吴雪莲，王文华，邱诚，等. 植物激素对西藏大花红景天组培苗生根诱导的影响[J]. 西藏农业科技，2012，34(2)：12-15.

15. 史玲玲. 大花红景天愈伤组织和悬浮细胞系的获得及其重要次生代谢物分析研究[D]. 北京：北京林业大学，2009.

16. 赵文吉，何正军，贾国夫，等. 养基组分对大花红景天花粉离体萌发的影响[J]. 种子，2015，34(11)：80-82.

17. Xiaozhong Lan, Kai Chang, Lingjiang Zeng, *et al*. Engineering Salidroside Biosynthetic Pathway in Hairy Root Cultures of *Rhodiola crenulata* Based on Metabolic Characterization of Tyrosine Decarboxylase[J]. PLOS ONE, 2013, 8(10): e75459.

18. 常凯. 大花红景天 *UDPGT* 基因克隆及发根对不同诱导子的响应[D]. 重庆：西南大学，2013.

19. 吉哈利，赛曼，邓莉清，等. 国产紫茉莉属药用植物研究进展[J]. 现代中药研究与实践，2018，32(2)：82-86.

20. 汪书丽，吉哈利，罗建. 藏药喜马拉雅紫茉莉野生资源调查[J]. 中药材，2019，42(3)：509-514.

21. 刘兰，刘继，张勇仓，等. 濒危藏药材喜马拉雅紫茉莉组织培养初步研究[J]. 微量元素与健康研究，2018，35(2)：41-44.

22. 兰小中. 喜马拉雅紫茉莉鱼藤酮生物合成结构基因功能与代谢工程研究[D]. 北京：北京林业大学，2015.

23. Xiaozhong Lan, Hong Quan, Xinli Xia, *et al*. Molecular cloning and transgenic characterization of the genes encoding chalcone synthase and chalcone isomerase from the Tibetan herbal plant *Mirabilis himalaica* [J]. Biotechnology and Applied Biochemistry, 2015, 63(3): 419-426.

24. 马和平，兰小中，李春燕，等. 鸡蛋参愈伤组织的诱导与植株再生[J]. 甘肃农业大学学报，2007，42(6)：76-79.

25. 宋微微. 辐冠党参组织培养及细胞悬浮培养体系的建立研究[D]. 北京:北京林业大学, 2007.

26. 杨爽, 李春燕, 马和平. 离体鸡蛋参不定芽增殖条件筛选[J]. 中国野生植物资源, 2008, 27(5):60-62.

27. 杨爽, 李春燕, 马和平. 鸡蛋参茎尖诱导生根的初步研究[J]. 中国野生植物资源, 2008, 27(3):52-53.

28. 毕丽伟, 张亚楠, 王雅英. 鸡蛋参的组织培养和移栽(简报)[J]. 亚热带植物科学, 2013, 42(4):355.

29. 刘思思, 陈娟, 郭顺星. 兰科植物种子萌发的研究进展[J]. 种子, 2015, 34(6):43-50.

30. 江洪涛, 马斌, 毕娜, 等. 林芝手掌参营养成分分析与评价[J]. 食品研究与开发, 2018, 39(22):135-140.

31. 杨爽. 西藏地区手掌参原生境土壤环境调查分析[D]. 杨凌:西北农林科技大学, 2018.

32. 金洪, 王俊杰, 张众, 等. 手掌参的组织培养研究[J]. 内蒙古农牧学院学报, 1995(2):74-77.

33. 高越, 陈艳红, 邢晓科. 兰科药用植物手参种子的真菌共生萌发[J]. 菌物学报, 2019, 38(11):1948-1957.

34. 邓永琦, 耿耘, 马超英. 手掌参化学成分及药理活性研究进展[J]. 贵州农业科学, 2017, 45(9):81-83.

35. 李蒙飞, 刘建军. 手参愈伤组织培养及植株再生[J]. 西北林学院学报, 2014, 29(6):110-113.

36. 高晓玲, 冯鸿. 手参组织培养和植株再生技术研究[J]. 西南农业学报, 2012, 25(5):1841-1844.

37. 丁兰, 张丽, 郭柳, 等. 濒危植物佛手参种子的非共生萌发及种苗的快速繁殖[J]. 植物生理学报, 2014, 50(1):77-82.

38. 徐文华, 徐文军, 李艳玲. 藏药桃儿七种子离体培养条件优化研究[J]. 中药材, 2019, 42(4):725-729.

39. 郭生虎, 陈虞超, 朱永兴, 等. 桃儿七体细胞胚胎发生的初步探究[J]. 分子植物育种, 2018, 16(19):6455-6460.

40. 李金娟, 陶自为, 陶海霞, 等. 外源激素对桃儿七愈伤组织诱导的影响[J]. 湖南农业科学, 2017(9):6-9.

41. 郭生虎，朱永兴，关雅静. 桃儿七不同外植体愈伤组织诱导研究[J]. 中国农学通报，2015，31(36)：150–155.

42. 景宁，康晋，张耀宏，等. 桃儿七愈合组织的诱导及植株再生[J]. 浙江农林大学学报，2015，32(1)：162–166.

43. 郭琪，张军，赵小锋，等. 濒危药用植物桃儿七的离体培养研究[J]. 植物研究，2012，32(4)：484–487.

44. 漆燕玲，栗孟飞，孙萍，等. 桃儿七成熟胚的离体培养研究[J]. 生物学杂志，2008(4)：39–41.

45. 杨涛，李鑫，方彦昊，等. 濒危藏药桃儿七根生物反应器生产鬼臼毒素的研究[J]. 中药材，2019，42(11)：2486–2490.

46. 陈瑶，刁瑕，宦云敏，等. 八角莲组织培养的器官发生途径研究[J]. 广西植物，2017，37(9)：1111–1121.

47. 韦莹，周雅琴，余丽莹，等. 八角莲愈伤组织诱导及分化研究[J]. 时珍国医国药，2011，22(9)：2170–2172.

48. 沈瑛瑛. 药用植物八角莲和六角莲的组培－栽培及鬼臼毒素含量分析[D]. 杭州:浙江大学，2010.

49. 杨爽，王勇，陈芝兰，等. 西藏八角莲种胚愈伤诱导的初探[J]. 北京农学院学报，2009，24(3)：63–65.

50. 唐凤鸾，李锋，黄宁珍，等. 八角莲组织培养研究[J]. 广西植物，2008(6)：819–822，855.

51. 钟国辉，权红，袁雷，等. 西藏八角莲不同部位鬼臼毒素的HPLC分析[J]. 安徽农业科学，2011，39(6)：3262–3264.

52. 谭小明，余丽莹，唐红珍，等. 外源激素IBA和真菌诱导子对八角莲离体根生长及其鬼臼毒素合成的影响[J]. 中国中药杂志，2019，44(11)：2226–2230.

53. 倪梁红，赵志礼，吴靳荣，等. 藏药解吉基原植物转录组及其环烯醚萜苷类生物合成相关基因的探究[J]. 药学学报，2019，54(5)：944–953.

54. 赵志礼，嘎务，丹珍卓嘎，等. 西藏秦艽类与解吉类药用植物资源及品种鉴定[J]. 中国民族医药杂志，2010，16(5)：30–31.

55. 倪梁红，赵志礼，吴靳荣，等. 藏药解吉4种高山基原植物种胚发育特性的初步研究[J]. 中药材，2015，38(8)：1571–1575.

56. 刘丽莎，张西玲，王岚，等. 麻花秦艽组织培养及植株再生的研究[J]. 中国中药杂志，2006(10)：797–800.

57. 徐文华，陈桂琛. 藏药麻花艽的组织培养与快速繁殖[J]. 安徽农业科学，2006(19)：4881-4903.

58. 王海涛. 麻花艽(*Gentiana straminea*)和大叶秦艽(*Gentiana macrophylla*)细胞培养研究[D]. 西宁：青海大学，2014.

59. 杨莉娜. 麻花艽(*Gentiana straminea*)原生质体分离和培养研究[D]. 西宁：青海大学，2013.

60. Yunfei Cai , Yanling Liu , Zhenhua Liu, *et al*. High-frequency embryogenesis and regeneration of plants with high content of gentiopicroside from the chinese medicinal plant *Gentiana straminea* Maxim [J]. In Vitro Cellular & Developmental Biology-Plant, 2009, 45 : 730-739.

61. 张延红，高素芳. 麻花秦艽休眠芽离体培养时的丛生芽发生途径研究[J]. 中药材，2015，38(9)：1804-1809.

62. 栾飞，李茂星，曹馨元. 藏药螃蟹甲的化学成分、药理活性及质量控制方法研究进展[J]. 甘肃中医药大学学报，2016，33(5)：67-71.

63. 曾钰婷，刘正玉，王敬龙，等. 利用组织培养方法快速繁殖螃蟹甲技术[J]. 西藏农业科技，2009，31(2)：26-28.

64. 陈静，索朗次仁，石云，等. 藏药土木香化学成分、药理活性及其藏药方的研究进展[J]. 西部中医药，2017，30(10)：137-138.

65. 曾钰婷，张明兰，李淑萍. 藏木香组培快繁技术研究[J]. 现代农业科技，2015(14)：60-62.

66. 刘东锋，杨成东. 一种土木香悬浮细胞的快速繁殖方法：中国，CN104304012A[P]. 2015-01-28[2020-03-25]. http://pss-system.cnipa.gov.cn/sipopublicsearch/patentsearch/showViewList-jumpToView.shtml.

67. 雷天翔，蔡晓剑，王环，等. 托烷类生物碱生物合成机理及其生物工程研究进展[J]. 西北植物学报，2016，36(1)：204-214.

68. 雷天翔，蔡晓剑，周党卫，等. 三种茄科植物种子无菌苗繁殖体系的初建[J]. 中药材，2015，38(3)：447-450.

69. 徐文华，周国英，陈桂琛，等. 藏药山莨菪组织培养技术研究[J]. 生物技术通报，2008(S1)：229-234.

70. 泽仁旺姆，葛红，刘洪涛. 藏药材-山莨菪的组织培养[J]. 西藏科技，2010(1)：63-64.

71. 徐文华，陈桂琛，周国英，等. 藏药马尿泡离体快繁技术研究[J]. 中草药，2009，40(2)：297-300.

72. 雷天翔,王环,陈世龙，等. 藏药马尿泡茎段快繁体系及分化过程体内生物碱变化研究[J]. 中草药，2015，46(20)：3086-3090.

73. 赵凯辉，范雨芳，徐元江，等. 铃铛子发根诱导体系及培养条件的优化[J]. 西南大学学报(自然科学版)，2017，39(4)：40-45.

74. 杨尧军，马和平，兰小中，等. 羊齿天门冬组培快繁体系的研究[J]. 林业实用技术，2008(12)：16-18.

75. 吴尚浇. 天门冬组织培养及离体快繁体系构建[D]. 贵阳:贵州大学，2018.

76. 杨尧军，马和平，兰小中，等. 羊齿天门冬组培快繁体系的研究[J]. 林业实用技术，2008(12)：16-18.

第十三章
茎木类和皮类药材的组织培养

第一节
金钗石斛

金钗石斛(*Dendrobium nobile* Lindl.)为兰科(Orchidaceae)石斛属(*Dendrobium*)多年生附生草本植物,既是著名的观赏花卉,也是名贵的中药材之一,具有很高的药用价值。金钗石斛气微,味微苦,其作用在《神农本草经》和《本草纲目》中所述甚广。2015年版《中国药典》将金钗石斛列为药用石斛的首要来源,用于益胃生津,滋阴清热,热病津伤,口干烦渴,胃阴不足,食少干呕,病后虚热不退,阴虚火旺,骨蒸劳热,目暗不明,筋骨痿软等。现代药理和化学研究发现,金钗石斛的主要化学成分为生物碱、多糖、倍半萜类、菲类、联苄类等,石斛碱是其特征性成分,主要有抗白内障、兴奋肠管、免疫调节、降血糖、抗肿瘤、抗氧化、抗疲劳等作用。由于需求量大,长期过度采挖,以及野生金钗石斛对生境要求苛刻、分布狭窄、生长缓慢、繁殖系数极低等原因,使金钗石斛野生资源临近枯竭,受到濒危野生动植物国际贸易公约(CITES)的保护,被《中国物种红色名录》(植物部分)和《国家重点保护野生植物名录》(第二批讨论稿)列为Ⅰ级保护植物。金钗石斛藏语名为“布协”,茎解渴,治热证、诸病的呕吐症、培根热病等。国内外关于金钗石斛组织培养的研究主要以金钗石斛的种子和茎段为外植体,通过诱导原球茎或者丛生芽实现植株再生,研究结果不尽相同。

一、金钗石斛原球茎诱导及植株再生

1. 种子消毒与接种

用洗洁精清洗蒴果表面,用解剖刀轻轻刮去表面脏物,自来水冲洗1 h。在超净工作台上将蒴果用75%酒精消毒5 min,无菌水冲洗3次,再放入0.1%$HgCl_2$溶液中消毒10 min,无菌水冲洗3次,并用无菌水浸泡蒴果30 min;消毒过程中不断轻轻摇动烧杯

以便消毒剂和蒴果充分接触。将消毒完毕的蒴果置于无菌滤纸上吸干表面的水分，用解剖刀将蒴果纵向劈开，使种子可以倒出，用镊子夹住蒴果，将种子轻轻抖落在种子萌发和原球茎诱导培养基上。

2. 种子萌发和原球茎诱导

适宜金钗石斛种子萌发和原球茎生长的基本培养基为MS培养基。6-BA和NAA对金钗石斛种子萌发和原球茎诱导均有一定的效果。0.5～1 mg/L 6-BA可以促进种子萌发，2～3mg/L 6-BA则会抑制种子萌发；6-BA诱导的种子原球茎生长较缓慢，质硬，诱导率不高；随着6-BA质量浓度的提高，原球茎的褐化程度逐渐加重并死亡。当NAA的质量浓度为0.5～2 mg/L时，种子萌发较快，萌发率较高；NAA诱导的种子原球茎生长快，呈浅绿色、黄绿色或绿色，形态饱满，部分原球茎分化。种子在MS＋NAA 1 mg/L培养基上，18 d左右开始萌发，种子膨大，呈浅黄色或黄绿色（图13-1-1 A），一周后种子萌发率为98%；随后，萌发的种子发育成原球茎，原球茎呈浅绿色或绿色，颗粒状膨大，生长快，部分原球茎开始分化，有细若针尖的叶原基从原球茎形态学上端冒出（图13-1-1 B～C）；培养至50 d，95%的原球茎分化。

3. 原球茎增殖和分化培养

在培养基中加入适量的NAA、土豆泥、香蕉汁、椰乳、活性炭等能促进金钗石斛原球茎的增殖分化和幼苗根系的发育。选取生长良好的原球茎，用镊子分离成小团，分化尖向上，平铺接种于MS＋NAA 0.5 mg/L＋蛋白胨2 g/L＋土豆泥60 g/L＋活性炭0.5 g/L培养基上。培养10 d左右，叶原基伸长，部分子叶展开，长势整齐，形态饱满（图13-1-1 D）；培养至20 d，可见形成的茎和展开的真叶，生长旺盛（图13-1-1 E），增殖倍数约为8.5倍。原球茎增殖倍数（倍）=（培养后原球茎的质量－接种时原球茎的质量）/接种时原球茎的质量。

将丛生芽苗分离成单株，继代到同一培养基上。芽苗在培养的前30 d内分蘖和生根较少，茎和叶加速生长，植株健壮（图13-1-1 F）；培养至60 d，分蘖数和生根率分别约为25株、98%，此时植株具茎3～5节，叶4～6片，根3～5条，株高5～8 cm，植株粗壮，根系发达（图13-1-1 G）。

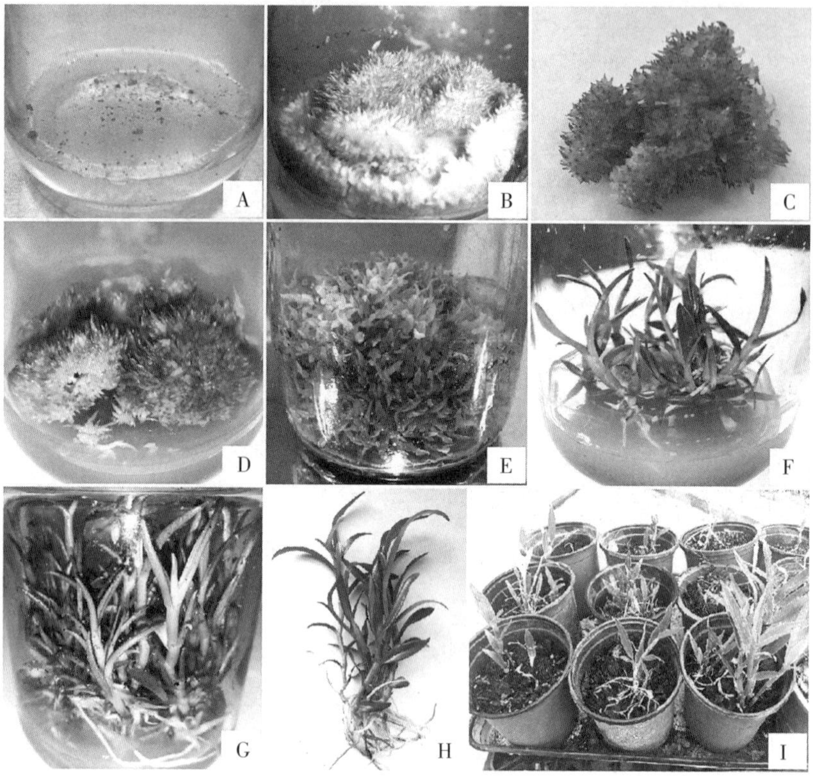

图13-1-1 金钗石斛原球茎诱导形成再生植株的过程(引自袁芳等,2019)

A.种子萌发 B.种子培养50 d后诱导形成的原球茎,并有一些原球茎分化 C.分化的原球茎 D.在分化培养基上培养10 d后的原球茎丛生芽 E.在分化培养基上培养至20 d的原球茎丛生芽 F.继代培养30 d后株高约5 cm的试管苗 G.继代培养至60 d,试管苗分蘖繁殖出大量新苗 H.株高约10 cm的试管苗 I.试管苗移栽

4. 炼苗移栽

带根试管苗的株高约为10 cm时(图13-1-1H),进行炼苗移栽。适宜的栽培基质配方为腐殖土:松树树皮=1:1(体积比),移栽成活率约为96%,并且植株健壮、叶色正常、长势良好(图13-1-1I)。

5. 培养条件

培养基中均添加琼脂6.5 g/L、蔗糖25 g/L,pH 5.8。培养室温度为(25±2)℃、光照时间为12 h/d、光照强度为2000 lx。温室湿度为70%~80%、温度为(25±2)℃。

二、金钗石斛茎段组织培养及植株再生

1. 外植体消毒

在生长健壮的金钗石斛母株上选择肥壮的当年生幼茎,去掉叶和根,先用自来水冲洗10 min后,在超净工作台上用无菌水漂洗3遍。幼茎对消毒剂很敏感,不同的消

毒方法下茎段存活率差异较大，一般消毒后茎段存活率在50 %左右，如果消毒剂是$HgCl_2$，其渗透性强，不易彻底清洗，因此建议使用NaClO消毒。把消毒后的幼茎放在无菌纸上或无菌容器里，用无菌刀片切割成含1～2个节的茎段，接种在相应的培养基上。

2. 基本培养基

MS、KC、B5培养基诱导茎段侧芽的能力各不相同。MS培养基上侧芽诱导率最高，B5次之，KC最低。在长势上，MS和B5这两种培养基上长势较好，KC长势较弱。

3. 植物生长调节剂

芽诱导与增殖培养基中植物生长调节剂多选用6-BA、NAA；生根培养基多选用IBA、KT或NAA。

在MS培养基中添加6-BA 2～6 mg/L 和NAA 0.2~1 mg/L可诱导茎段愈伤组织或不定芽。另外，适量的GA_3或6-BA可使可溶性糖含量增加，对生物碱含量也有相应的影响，但是对石斛碱的含量影响却不大。

4. 其他添加物

在培养基中加入适量的土豆泥、香蕉汁、椰乳、活性炭等能促进金钗石斛带节茎段芽的诱导增殖及幼苗根系的发育。

5. 移栽基质

金钗石斛的根系生长需要较湿润且透气的环境。锯木屑、树皮块、石灰岩颗粒等因其疏松透气，又能保持水分及肥料，适合根系生长的要求。稻壳、河沙均不宜作栽培基质。

三、金钗石斛遗传转化

1. 外植体

在生长健壮的金钗石斛母株上选择长势良好的幼茎和幼根，用清水洗净，并用合适的消毒方法消毒后，将幼茎切割成长1～2 cm含腋芽分生组织的茎节，将根切割成长1～2 cm的根段。组培瓶中长势一致的原球茎、幼苗也可作为遗传转化的材料。

2. 转化方法

将活化过的含有pCAMBIA1391Z-GUS表达载体的根癌农杆菌（EHA105）菌液离心10 min收集菌体，用含100 μmol/L乙酰丁香酮的MS液体培养基重悬，使之OD_{600}约为0.6，此为侵染液。

将上述茎节、根段、原球茎及组培幼苗浸泡于侵染液中，28 ℃下100 r/min缓摇侵染30 min，取出后用真空泵抽气10 min。然后用无菌滤纸吸干外植体表面残留液体，置于含100 μmol/L乙酰丁香酮的MS固体培养基上，黑暗共培养3 d。不含pCAMBIA1391Z-GUS表达载体的根癌农杆菌处理的材料为阴性对照。

利用组织化学显色法检测GUS报告基因的蛋白质产物的酶活性，判断转基因成功与否。将上述EHA105侵染后的材料浸泡于GUS显色液中，37 ℃避光温育1～2 d；染色后加入无水乙醇使植物组织脱色，期间多次更换无水乙醇。

3. 不同组织材料转化的差异

金钗石斛茎节、根段、根尖、原球茎和组培幼苗均能被转化。通过GUS显色发现，不含GUS载体的根癌农杆菌所侵染的茎节、根段、根尖、原球茎和组培幼苗均无显色反应；而使用含GUS报告基因的载体转化时，茎节的显色部位主要分布在腋芽分生组织处（图13-1-2 A），在根段、根尖的分生区以及生长区内部，GUS显色同样明显（图13-1-2 B），原球茎及其分化而得的组培幼苗也能很好地被转化（图13-1-2 C）。

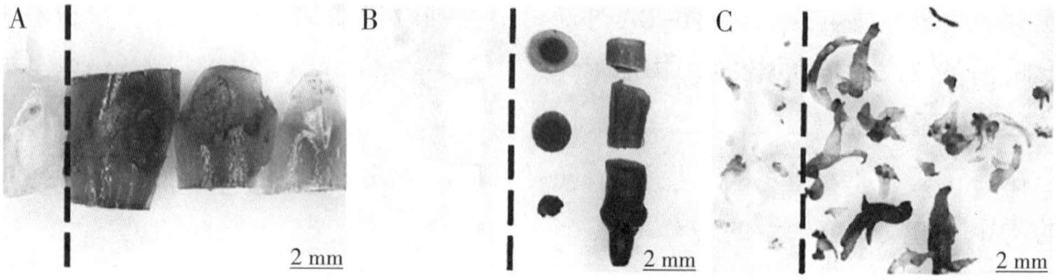

图13-1-2　EHA105对金钗石斛不同组织材料的转化（引自王昊等，2019）

A.对含腋芽分生组织的茎节的转化 B.对根的转化 C.对原球茎和不定芽组培苗的转化

第二节

铁皮石斛

铁皮石斛（*Dendrobium officinale* Kimura et Migo）为兰科石斛属多年生草本植物，是中国特有的名贵药材，其新鲜茎或干燥茎均可入药。2015年版《中国药典》记载铁皮石斛味甘，微寒，归胃、肾经；具有益胃生津，滋阴清热的功效。现代药理和化学研究发现，铁皮石斛含有多糖类、生物碱类、倍半萜类及挥发油类等多种药用成分，多糖和生物碱是其最重要的生物活性成分，具有增强免疫力、促消化、抗衰老、护肝利胆、抗风湿、降血糖血脂、抗肿瘤等功效。野生铁皮石斛对生长条件要求苛刻，自然繁殖力极低，生长缓慢。因其具有极高的药用与经济价值，人们长期掠夺性地采挖，致使野生铁皮石斛资源濒临枯竭。被国际药用植物界誉为“药界大熊猫”的铁皮石斛已被世界自然保护联盟(IUCN,http://www.iucn.org/zh/china/)列为极度濒危,在《国家重点保护野生植物名录》中铁皮石斛属于国家Ⅰ级保护植物。

利用植物组织培养进行铁皮石斛的大量繁殖生产,能使铁皮石斛得到更好保护和发展。铁皮石斛通过组织培养获得再生植株的主要途径有两种:一是用成熟的种子通过消毒处理,以无菌萌发的方式产生种苗或原球茎,增殖分化后发育成植株;二是诱导适宜外植体(茎段、茎尖、幼芽、叶片等)形成丛生芽或类原球茎来实现快速繁殖,从而获得大量再生植株。

一、铁皮石斛的种子无菌萌发途径

1. 种子胚龄

不同胚龄的铁皮石斛种子萌发率不同。胚龄时间越长,其萌发时间越短,萌发率越高。组织培养的最适胚龄以种子成熟时较好。120 d胚龄的种子细胞数约为90个,萌发率在95%以上。由种子诱导的愈伤组织分化能力较强,由种子培养的原球茎的质量也较高。

2. 基本培养基

基本培养基的种类和成分直接影响铁皮石斛的生长发育,选择合适的基本培养基,对于铁皮石斛的组织培养是至关重要的。不同的培养途径所用的培养基也会有所不同。以种子作为培养材料,不同基本培养基对铁皮石斛原球茎的增殖、分化有明显差异,其顺序依次为改良MS > MS > 改良1/2 MS > 1/2 MS > KC > B5 > N6。虽然不同培养基对铁皮石斛种子萌发的影响不尽相同,但是大多数学者的研究都表明MS和1/2 MS是最适合铁皮石斛种子无菌萌发的基本培养基。

3. 植物生长调节剂

铁皮石斛种子无菌萌发及原球茎诱导培养中,使用的植物生长调节剂主要有6-BA、NAA、IBA、IAA、2,4-D、KT等,其中以6-BA和NAA最为常用。将铁皮石斛的种子接种在1/2 MS + 6-BA 1 mg/L + NAA 0.2 mg/L + 土豆泥50 g/L原球茎诱导培养基上,培养8 ~ 19 d后,种子颜色逐渐变得鲜绿,并可见胚慢慢长大,呈球形;30 ~ 45 d发育成原球茎,原球茎诱导率在95%以上,诱导出的原球茎颜色碧绿,颗粒状膨大,长势较好。将原球茎转接到1/2 MS + 6-BA 1 mg/L + NAA 0.5 mg/L培养基上培养45 d后,增殖系数为4.9。增殖培养后的原球茎在1/2 MS + 6-BA 2 mg/L + NAA 0.2 mg/L 培养基上培养45 d后,芽分化率最高达95%。芽苗在1/2 MS + NAA 0.3 mg/L + 土豆泥50 g/L培养基上的生根率达100%。原球茎增殖系数 = 增殖后的有效原球茎总数 / 起始接种总数。

4. 其他添加物

有机添加物的使用为铁皮石斛组织培养快繁体系的建立提供了更多的可能。香蕉汁、椰子汁和土豆泥是铁皮石斛组织培养中常用的添加剂，有利于种子萌发、原球茎诱导、芽增殖、壮苗和生根，添加浓度一般为5%～20%。土豆泥、椰子汁有利于种子萌发诱导原球茎，对原球茎的增殖分化以及生根壮苗也有较好的效果。香蕉汁对原球茎诱导和增殖有一定的抑制作用，但对生根壮苗有显著的促进作用。

近年来稀土元素、纳米材料也被用于铁皮石斛的组织培养中。镧(La)元素对提高试管苗质量、叶绿素b、总叶绿素和石斛多糖的含量都有显著影响。纳米材料TiO_2和SiO_2对铁皮石斛侧芽及丛芽的诱导有明显的促进作用。

二、铁皮石斛的外植体诱导丛生芽或类原球茎发生途径

1. 外植体

在铁皮石斛的组织培养中，除上述所说的种子作为外植体培养外，铁皮石斛的茎尖、带芽茎段、腋芽、幼叶、根尖等也被作为外植体用于组培快繁，其植株再生的方式主要有3种：(1)由外植体直接诱导产生丛生芽；(2)由外植体诱导愈伤组织，再经诱导分化产生不定芽；(3)由外植体诱导类原球茎，通过类原球茎的增殖分化获得大量再生植株。

2. 基本培养基

目前在铁皮石斛的组培快繁中常选用MS或1/2MS培养基作为基本培养基。MS培养基为营养成分比较全面的培养基，符合铁皮石斛丛生芽的诱导和生长要求，培养的试管苗颜色深绿，生长旺盛，芽数分化多。1/2MS培养基有利于腋芽萌发。在铁皮石斛外植体愈伤组织诱导中选用的基本培养基主要有MS、1/2 MS、N6、B5等，有关的研究报道结果不尽相同。在铁皮石斛外植体类原球茎诱导增殖中常选用MS或1/2MS培养基。

3. 植物生长调节剂与其他添加物

在铁皮石斛以芽繁芽、类原球茎途径的组培快繁中，诱导和增殖培养阶段一般选用6-BA和NAA或IBA组合居多，6-BA浓度一般为0.5～4 mg/L，NAA浓度一般为0.2～2 mg/L，IBA浓度一般为0.5～2 mg/L；生根培养阶段一般采用IBA和NAA，IBA浓度为0.2～3 mg/L，NAA浓度一般为0.2～1 mg/L。铁皮石斛的愈伤组织培养基中添加的植物生长调节剂主要有6-BA、NAA、2，4-D、KT、IAA、PBU{N-phenyl-N'-[6-(2-chlorobenzothiazol)-yl] urea，为噻唑基脲类细胞分裂素}等，不同种类植物生长调节剂联合使用，其对于愈伤组织的诱导、增殖及分化的效果优于单独使用。例如，铁皮石斛

组培苗的嫩茎在 MS + PBU 2 mg/L + IAA 0.05 mg/L 培养基上愈伤组织诱导率达到100%。培养基中的其他添加物参阅“一、铁皮石斛的种子无菌萌发途径”中。

4. 培养条件

在铁皮石斛的组织培养中，培养室的培养条件一般设置为：温度(25±2)℃，光照时间12 h/d、光照强度1000～2000 lx。

5. 铁皮石斛茎段类原球茎的诱导及植株再生示例

(1)外植体消毒。

选择生长旺盛的铁皮石斛幼嫩枝条，剥去节上叶片和膜质叶鞘，用洗洁精清洗后，用解剖刀轻轻刮去表面脏物，自来水冲洗30 min。在超净工作台上将枝条剪成约6 cm长的茎段，用75%酒精消毒5 min，无菌水冲洗3次，再放入0.1%$HgCl_2$溶液中消毒10 min，无菌水冲洗3次，并用无菌水浸泡茎段30 min；消毒过程中不断轻轻摇动烧杯以便消毒剂和茎段充分接触。将消毒完毕的茎段置于无菌滤纸上吸干表面的水分，剪成约1.5 cm长带茎节的小段，接种到诱导培养基上。

(2)不定芽和类原球茎诱导。

将带节茎段以竖直的方式(图13-2-1 A)接种到MS + 6-BA 3 mg/L + NAA 0.5 mg/L培养基上培养45 d后，不定芽诱导率为97%，且芽苗健壮，根系发达，生长旺盛，但诱导出的类原球茎数量少并且体积小增殖缓慢(图13-2-1 B)。接种在MS + 6-BA 1 mg/L + IBA 1 mg/L培养基上的茎段，在培养45 d后诱导出大量类原球茎，在茎节处只长出少量不定芽(图13-2-1 C)。

(3)类原球茎增殖和分化培养。

将生长良好的类原球茎用镊子分离成小团，分化尖向上，接种到MS + 6-BA 2.5 mg/L + IBA 1 mg/L培养基上，培养30 d后的类原球茎颗粒饱满鲜绿，可见大量类原球茎上分化出的叶原基凸起(图13-2-1 D)，增殖倍数约为7.9倍；培养至60 d，丛生芽诱导率为97%，丛生芽色泽正常、健壮、成活率较高，有些丛生芽成为具有茎和叶的芽苗，但不具根，同时又有新的类原球茎产生(图13-2-1 E)。

(4)生根培养。

将分化培养60 d后高2～3 cm的丛生芽接种到MS + NAA 0.5 mg/L生根培养基中，培养30 d后生根率达到100%，平均生根数达到5条，根的平均长度达到6 cm，根系发达，试管苗生长旺盛(图13-2-1 F)。

(5)培养条件。

培养基中均添加土豆泥60 g/L、活性炭0.5 g/L、蔗糖25 g/L、琼脂6.5 g/L，pH 5.6～5.8。培养温度为(25±2)℃、光照时间为12 h/d、光照强度为2000 lx。

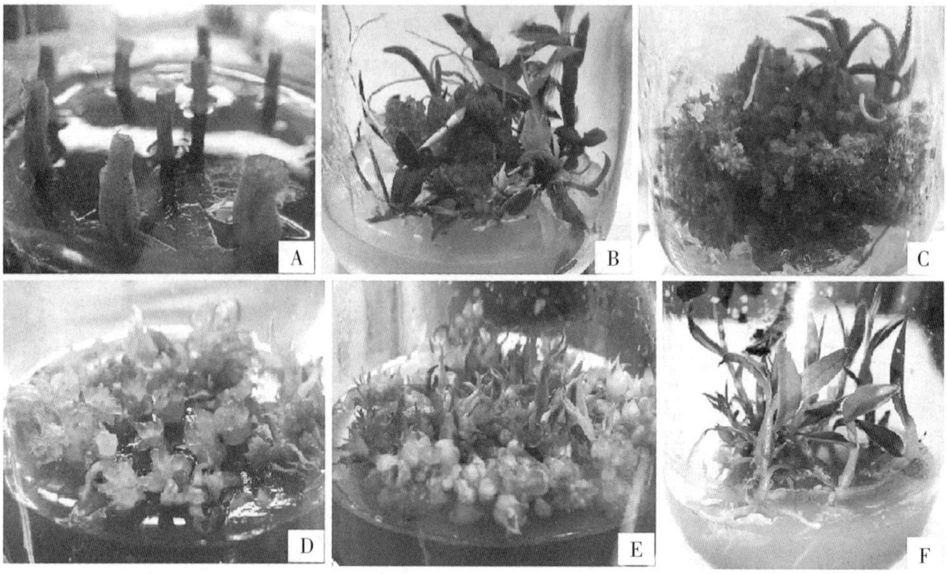

图13-2-1 铁皮石斛茎段类原球茎诱导形成再生植株的过程(引自袁芳等,2019)

A.带节茎段 B~C.茎段诱导产生的类原球茎和不定芽 D.类原球茎增殖 E.类原球茎分化形成丛生芽,同时增殖产生新的类原球茎 F.生根试管苗

第三节 西藏虎头兰

西藏虎头兰(*Cymbidium tracyanum* L. Castle)是兰科(Orchidaceae)兰属(*Cymbidium*)附生型多年生草本植物,在中国主要分布于贵州西南部、云南西南部至东南部和西藏东南部。西藏虎头兰叶长碧绿,花姿粗旷,豪放壮丽,花香清淑,适宜做盆栽或切花,其假鳞茎可以入药,治疗支气管炎、肺炎、肺结核、喘咳、跌打损伤、骨折伤筋等。野生西藏虎头兰的种子在自然条件下极难萌发,主要靠分株繁殖,资源再生缓慢,受到濒危野生动植物国际贸易公约(CITES)的保护,被《中国物种红色名录》(植物部分)和《国家重点保护野生植物名录》列为Ⅰ级保护植物。

国内学者以西藏虎头兰的种子为外植体开展了一些组织培养研究,为其组培快繁及野生资源保护奠定了良好基础。西藏虎头兰原球茎途径的组织培养方法示例如下。

1. 种子消毒与接种

用洗洁精清洗西藏虎头兰未开裂的成熟蒴果(图13-3-1 A~B),用解剖刀轻轻刮去表面脏物,自来水冲洗1 h。在超净工作台上将蒴果用75%酒精消毒5 min,无菌水冲洗3次，再放入0.1%$HgCl_2$溶液中消毒15 min，无菌水冲洗3次，并用无菌水浸泡蒴果30 min；消毒过程中不断轻轻摇动烧杯以便消毒剂和蒴果充分接触。将消毒完毕的蒴果置于无菌滤纸上吸干表面的水分，用解剖刀将蒴果纵向劈开，使种子可以倒出，用镊子夹住蒴果，将种子轻轻抖落在原球茎诱导培养基上。

2. 种子萌发及原球茎诱导

将种子接种到1/2 MS + 6-BA 1 mg/L + NAA 0.5 mg/L原球茎诱导培养基上，每14 d向组培瓶中注入相同配方的液体培养基3 mL，用以保持瓶内的水分和养分。培养40 d左右，大部分种子开始膨大，呈浅黄色，继续培养14 d后，有95%的种子发育成原球茎，原球茎呈黄绿色或深绿色，颗粒状膨大，生长快（图13-3-1 C）。

3. 原球茎增殖培养

将生长良好的绿色原球茎接种到1/2 MS + NAA 2 mg/L培养基上培养30 d后，原球茎呈黄绿色或深绿色，大部分呈球形和圆锥形，少部分呈梭形，圆锥形的原球茎为一端有突起，梭形的原球茎为两端有突起，大多数的原球茎多个聚生在一起，呈桑椹状（图13-3-1 D），增殖倍数为4.3。

4. 原球茎分化培养

原球茎增殖培养30 d后，选取有突起的黄绿色和深绿色原球茎，将其接种到1/2 MS + NAA 2 mg/L + 土豆泥60 g/L + 活性炭0.5 g/L培养基上。培养10 d左右，就能分化出芽和根，长势整齐，不定芽发生率达到95%以上，同时又有新的原球茎产生，均呈深绿色，原球茎紧密聚生在一起，有白色绒毛状假根产生（图13-3-1 E）；培养至40 d，幼苗的生根率达到95%，根系发达，大部分苗高超过2 cm（图13-3-1 F）。

5. 炼苗移栽

当带根试管苗的株高约10 cm时（图13-3-1 G），可进行炼苗移栽。以腐殖土作为栽培基质，试管苗的移栽成活率达到95%以上，且植株健壮，长势良好（图13-3-1 H）。

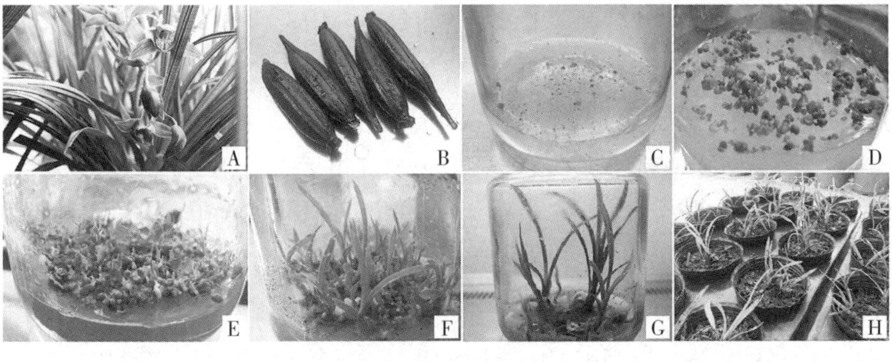

图13-3-1　西藏虎头兰原球茎诱导形成再生植株的过程（引自袁芳等，2019）

A.西藏虎头兰开花植株 B.蒴果 C.种子诱导产生原球茎 D.原球茎增殖 E.原球茎分化出不定芽和根 F.原球茎分化培养40 d后形成的试管苗 G.株高约10 cm的试管苗 H.试管苗移栽

6. 培养条件

以上培养基均添加25 g/L蔗糖、6.5 g/L琼脂，pH 5.8。培养室温度为(25±2)℃、光照时间为16 h/d、光照强度为2000 lx。温室温度为(20±2)℃、湿度为70%～80%

第四节
悬钩子属藏药植物

悬钩子属(*Rubus*)是蔷薇科(Rosaceae)蔷薇亚科(Rosoideae)的一个大属，现已知750余种，分布于全世界。据《中国植物志》记载，我国悬钩子属植物约有194种，88变种，实际已发表有202种，98变种，分布以西南地区最为集中，约占全国总数的69%。据统计，我国悬钩子属植物中有49种可以入药，治疗多种疾病，并且该属许多植物在我国传统中医药中的应用十分广泛，具有补肝肾、缩小便、助阳固精、明目之功效，常用于治疗口腔炎、腹泻等炎症，以及治疗妊娠反应、糖尿病、高血压、肿瘤等。现代药理和化学研究发现，该属植物茎、根、果实、叶片中含有黄酮、萜类、挥发油及甾体类等化学成分，具有止血、活血化瘀、抑菌、镇痛、抗炎、抗癌、抗氧化、降糖、心血管保护等多种药理作用。

藏医常把悬钩子属的多种植物作为“甘扎嘎日”入药，据相关研究调查发现，西藏地区藏医多用红泡刺藤(*R. niveus* Thunb.)和多腺悬钩子(*R. phoenicolasius* Maxim.)入药，青海地区藏医多用秀丽莓(*R. amabilis* Focke)、库页悬钩子(*R. sachalinensis* Levl.)和多腺悬钩子入药，甘肃地区藏医多用秀丽莓和粉枝莓(*R. biflorus* Buch.-Ham. ex Smith)入药，四川地区藏医多用红泡刺藤和粉枝莓入药；并经本草考证，认为秀丽莓、红泡刺藤、库页悬钩子3种植物为“甘扎嘎日”正品药材，粉枝莓、多腺悬钩子、刺萼悬钩子(*R. alexeterius* Focke)等可作为“甘扎嘎日”的代用品药材。《藏药志》中记载“甘扎嘎日”植物入药部位为干燥去皮的茎枝，治感冒、发烧、肺热咳嗽、龙热合病、培根水肿、胆病等；2015年版《中国药典》记载的藏药验方制剂十五味沉香丸、催汤丸处方药材中以悬钩子茎(去皮、心)名称入药；因其果实甜如蜜，被藏族人民广为食用，根、茎、叶、果治风热病和痰病，尤其对各种肺病有特效，也治热性时疫，叶子有保肝利胆之效，茎皮、根皮可提制栲胶。

目前，关于“甘扎嘎日”植物组织培养的研究报道较少，并且研究对象较为分散，因此对几种“甘扎嘎日”植物的组培研究结果示例如下。

一、库页悬钩子不定芽组织培养及植株再生

1. 外植体消毒

王艳丽（2019年）将库页悬钩子不定芽及其外层芽孢鳞片完整地从母株枝条上取下后，在实验室内剥掉不定芽外层鳞片，直至保留最靠近芽体的一层鳞片，用1%洗洁精翻洗后流水冲洗2～3 h。然后在超净工作台上，用75%酒精处理40 s，再用0.1%$HgCl_2$溶液（加入1～2滴吐温-80）消毒8 min，无菌水冲洗5次，之后剥掉最后一层鳞片，切去不定芽上下切口处的褐化部分。

2. 不定芽增殖、复壮和生根培养

将消毒后的库页悬钩子不定芽接种在MS+6-BA 2 mg/L+KT 0.5 mg/L+NAA 0.1 mg/L+IBA 0.05 mg/L培养基上进行增殖培养，培养30 d后获得绿色丛生芽，其茎细而瘦弱。然后将增殖培养出的矮小瘦弱的丛生芽，在增殖培养基含4种植物生长调节剂的基础上添加GA_3进行复壮培养，MS+6-BA 2 mg/L+KT 0.5 mg/L+NAA 0.1 mg/L+IBA 0.1 mg/L+GA_3 0.5 mg/L培养基上的丛生芽经30 d的培养，颜色转为深绿色，其茎粗壮，增殖系数达6.6倍。无根苗最适生根培养基为1/2 MS+IBA 1.5 mg/L。以上培养基均添加30 g/L蔗糖、7 g/L琼脂，pH 5.8～6。培养室温度为（25±2）℃、光照时间为16 h/d、光照强度为5000 lx。之后，选取生长健壮、根长为3 cm以上的组培苗，炼苗后移栽到配方为腐殖土∶珍珠岩∶蛭石=2∶1∶1（体积比）的基质中于温室内培养（图13-4-1）。

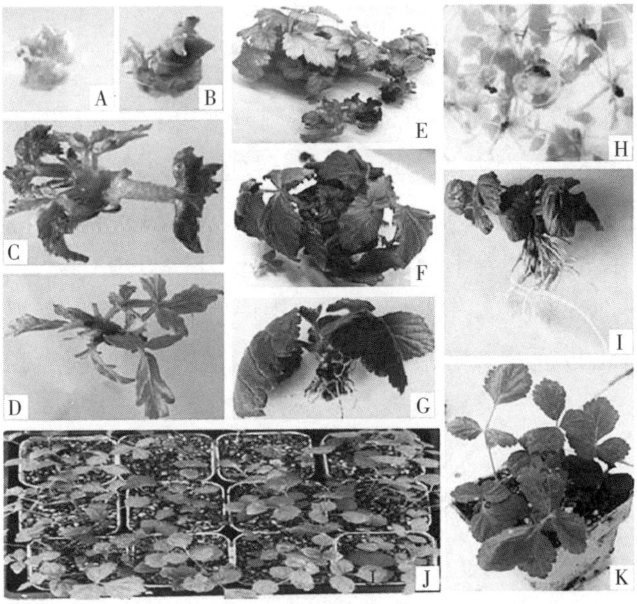

图13-4-1　库页悬钩子组培快繁生长全过程（引自王艳丽，2019）

A.以库页悬钩子的不定芽作为外植体 B.培养5 d后不定芽开始萌动生长 C.培养15 d后外植体膨大、伸长 D.培养30 d后生成无根苗 E.增殖培养30 d后的丛生芽 F.复壮培养50 d后丛生芽生长为健壮的丛苗 G～H.在生根培养基中培养15 d后形成根 I.生根培养30 d后根系伸长 J～K.炼苗移栽30 d

3. 组培苗遗传稳定性分析

通过建立ISSR-PCR反应体系，对库页悬钩子组培苗和野生苗基因组DNA进行分析，发现仅有0.63%的组培苗DNA条带发生了变异，说明库页悬钩子组培苗变异率低，保持了较高的遗传稳定性。

二、粉枝莓组织离体培养及植株再生

罗建（2003年）将带有饱满芽的粉枝莓枝条经水培萌发后得到幼嫩茎和叶片，取其1.5～2 cm带芽茎段、1～1.5 cm带芽茎段、无芽茎段和叶片作为外植体。将外植体清洗并除去肉质皮刺后转入超净工作台，用75%酒精消毒10～20 s，再用0.1%$HgCl_2$消毒5～10 min。然后将消毒完毕的外植体接种到MS＋6-BA 0.1～0.5 mg/L＋NAA 0.2～0.5 mg/L＋蔗糖20 g/L＋琼脂6 g/L培养基上，置于温度为23～26 ℃、光照时间为10～14 h/d、光照强度为1500～2000 lx的条件下培养。研究结果发现，1.5～2 cm带芽茎段往往不经过愈伤组织阶段，就可直接分化出丛生芽，1～1.5 cm带芽茎段，一般先发育成愈伤组织，再分化出丛生芽，无芽茎段愈伤组织分化率较低，叶片消毒效果不理想，褐化率高；培养在MS＋6-BA 0.5 mg/L＋NAA 0.2 mg/L培养基中的带芽茎段，丛生芽诱导和增殖效果最佳；无根苗最适生根培养基为1/2MS＋IBA 0.3 mg/L。

三、刺萼悬钩子腋芽组织培养及植株再生

徐中志（2006年）和毕海林（2007年）等将刺萼悬钩子带鳞片的腋芽清洗并用75%酒精和0.1%$HgCl_2$消毒后，剥去鳞片并切去基部受损组织，然后将其接种到MS＋6-BA 1 mg/L＋NAA 0.01 mg/L＋蔗糖30 g/L＋琼脂6.5～7 g/L培养基上，培养30 d后有94%的腋芽萌发。腋芽萌发后，暂不分割，将其转接于MS＋6-BA 1～2 mg/L＋NAA 0.2～0.5 mg/L培养基上进行增殖培养，以诱导不定芽增殖形成丛芽。无根苗最适生根培养基为1/2MS＋NAA 0.05 mg/L。培养室温度为（23±2）℃、光照时间为12 h/d、光照强度为1500～2500 lx。

第五节

锦鸡儿属藏药植物

锦鸡儿属(*Caragana*)是豆科(Leguminosae)中的一个大属,全球约100余种,主要分布于亚洲和欧洲的干旱和半干旱地区。中国产62种,9变种,12变型,分布于东北、华北、西北、西南各省区,其中有35种在青藏高原有分布,不少为青藏高原特有种。锦鸡儿属植物中有29种被汉、藏、蒙、维等民族运用于临床。据统计,西藏分布的锦鸡儿属植物中有13种入藏药,但由于药用部位的不同,其功用颇有差异(表13-5-1),其主流品种为二色锦鸡儿(*C. bicolor* Kom.)、鬼箭锦鸡儿[*C. jubata* (Pall.) Poir.]、云南锦鸡儿(*C. franchetiana* Kom.)等。现代药理和化学研究发现,锦鸡儿属药用植物含有黄酮类、二苯乙烯低聚体类、苯丙素、香豆素、萜类、甾体和生物碱等类型化合物,具有抗菌、抗氧化、抗炎镇痛、抗肿瘤、抗病毒、降血糖、抗心律失常等诸多生物活性。目前,关于锦鸡儿属藏药植物组织培养的研究报道甚少,其研究结果示例如下。

一、甘蒙锦鸡儿无菌茎段腋芽组织培养及植株再生

赵培霞等(2019年)将甘蒙锦鸡儿的种子用蒸馏水浸泡一晚后,置于超净工作台中,用75%酒精30 s + 2%NaClO 15 min的处理方法对种子消毒后,将其接种到MS + 6-BA 0.5 mg/L + NAA 0.05 mg/L + 蔗糖30 g/L + 琼脂6 g/L培养基上诱导萌发,30 d后约80%的种子发芽。无菌实生苗长到一定高度时,将其茎剪下,并将茎剪成含有一个腋芽的茎段,接种到MS + 6-BA 0.5 mg/L + NAA 0.05 mg/L培养基上培养,几天后外植体基部开始膨胀产生愈伤组织,同时腋芽增殖产生丛生芽。适当分割丛生芽后转移到1/2MS + IAA 0.1 mg/L培养基上诱导生根,接种30 d后生根率为63%。培养室温度为(25±2)℃、光照时间为12 h/d、光照强度约为3000 lx。试管苗移栽适宜的基质配方为草炭土:珍珠岩:蛭石=6:3:1(体积比),成活率为90%。

二、锦鸡儿茎段腋芽组织培养及植株再生

锦鸡儿[*C. sinica* (Buc' hoz) Rehder]又名阳雀花、金雀花,其根皮或根入药,能祛风活血、舒筋、除湿利尿、止咳化痰。李花花等(2019年)取3~4年龄的锦鸡儿半木质化新生枝条,清洗后置于超净工作台中,用75%酒精30 s + 0.1%$HgCl_2$ 10 min的处理方法对枝条消毒后,将其剪成1~1.5 cm长带1个腋芽的茎段,随后接种到MS + 6-BA

15 μmol/L + NAA 1 μmol/L培养基上诱导芽萌发，接种40 d后约90%的茎段出芽，芽长约4 cm。将新生幼芽剪成0.5 ~ 1 cm长的单节茎段，继代到MS + 6-BA 5 μmol/L + NAA 0.1 μmol/L + GA_3 2 μmol/L培养基上进行增殖培养。然后切取增殖培养基中长度为3 cm以上的健壮芽接种至1/2MS + 蔗糖10 g/L培养基上培养，在培养过程中增施0.15% CO_2可达到较好的生根效果。培养基均添加6 g/L琼脂；初代芽诱导和新生芽增殖培养时，培养基中蔗糖浓度为30 g/L，培养室温度为23 ~ 26℃、光照时间为14 h/d、光照强度约3000 lx；生根培养时，温度为25 ℃(光照)/20 ℃(黑暗)、光照时间为14 h/d、光照强度为3300 lx、相对湿度为90%。

表13-5-1　西藏锦鸡儿属药用植物资源一览表(引自罗珍等，2019)

序号	植物学名	藏语名	功效
1	二色锦鸡儿 *C. bicolor* Kom.	渣玛、查玛	茎、枝内皮和根药用：祛风活血、止痛利尿、补气益肾，治头晕头痛、耳鸣眼花、肺痨咳嗽、小儿疳积、四肢抽筋、呕吐、风湿关节炎、跌打损伤。根内皮或茎枝内皮药用：根解肌肉热和脉热；茎、枝内皮祛风活血、止痛利尿、补气益肾。茎皮、根、种子药用：茎皮治热病抽搐、呕吐；根解热毒、散积聚；种子治胆囊炎。
2	短叶锦鸡儿 *C. brevifolia* Kom.	–	茎枝中皮和根药用：清热解毒。根药用：清热消肿、生肌止痛，用于痈疮，肿痛。
3	昌都锦鸡儿 *C. changduenais* Liou f.	佐木兴	红色心材或煎膏、根药用：活血化瘀、排内脏瘀血、降压。
4	川西锦鸡儿 *C. erinacea* Kom.	佐木兴	红色心材或煎膏、根药用：活血化瘀、排内脏瘀血、降压。
5	云南锦鸡儿 *C. franchetiana* Kom.	渣玛	茎枝中皮和茎皮药用：清热解毒，治热病抽搐、呕吐。根(阳雀花根)药用：祛风活血、止痛、利尿、补气益肾，用于风湿关节痛、跌打损伤、乳汁不足、浮肿、痛经。 花(阳雀花)药用：补气益肾，用于头晕头痛、耳鸣眼花、肺痨咳嗽、小儿疳积。种子药用：治胆囊炎。
6	鬼箭锦鸡儿 *C. jubata*（Pall.）Poir.	佐摸兴	根或枝叶药用：清热解毒，用于乳痈、疮疖肿痛、高血压病。
7	甘蒙锦鸡儿 *C. opulens* Kom.	渣玛	茎枝中皮药用：清热解毒，茎皮治热病抽搐，呕吐。根药用：解热毒、散积聚。种子药用：治胆囊炎。
8	通天河锦鸡儿 *C. przewalskii* Pojark.	渣玛	茎枝中皮药用：清热解毒，茎皮治热病抽搐，呕吐。根药用：解热毒、散积聚。种子药用：治胆囊炎。
9	西藏锦鸡儿 *C. spinifera* Kom.	佐摸兴、嘎博	木部心材药用：活血化瘀、排内脏瘀血、降压。

续表

序号	植物学名	藏语名	功效
10	青甘锦鸡儿 *C. tangutica* Maxim. ex Kom	佐木香	红色心材或煎膏、根药用：破血、化瘀、降压，用于多血症、高血压及月经不调。
11	毛刺锦鸡儿 *C. tibetica* Kom.	佐摸兴、玛保	红色心材或煎膏、根药用：活血化瘀、排内脏瘀血、降压。根药用：用于关节痛。花药用：用于头晕。
12	变色锦鸡儿 *C. versicolor* Benth.	扎玛兴	根药用：清肌热、脉热。
13	狭叶锦鸡儿 *C. stenophylla* Pojark.	–	花药用：祛风，平肝，止咳。

第六节

大花黄牡丹

大花黄牡丹(*Paeonia ludlowii*)为毛茛科(Ranunculaceae)芍药属(*Paeonia*)落叶灌木植物，为我国西藏特有种，是国家二级保护植物，主要分布在林芝市米林县境内，堪称牡丹中的王中之王，其花朵呈金黄色、植株高大，极具观赏价值。大花黄牡丹根皮作为藏药的一种，常为民间所用。芍药属的其他植物的根皮或根，也作为重要的天然药物使用，如牡丹(*P. suffruticosa* Andr.)、芍药(*P. lactiflora* Pall.)、草芍药(*P. obovata* Maxim.)等，具有镇痛、镇痉、抗炎、清热凉血、活血散瘀、促进血液循环等功效。其主要成分丹皮酚(paeonol)具有减缓皮肤色素沉着的效果，在大鼠中可有效地抑制酒精造成的损伤，且在骨质疏松和糖尿病治疗研究中均有疗效，对心脑血管疾病、妇科疾病也有好的疗效。目前，关于大花黄牡丹组织培养的研究报道甚少，其研究结果示例如下。

禄亚洲等(2018年)采用75%酒精30～35 s + 0.1%$HgCl_2$ 15～16 min的处理方法对大花黄牡丹的种子消毒后，将种子置于无菌水中浸泡2～3 d，然后剥去种子的种皮及胚乳，分离出种胚后，将其接种至MS + 6-BA 1 mg/L + IAA 0.3 mg/L + GA_3 0.2 mg/L + 蔗糖30 g/L + 琼脂7 g/L芽诱导培养基上，转至培养箱进行培养，温度为19 ℃、光照时间为14 h/d、光照强度为1500 lx。培养3～5 d，种胚开始萌动，7 d种胚萌发，15 d子叶抽出，长1～4 cm，30 d胚根抽出，种子成苗率达到95%。然后将无菌苗接种到1/2MS + IBA 2 g/L + NAA 0.1～0.2 g/L生根培养基中置于温度为19 ℃、光照时间为14 h/d、光照强度为1000 lx的条件下培养，胚根长势良好，生长粗壮，侧根数多，侧根诱导率能够达到60%～80%。待无菌苗苗龄达到2～3个月，幼苗高约5 cm时，打开培养瓶的瓶盖，炼苗1周，移栽到透气性好的腐殖土中，于温度15～18 ℃、避光、湿度为60%～70%的环境中培养，2周后，逐渐降低湿度至30%～50%，待长出新根或新叶后转至自然光照下培养（图13-6-1），幼苗成活率达到90%。

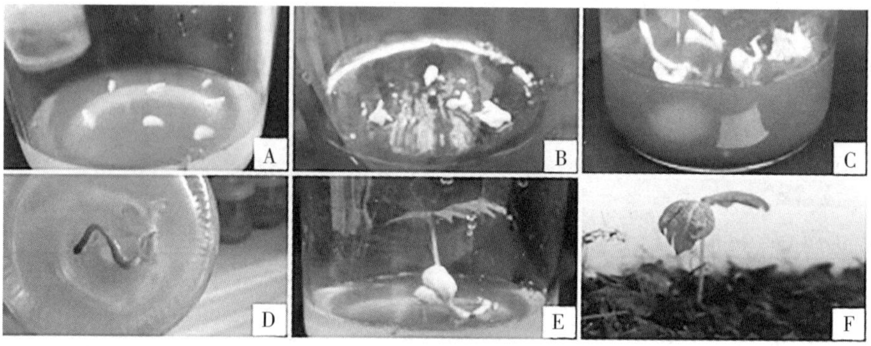

图13-6-1　大花黄牡丹种胚无菌萌发及成苗的过程（引自禄亚洲，2018）

A.种胚萌动 B.胚芽萌发 C.带柄子叶的胚根萌发 D.诱导生根 E.无菌苗 F.移栽

参考文献

1. 中国科学院中国植物志编辑委员会. 中国植物志[M]. 北京：科学出版社，2004.

2. 中国科学院西北高原生物研究所. 藏药志[M]. 西宁：青海人民出版社，1991.

3. 中华人民共和国卫生部药典委员会. 中华人民共和国卫生部药品标准：藏药·第一册[S]. 北京：人民卫生出版社，1995.

4. 国家中医药管理局中华本草编委会. 中华本草：藏药卷[M]. 上海：上海科学技术出版社，1999.

5. 帝玛尔·丹增彭措. 晶珠本草：下部[M]. 上海：上海科学技术出版社，2012.

6. 国家药典委员会. 中华人民共和国药典：一部[S]. 北京：中国医药科技出版社，2015.

7. 贾敏如，张艺. 中国民族药辞典[M]. 北京：中国医药科技出版社，2016.

8. 詹忠根，徐程，张铭. 兰科植物原球茎(类原球茎)的形态建成[J]. 种子，2002(5)：36-37.

9. 姜福星，刘凤栾，赵梁军. 植物类原球茎的研究与应用[J]. 核农学报，2012，26(3)：478-483.

10. Paromik Bhattacharyya，Suman Kumaria，Reemavareen Diengdoh，*et al*. Genetic stability and phytochemical analysis of the *in vitro* regenerated plants of *Dendrobium nobile* Lindl.，an endangered medicinal orchid[J]. Meta Gene，2014，2(4)：489-504.

11. 袁芳，蔡熙彤，宋凯杰，等. 西藏野生金钗石斛高效植株再生体系的建立[J]. 高原农业，2019，3(3)：288-295.

12. 李静婷，牛磊，侯玉杰. 金钗石斛的快速繁殖研究[J]. 湖北农业科学，2014，53(9)：2181-2183.

13. 李忠玥，徐元江，何焱，等. 西藏野生金钗石斛幼苗培养基的优化[J]. 高原农业，2019，3(2)：203-209.

14. 王昊，邓柠檬，张雅文，等. 金钗石斛转基因体系的建立[J]. 华南师范大学学报(自然科学版)，2019，51(2)：62-68.

15. 李景云. 铁皮石斛组织培养研究进展[J]. 黑龙江农业科学，2013(12)：148-149.

16. 朱启发，朱亚雄. 铁皮石斛茎段离体快繁研究进展[J]. 安徽农学通报，2015，21(8)：37-38，52.

17. 袁颖丹，李志，胡冬南，等. 铁皮石斛组织培养研究进展[J]. 湖北农业科学，2016，55(1)：9-12.

18. 任海虹，王景雪，聂菁. 铁皮石斛原球茎高效再生体系的研究[J]. 中草药，2017，48(19)：4057-4061.

19. 周玉飞，康专苗，彭竹晶. 珍稀濒危铁皮石斛的研究进展[J]. 基因组学与应用生物学，2018，37(4)：1629-1635.

20. 袁芳，宋凯杰，杨泽东，等. 铁皮石斛茎段类原球茎的诱导及植株再生[J]. 东北农业科学，2019，44(4)：66-71.

21. 王莲辉，姜运力，余金勇，等. 西藏虎头兰的组织培养与快速繁殖[J]. 植物生理学通讯，2009，45(1)：51-52.

22. 蓝玉甜，吴天贵，刘世勇，等. 野生西藏虎头兰组培技术研究[J]. 福建林业科技，2010，37(1)：77-79.

23. 陈和明，吕复兵，李佐，等. 西藏虎头兰组培快繁技术研究[J]. 中国观赏园艺研究进展，2015：253-255.

24. 袁芳，宋凯杰，蔡熙彤，等. 西藏虎头兰高效植株再生体系的研究[J]. 广西植物，2019，39(4)：482-489.

25. 角巴加，利毛才让，热增才旦. 藏药甘扎嘎日本草考证及生药学研究[J]. 安徽农业科学，2014，42(20)：6605-6607.

26. 热增才旦，利毛才让，李杰加，等. 藏药甘扎嘎日化学成分研究(Ⅱ)[J]. 中药材，2019，42(9)：2054-2057.

27. 刘敬，李水清，赵斌，等. 近5年悬钩子属植物化学成分研究进展[J]. 时珍国医国药，2017，28(5)：1195-1197.

28. 杨鼎元，张群英，陈哲，等. 悬钩子属植物的组培快繁技术研究进展[J]. 现代园艺，2019(11)：16-18.

29. 王艳丽. 库页悬钩子离体培养及遗传稳定性研究[D]. 呼和浩特：内蒙古医科大学，2019.

30. 罗建. 粉枝莓的组织培养与植株再生[J]. 林业科技，2003(1)：46-48.

31. 徐中志，和加卫，唐开学，等. 刺萼粉枝莓的组织培养与快速繁殖[J]. 植物生理学通讯，2006(1)：80.

32. 毕海林，徐中志，和加卫，等. 野生树莓组织培养技术研究[J]. 中国野生植物资源，2007(2)：68-69.

33. 罗珍，曹岚，益西拉姆，等. 西藏锦鸡儿属药用植物资源调查[J]. 西藏科技，2019(5)：50-51，63.

34. 陈龙，张一冰，王佳佳，等. 锦鸡儿属植物化学成分及药理作用研究进展[J]. 中国医药科学，2012，2(18)：9-11.

35. 杜庆波，蔡红. 锦鸡儿属植物化学成分及药理活性研究新进展[J]. 宿州学院学报，2012，27(11)：26-28.

36. 赵培霞，王雷. 野生甘蒙锦鸡儿的组织培养研究[J]. 草地学报，2019，27(4)：841-847.

37. 李花花，康红梅，苏芪，等. 锦鸡儿(*Caragana sinica*)芽增殖与植株再生[J]. 甘肃科学学报，2019，31(3)：35-38.

38. 杨纯瑜. 中国芍药属药用植物资源[J]. 中药材，1991(12)：42-45.

39. 沈保安. 中国芍药属牡丹组药用植物资源与分类鉴定[J]. 中草药，1997(11)：688-690.

40. 蒋丽丽. 西藏大花黄牡丹根皮挥发油的提取、成分分析和生物活性研究[D]. 哈尔滨：黑龙江大学，2017.

41. 禄亚洲，尹秀，李芳，兰小中. 一种提高濒危植物西藏大花黄牡丹成苗率及幼苗成活率的方法：中国，ZL201710037002.1[P].2018-11-13[2020-01-15].http://pss-system.cnipa.gov.cn/sipopublicsearch/patentsearch/showViewList-jumpToView.shtml

第十四章
果实和种子类药材的组织培养

第一节
波棱瓜

波棱瓜[*Herpetospermum pedunculosum* (Ser.) Baill]为葫芦科(Cucurbitaceae)波棱瓜属(*Herpetospermum*)一年生攀缘状藤本植物,藏语音译为塞季美朵、塞美塞古,主要分布在西藏东南地区海拔2600~3000 m的山坡林缘及村寨等附近。作为藏药中一种重要的药用植物,波棱瓜主要以干燥种子入药,其味苦,具有清热解毒,柔肝,治黄疸性传染性肝炎、胆囊炎、消化不良等症的作用;其果皮、花入药,功效同种子。

一、波棱瓜愈伤组织诱导及植株再生

1. 外植体消毒

常用幼嫩的茎、叶和子房作为外植体诱导愈伤组织。幼嫩茎段和发育完全即将开花的子房先用清水清洗后,用剪刀剪成约2 cm的小段,流水冲洗1~2 h;无菌条件下,先用75%酒精消毒10 s,再用0.1%$HgCl_2$消毒10 min,用无菌水冲洗4~5次后接种。幼嫩叶片用毛刷蘸取洗洁精清洗干净后,流水冲洗1~2 h,无菌条件下,先用75%酒精消毒8 s,再用0.1%$HgCl_2$消毒8 min,无菌水冲洗4~5次后剪成1 cm×1 cm大小的切片后接种。

2. 愈伤组织诱导

在波棱瓜外植体愈伤组织诱导中常用MS基本培养基;植物生长调节剂一般用6-BA + NAA或6-BA + NAA + 2,4-D组合,6-BA浓度一般为1~2 mg/L,NAA浓度一般为0.5 mg/L,2,4-D浓度一般为1~2 mg/L。波棱瓜不同外植体的脱分化能力依次为茎段 > 叶片 > 子房。茎段愈伤组织呈浅黄绿色或淡黄色,疏松且生长旺盛。

3. 丛生芽诱导

波棱瓜茎段愈伤组织具有较强的分化能力,在MS+6-BA 2 mg/L+NAA 0.2 mg/L+KT 1 mg/L或MS+6-BA 2 mg/L+NAA 0.1 mg/L+KT 3 mg/L培养基上培养15 d后即可看到明显的丛生芽,分化率在75%以上,且芽数较多。

4. 生根培养

将诱导产生的丛生芽切成单芽后接入1/2 MS+NAA 1 mg/L(或IAA 1 mg/L)生根培养基中,15 d后开始生根,40 d后大多数根生长趋于稳定,生根率高于85%。

5. 培养条件

以上培养基均添加30 g/L蔗糖、4.5 g/L琼脂,pH 5.8。培养温度为(25±2)℃、光照时间为12 h/d,除愈伤组织诱导在1200 lx下培养外,丛生芽诱导及生根均在2000 lx下进行培养。

二、波棱瓜顶芽组织培养及植株再生

1. 外植体消毒和培养

曾钰婷等(2009年)取波棱瓜种子萌发后培养1个多月的幼苗的顶芽,用75%酒精迅速浸泡一下,无菌水冲洗3遍,再用0.1%$HgCl_2$消毒3~5 min,用无菌水冲洗5~6次后将其接种在MS培养基上进行培养。波棱瓜幼苗的顶芽在接种7 d后开始迅速萌发伸长,待其长成具有2~3个节的嫩枝后用于不定芽的增殖培养。

2. 不定芽增殖和生根培养

将经顶芽萌发的嫩枝剪成带芽茎段,然后以竖直的方式将茎段接种到MS+6-BA 1.5 mg/L+NAA 0.5 mg/L增殖培养基上培养。培养30 d后,在茎段叶腋处增殖3~5个不定芽。待不定芽长至1.5 cm以上,带有2~3片叶时,转接到1/2 MS+IAA 1 mg/L培养基中进行生根培养。

3. 培养条件

以上培养基均添加30 g/L蔗糖、7 g/L琼脂,pH 5.8。培养温度为(21±2)℃、光照时间为12 h/d、光照强度为1500 lx。

第二节

牛蒡

牛蒡(*Arctium lappa* L.)为菊科(Compositae)牛蒡属(*Arctium*)二年生草本植物,藏语名为"齐嵩"。各地藏医以其成熟果实或根入药,具有舒脉、疏散"龙"热、宣肺透疹、利咽、消肿破痞、解毒等功效,主治脉病、"龙"热感冒、麻疹、肺热、胎宫痞瘤、结石病、痈肿疮毒等。2015年版《中国药典》记载牛蒡子为牛蒡的干燥成熟果实。现代药理和化学研究发现,牛蒡含有木脂素类和挥发油成分,还有少量的生物碱、维生素等,木脂素类化合物主要包括牛蒡苷(arctiin)、牛蒡苷元(arctigenin)、罗汉松酯素(matairesinol)等,主要有抗癌、抗糖尿病、抗炎、抗病毒等作用,牛蒡苷是其特征性成分。

一、牛蒡愈伤组织诱导及植株再生

1. 外植体选择和消毒

在牛蒡愈伤组织诱导中,通常用种子经无菌萌发获得的无菌苗作为外植体材料的来源,常用其子叶和下胚轴。新鲜牛蒡的嫩茎也被作为外植体用于愈伤组织诱导。可以采用浓硫酸30 min + 0.1% $HgCl_2$ 15 min或者70%酒精30 s + 0.1% $HgCl_2$ 10 min的处理方法对牛蒡种子进行消毒,各处理的程序之间及消毒处理完毕后,用无菌水冲洗3次。将消毒后的种子接种在不添加任何植物生长调节剂的MS(或1/2 MS) + 蔗糖30 g/L + 琼脂8 g/L培养基上,置于温度25 ℃、光照时间12 ~ 16 h/d、光照强度1000 ~ 2000 lx的条件下培养7 ~ 10 d,种子萌发出无菌苗。

2. 愈伤组织诱导、增殖和分化

牛蒡无菌苗的子叶与下胚轴切断在MS + 2,4-D 2 mg/L + 6-BA 0.5 ~ 2 mg/L或MS + NAA 1 mg/L + 6-BA 0.5 mg/L培养基中愈伤组织诱导率为87% ~ 100%;嫩茎在MS + 2,4-D 2 mg/L + 6-BA 0.3 mg/L培养基中愈伤组织诱导率在90%以上。愈伤组织呈白色或淡黄褐色,质粒疏松,表面呈颗粒状凸起,分散性良好。愈伤组织在MS + 6-BA 1 ~ 3 mg/L + NAA 0.5 ~ 2 mg/L培养基中分化形成不定芽,愈伤组织分化率为77% ~ 100%;下胚轴愈伤组织的分化率高于子叶。用于牛蒡不定芽生根的培养基有1/2 MS + IBA 1 mg/L + NAA 1 mg/L、MS + NAA 0.5 mg/L + 6-BA 0.05 mg/L和White + NAA 0.1 mg/L + IAA 0.2 mg/L。所有的培养基均添加30 g/L蔗糖、8 g/L琼脂,培养温度为25 ℃、光照时间为12 ~ 16 h/d、光照强度为1000 ~ 2000 lx。牛蒡试管苗移栽时,常用的栽培基质有蛭石 + 煤灰渣、蛭石 + 园土。

二、牛蒡幼芽组织培养及植株再生

何建和梁国鲁(2004年)将牛蒡种子无菌萌发抽出的幼芽切下后接种到MS + 6-BA 2 mg/L + NAA 0.05 mg/L + 蔗糖30 g/L + 琼脂6 g/L培养基上,每瓶接种3 ~ 4个幼芽,于温度(25±2)℃、光照时间14 h/d、光照强度1500 ~ 2000 lx的条件下进行增殖培养。培养30 d后,幼叶平均增殖率为306%。最适于生根的培养基是1/2 MS + 6-BA 0.1 mg/L + NAA 0.05 mg/L。

第三节 其他药用植物组织培养

一、马蔺

马蔺[*Iris lactea* Pall. var. *chinensis* (Fisch.) Koidz.]是鸢尾科(Iridaceae)鸢尾属(*Iris*)多年生草本植物。中国有鸢尾属植物58种,其中21种为中国特有。鸢尾属的多种植物在我国被用作传统民间药物,具有清热解毒、利咽止血等功效。藏药"折玛"类药材即该属的多种植物,各地藏医常用马蔺、尼泊尔鸢尾(*I. decora* Wall. Pl. As. Rar.)、锐果鸢尾(*I. goniocarpa* Baker)、卷鞘鸢尾(*I. potaninii* Maxim.)和青海鸢尾(*I. qinghainica* Y. T. Zhao)干燥饱满的种子入药,用于解毒、驱虫,主治各类虫病与肠绞痛。马蔺种子含马蔺子素(irisquinone),具有抗肿瘤、抗辐射、增强免疫力等作用。目前,关于马蔺组织培养的研究报道甚少,其研究结果示例如下。

刘孟颖等(2007年)于4月上旬取马蔺根茎,去掉须根和根系,用自来水冲洗干净后用0.05%安利洗涤液振荡洗涤20 min,洗至没有泡沫时置于超净工作台上,用75%酒精灭菌20 s后,迅速用无菌水洗涤3次,接着用0.1% $HgCl_2$溶液振荡灭菌2 min,再加入等体积无菌水,继续振荡灭菌12 min,再用无菌水振荡洗涤5次,即获得无菌材料。将无菌根茎上的不定芽挖出,接种到1/2MS + GA 0.5 mg/L + 6-BA 0.3 mg/L + IAA 0.5mg/L + 蔗糖15 g/L培养基上培养70 d后,每个不定芽就会生长成2 ~ 3个不定芽组成的芽丛;将不定芽继代培养到MS + GA 0.2 mg/L + 6-BA 0.6 mg/L + IAA 0.3 mg/L + 蔗糖30 g/L培养基上进行增殖分化培养,40 d左右获得大量再生丛芽;将丛芽分离成单株后接种到1/3MS + IAA 0.4 ~ 0.6 mg/L + 蔗糖10 g/L培养基上诱导生根。培养温度为20 ~ 28℃、光照时间为10 ~ 12 h/d、光照强度为2000 ~ 4000 lx。

孟林等(2009年)选取成熟饱满且具有活力的马蔺种子,在超净工作台上去除坚硬种皮后，用纱布包好，经2.33%NaClO溶液浸泡，搅动，消毒灭菌25 min，用无菌水清洗7次，每次2～3 min。随后用无菌滤纸吸干材料表面的水分后接种到MS+2，4-D 4 mg/L+6-BA 2 mg/L、MS+2，4-D 4 mg/L+6-BA 5 mg/L和MS+2，4-D 2 mg/L+KT 1.5 mg/L培养基上培养，3种培养基均能诱导种子脱分化形成愈伤组织，诱导率在58%以上。愈伤组织在MS+6-BA 4 mg/L和MS+6-BA 1 mg/L+NAA 0.15 mg/L培养基上分化率达100%。将分化得到的叶芽、带胚状体的愈伤组织转移到MS+6-BA 2 mg/L+NAA 0.1 mg/L或MS+6-BA 1 mg/L+NAA 0.2 mg/L继代培养基上，使叶芽、胚状体进一步增殖生长。培养基1/2MS、1/2MS+IBA 0.5 mg/L和1/2MS+IBA 0.5 mg/L+NAA 0.5 mg/L均能诱导马蔺无根芽苗生根。所有的培养基均添加3 g/L琼脂，愈伤组织诱导培养基添加60 g/L蔗糖，分化、增殖、生根培养基添加30 g/L蔗糖。诱导愈伤组织时，温度为26 ℃，24 h黑暗培养；分化和增殖培养时，温度为26 ℃，24 h光照培养，光照强度为1000 lx；生根培养时，温度为24 ℃，24 h光照培养，光照强度为1000 lx。马蔺试管苗不需炼苗可直接出瓶移栽于田土∶河沙=2∶1（体积比）的栽培基质中，成活率在95%以上。

二、五味子

五味子［*Schisandra chinensis*（Turcz.）Baill.］为木兰科（Magnoliaceae）五味子属（*Schisandra*）落叶木质藤本植物，以成熟果实入药，是我国的名贵中药材，藏语名为“塔芝”。五味子果实含有五味子素（Schisandrin）、维生素C、挥发油和糖类等化合物，具有敛肺止咳、滋补涩精、止泻止汗、改善血液循环等功效，主治寒热泄泻、呕吐呃逆、四肢无力、呼吸困难、高血压等症。目前，国内关于五味子组织培养的研究已有较多报道，其研究结果概述如下。

在五味子组织培养中，已使用的外植体有无芽茎段、带芽茎段、冬芽、春芽、叶片、叶柄以及无菌种子苗的茎段及叶。外植体离体培养再生植株的途径有直接分化芽再生途径、愈伤组织再生途径和胚状体途径。基本培养基多采用MS、改良MS、B5或者改良B5。培养五味子带芽茎段、冬芽和春芽时，使用的植物生长调节剂主要有6-BA、NAA、IAA、KT、ZT等，以联合使用居多，可以诱导芽萌发并直接分化不定芽。6-BA 1～3 mg/L+NAA 0.1～1 mg/L、6-BA 1～2 mg/L+NAA 0.1～0.2 mg/L+2，4-D 0.5～1 mg/L（或KT 0.1～1 mg/L）、NAA 0.5～1 mg/L+ KT 0.5～1 mg/L等植物生长调节剂组合可以诱导外植体脱分化形成愈伤组织，有些愈伤组织可以转化为胚性愈伤组织，进而诱导分化出体细胞胚胎，即通过体细胞胚胎发生途径再生植株。愈伤组织分化时常用6-BA+NAA。五味子组织培养各阶段的培养基配方存在地区、种质与外植体种类的差异。

参考文献

1. 中国科学院中国植物志编辑委员会. 中国植物志[M]. 北京: 科学出版社, 2004.

2. 中国科学院西北高原生物研究所. 藏药志[M]. 西宁: 青海人民出版社, 1991.

3. 中华人民共和国卫生部药典委员会. 中华人民共和国卫生部药品标准: 藏药·第一册[S]. 北京: 人民卫生出版社, 1995.

4. 国家中医药管理局中华本草编委会. 中华本草: 藏药卷[M]. 上海: 上海科学技术出版社, 1999.

5. 帝玛尔·丹增彭措. 晶珠本草: 下部[M]. 上海: 上海科学技术出版社, 2012.

6. 国家药典委员会. 中华人民共和国药典: 一部[S]. 北京: 中国医药科技出版社, 2015.

7. 贾敏如, 张艺. 中国民族药辞典[M]. 北京: 中国医药科技出版社, 2016.

8. 辛福梅, 臧建成, 兰小中, 等. 波棱瓜愈伤组织诱导及植株再生研究[J]. 中草药, 2012, 43(2): 360-363.

9. 曾钰婷, 刘正玉, 卫华, 等. 藏药波棱瓜离体再生体系的建立[J]. 甘肃农业大学学报, 2009, 44(6): 75-78.

10. 柳福智, 陈垣, 王龙强, 等. 不同培养基对波棱瓜愈伤组织诱导的影响[J]. 甘肃农业科技, 2008(9): 24-25.

11. 王宏霞, 陈垣, 郭凤霞, 等. 波棱瓜叶片愈伤组织诱导研究初报[J]. 甘肃农业大学学报, 2008(4): 74-76.

12. 王宏霞. 波棱瓜种子萌发特性和组织培养研究[D]. 兰州: 甘肃农业大学, 2008.

13. 马英华, 张晓娟. 牛蒡子药物应用的研究进展[J]. 中医药信息, 2017, 34(2): 116-119.

14. 蔡恩博, 郑小曼, 屠书梅, 等. 牛蒡子起源、分布及开发利用现状[J]. 人参研究, 2015, 27(2): 63-64.

15. 蔡恩博, 郭雪, 赵岩, 等. 牛蒡子化学成分研究进展[J]. 人参研究, 2015, 27(1): 45-48.

16. 付伟琦, 赵思杨, 李心灵, 等. 牛蒡无性系建立研究[J]. 辽宁中医药大学学报, 2012, 14(5): 68-70.

17. 何雯婷, 侯岁稳, 王崇英. 牛蒡组织培养和高频植株再生的研究[J]. 西北植物学报, 2006(2): 319-324.

18. 方祖柽. 牛蒡组培快繁技术研究[J]. 安徽农业科学, 2005(4): 658.

19. 何建，梁国鲁．正交试验法在牛蒡组织培养中的应用[J]. 西南农业大学学报（自然科学版），2004(6)：696-698，702.

20. 刘孟颖，高洋，于世达，等．马蔺的组织培养及无性系建立的研究[J]. 辽宁农业科学，2007(6)：4-6.

21. 孟林，肖阔，赵茂林，等．马蔺组织培养快繁技术体系研究[J]. 植物研究，2009，29(2)：193-197.

22. 范美华．五味子的研究新进展[J]. 西北药学杂志，2007(5)：281-282.

23. 王晓拂，任跃英，姜楠，等．五味子不同外植体愈伤组织的诱导[J]. 人参研究，2008(3)：5-8.

24. 陈丽静，齐欣，王玉坤，等．北五味子快繁体系的建立[J]. 中草药，2011，42(3)：575-578.

25. 张华，李姝睿，龙丽坤．五味子种子萌发与愈伤组织的诱导[J]. 北方园艺，2013(3)：164-167.

26. 李昌禹，艾军．五味子组织培养研究现状与展望[J]. 特产研究，2015，37(2)：65-69.

第十五章
花类药材的组织培养

第一节
龙胆花

“榜间”即藏药“龙胆花”，来源于龙胆科（Gentianaceae）龙胆属（*Gentiana*）多种龙胆植物的花或全草，主要分布于西藏、甘肃、青海、四川、云南等地。该药具有解毒及治疗各种热症、喉炎热闭的功效，常以单味或复方入药，青海藏医用其治疗气管炎、咳嗽、天花等疾病。在藏医药文献中“榜间”名下，常采用“分类式”记载的形式，主要根据其花色分类。经典古籍存在2种分类方式：《晶珠本草》记载，榜间根据颜色分为白花、蓝花、黑花3种，分别称为“榜间嘎保”“榜间完保”“榜间那保”；而《四部医典·蓝琉璃》则将其分为白花、蓝花、杂花3种，杂花龙胆称为“榜间察屋”。据相关文献资料的调查和统计，“榜间嘎保”（白花龙胆 *G. algida* Pall.）价贵量少，市场上供应量大、企业使用较多的是商品名为“龙胆花”或“蓝花龙胆”的榜间，藏医多将其命名为“榜间完保”和“榜间那保”，而有的藏医院使用杂花龙胆（“榜间察屋”）；榜间（蓝、黑、杂花龙胆）的基原植物共有14个种、3个变种，市场主流品种则来源于多枝组华丽系龙胆，以蓝玉簪龙胆（*G. veitchiorum* Hemsl.）为主，以同组同系的华丽龙胆（*G. sino-ornata* Balf. f.）、线叶龙胆（*G. farreri* Balf. f.）为辅。目前，关于“榜间”基原植物组织培养的研究报道较少，并且研究对象较为分散，因此对几种“榜间”基原植物的组培研究结果示例如下。

一、白花龙胆愈伤组织诱导及植株再生

1. 外植体消毒和愈伤组织诱导

顾地周等（2009年）取白花龙胆新萌发的嫩叶，在超净工作台上用70%酒精消毒30 s，无菌水冲洗3次，再用3% NaClO溶液浸泡10 min，无菌水冲洗3次，然后用无菌滤纸吸干材料表面水分，并切除被消毒剂损伤的部分。将材料切割成适当的大小后接种到

1/4MS + 6-BA 1.25 mg/L + NAA 0.35 mg/L + 蔗糖 30 g/L 培养基中进行愈伤组织诱导培养。30 d后叶片完全脱分化形成表面致密光滑的绿色愈伤组织，诱导率在90%以上。

2. 丛生芽诱导和生根培养

将愈伤组织切割成小块转接至1/4MS + 6-BA 3.5 mg/L + IAA 0.25 mg/L + 蔗糖30 g/L培养基中培养，28 d后愈伤组织分化出不定芽，分化率在90%以上。将带有芽苗的愈伤组织切割成小块，转接到MS + 6-BA 2.8 mg/L + IAA 0.15 mg/L + 蔗糖 30 g/L 培养基中进行增殖培养，25 d为一个继代增殖周期。将生长健壮的丛生苗切下，然后将其移入1/2MS + IAA 0.05 mg/L + 蔗糖15 g/L培养基中诱导生根。培养35 d后，苗高约为2.5 cm，根长可达3.0 cm以上，生根率近100%。

以上培养基均添加7.5 g/L琼脂，pH 5.6。培养温度为(28±2)℃、光照时间为12 h/d、光照强度为2000 lx。

3. 炼苗移栽

从培养瓶中取出炼苗后的试管苗，在含15 mg/L多菌灵的溶液中洗去苗上残留的琼脂，然后植入经20倍杀毒矾消毒过的配方为腐烂松针∶泥炭土∶细河沙=3∶2∶1(体积比)的混合基质中，用透性好的塑料薄膜覆盖以保湿、保温。温室内湿度保持在75%，温度控制在(15±2)℃，自然光照时间为10 h/d，每天中午通风换气20 min，7 d后揭去薄膜，每天早晨喷洒清水1次；试管苗移栽成活率达95%以上。

二、蓝玉簪龙胆茎段组织培养及植株再生

邢震等(2000年)取蓝玉簪龙胆的茎，进行常规洗刷后在超净工作台上用70%酒精消毒10 s，无菌水冲洗3次，再用0.1%$HgCl_2$消毒10 min，无菌水冲洗3次以上。然后将已消毒的茎放置于无菌培养皿中切割成具3个芽的茎段后接种到MS + NAA 1 mg/L + 6-BA 0.4 ~ 0.5 mg/L + 蔗糖 30 g/L + 琼脂 5.5 g/L培养基上，置于温度(15±2)℃、光照时间10 ~ 12 h/d、光照强度1200 ~ 1500 lx的条件下培养，诱导芽萌动长出多个不定芽。将生长健壮的不定芽接种到MS + NAA 0.5 mg/L + 6-BA 0.5 mg/L培养基上继代培养；适宜不定芽生根的培养基为1/2MS + 6-BA 0.1 mg/L + IBA 0.5 mg/L。

三、线叶龙胆愈伤组织诱导及植株再生

1. 无菌苗培养和外植体处理

张彩霞等(2015年)取线叶龙胆的种子，在超净工作台上进行常规消毒后接种到MS培养基上培养，使其无菌萌发成苗。取无菌苗的根作为外植体进行离体培养，在超净工作台上将其切成2 cm长的小段接种于培养基上。

2. 愈伤组织诱导和分化培养

将根外植体在MS + 2,4-D 0.3 mg/L + 6-BA 0.15 mg/L培养基上培养20 d左右，诱导出的愈伤组织呈淡黄色或黄褐色（图15-1-1 A），其中淡黄色的愈伤组织质地致密、色泽鲜艳，增殖能力较强，将其继代培养30 d左右，可以产生大量淡黄色致密型愈伤组织（图15-1-1 B）。2,4-D和6-BA对线叶龙胆根愈伤组织的分化有一定的抑制作用，若将长势良好的愈伤组织转移到不添加任何植物生长调节剂的MS培养基中培养，转移后7 d左右在愈伤组织上就出现绿根点，而后逐渐发育成不定根（图15-1-1 C、D）。14 d后将分化出不定根的愈伤组织接种到MS + GA_3 0.6 mg/L上进行生芽诱导培养，从而获得完整的再生植株（图15-1-1 E、F）。

以上培养基均添加30 g/L蔗糖、7.5 g/L琼脂，pH 5.8。培养温度为(25±2)℃，愈伤组织诱导与分化培养阶段均为光照培养，光照时间为12 h/d、光照强度为1500 ~ 2000 lx。

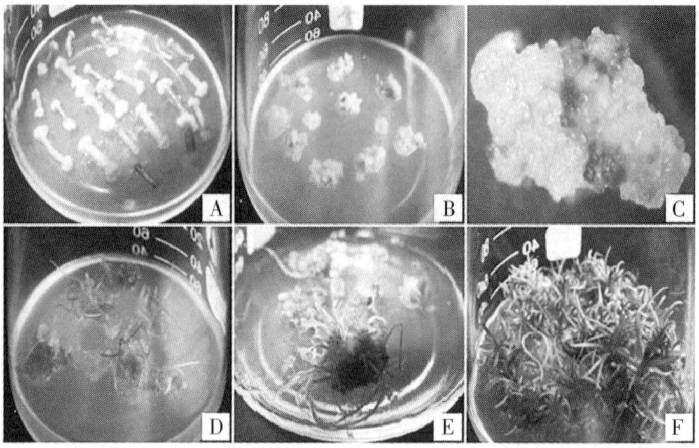

图15-1-1 线叶龙胆组织培养再生植株的各阶段（引自张彩霞等，2015）

A.根诱导愈伤组织 B.愈伤组织继代培养 C.愈伤组织出现分化绿点 D.愈伤组织分化出不定根 E.愈伤组织分化出不定芽 F.愈伤组织再生植株

第二节 木棉

木棉（*Bombax ceiba* L.）是木棉科（Bombacaceae）木棉属（*Bombax*）落叶大乔木。藏医用木棉的花入药，藏语音译为那卡布洒、纳嘎格萨、纳嘎布西等，用于清肺热、心热及肝热，主治血热引起的背痛、心痛，菌痢，肠炎，胃痛等症。目前，关于木棉组织培养的研究报道甚少，其研究结果示例如下。

程广有等（2004年）选取成熟饱满的木棉种子，用流水冲洗后在超净工作台上用0.1% $HgCl_2$消毒10 min，无菌水冲洗4次。随后将种子接种到MS＋6-BA 2 mg/L＋NAA 0.2 mg/L＋蔗糖30 g/L＋琼脂9 g/L培养基上，接种后7 d种子开始萌发，14 d后长出无菌苗。然后在超净工作台上取出无菌苗，剪掉根部，接种到MS＋6-BA 2 mg/L不定芽诱导培养基上培养；10 d后，在无根苗与培养基接触部位形成愈伤组织，愈伤组织有的致密，有的松散；21 d后致密的愈伤组织开始分化出不定芽。再将分化出不定芽的愈伤组织切成0.5～1 cm见方的小块，转接到MS＋6-BA 2 mg/L＋IBA 0.1 mg/L增殖与继代培养基上培养；21 d后每个芽又可分化出3～5个不定芽；每隔28 d继代1次，便可得到大量不定芽。待丛生芽长到1.5～2 cm时，切下单个芽，转接到不添加任何植物生长调节剂的MS培养基上进行壮苗培养；培养14 d后将生长强壮的无根苗转接到MS＋IBA 1 mg/L培养基上诱导生根，培养14 d后生根率为96%。以上培养温度为(25±2)℃、光照时间为12～14 h/d、光照强度为2000～3000 lx。

参考文献

1. 中国科学院中国植物志编辑委员会. 中国植物志[M]. 北京：科学出版社，2004.

2. 中国科学院西北高原生物研究所. 藏药志[M]. 西宁：青海人民出版社，1991.

3. 中华人民共和国卫生部药典委员会. 中华人民共和国卫生部药品标准：藏药·第一册[S]. 北京：人民卫生出版社，1995.

4. 国家中医药管理局中华本草编委会. 中华本草：藏药卷[M]. 上海：上海科学技术出版社，1999.

5. 帝玛尔·丹增彭措. 晶珠本草：下部[M]. 上海：上海科学技术出版社，2012.

6. 国家药典委员会. 中华人民共和国药典：一部[S]. 北京：中国医药科技出版社，2015.

7. 贾敏如，张艺. 中国民族药辞典[M]. 北京：中国医药科技出版社，2016.

8. 付林，古锐，马逾英，等. 藏药蓝、黑、杂色3类榜间品种考证研究[J]. 中国中药杂志，2018，43(16)：3404-3411.

9. 曹海峰，赵志礼，嘎务. 藏药"龙胆花"研究进展[J]. 中药材，2014，37(6)：1087-1093.

10. 顾地周，赵淑玲，杨静秋. 高山龙胆的离体培养与快速繁殖[J]. 植物生理学通讯，2009，45(6)：586.

11. 邢震，郑维列，潘锦旭，等. 蓝玉簪龙胆茎段的组织培养技术[J]. 东北林业大学学报，2000(6)：93-94.

12. 张彩霞，李凤珍. 线叶龙胆组织培养研究[J]. 现代园艺，2015(8)：7-9.

13. 孟凡燕，肖颖梅，夏星. 木棉药理活性研究进展[J]. 海峡药学，2015，27(12)：4-6.

14. 程广有，韩雅莉，李瑛，等. 木棉的组织培养和快速繁殖[J]. 植物生理学通讯，2004(3)：337.

附录一

植物组织培养中常用的培养基配方

（按英文字母排序）

B5培养基

（Gamborg等，1968）

成分	含量/(mg/L)	成分	含量/(mg/L)	成分	含量/(mg/L)
$(NH_4)_2SO_4$	134	H_3BO_3	3	烟酸	1
KNO_3	2527.5	$ZnSO_4 \cdot 7H_2O$	2	盐酸硫胺素	10
$NaH_2PO_4 \cdot H_2O$	150	$Na_2MoO_4 \cdot 2H_2O$	0.25	盐酸吡哆醇	1
$MgSO_4 \cdot 7H_2O$	500	$CuSO_4 \cdot 5H_2O$	0.025	蔗糖	20000
$CaCl_2 \cdot 2H_2O$	150	$CoCl_2 \cdot 6H_2O$	0.025	琼脂	10000
KI	0.75	EDTA-FeNa	28		
$MnSO_4 \cdot 4H_2O$	10	肌醇	100	pH 5.5	

Heller培养基

（Heller等，1953）

成分	含量/(mg/L)	成分	含量/(mg/L)	成分	含量/(mg/L)
$NaNO_3$	600	$MnSO_4 \cdot 4H_2O$	0.1	$AlCl_3$	0.03
NaH_2PO_4	125	H_3BO_3	1	$CuSO_4 \cdot 5H_2O$	0.03
$MgSO_4 \cdot 7H_2O$	250	$ZnSO_4 \cdot 7H_2O$	1	盐酸硫胺素	1
$CaCl_2 \cdot 2H_2O$	75	$FeCl_3 \cdot 6H_2O$	1.0		
KI	0.01	$CoCl_2 \cdot 6H_2O$	0.03		
KCl	750	$NiCl_2 \cdot 6H_2O$	0.03	pH 5.8	

Miller培养基

(Miller,1963)

成分	含量/(mg/L)	成分	含量/(mg/L)	成分	含量/(mg/L)
NH_4NO_3	1000	KCl	65	盐酸硫胺素	0.4
KNO_3	1000	$MnSO_4·4H_2O$	4.4	盐酸吡哆醇	0.5
KH_2PO_4	330	H_3BO_3	1.6	甘氨酸	2
$MgSO_4·7H_2O$	35	$ZnSO_4·7H_2O$	1.5	蔗糖	30000
$Ca(NO_3)_2·4H_2O$	347	EDTA-FeNa	32	琼脂	8000
KI	0.8	烟酸	0.5	pH 5.8	

MS培养基

(Murashige和Skoog,1962)

成分	含量/(mg/L)	成分	含量/(mg/L)	成分	含量/(mg/L)
NH_4NO_3	1650	$ZnSO_4·7H_2O$	8.6	盐酸硫胺素	0.1
KNO_3	1900	$Na_2MoO_4·2H_2O$	0.25	盐酸吡哆醇	0.5
KH_2PO_4	170	$CuSO_4·5H_2O$	0.025	甘氨酸	2
$MgSO_4·7H_2O$	370	$CoCl_2·6H_2O$	0.025	蔗糖	30000
$CaCl_2·2H_2O$	440	$FeSO_4·7H_2O$	27.8	琼脂	8000
KI	0.83	EDTA-Na_2	37.3		
$MnSO_4·4H_2O$	22.3	肌醇	100		
H_3BO_3	6.2	烟酸	0.5	pH 5.8	

Nitsch培养基

(Nitsch J.P.和Nitseh C.,1969)

成分	含量/(mg/L)	成分	含量/(mg/L)	成分	含量/(mg/L)
KNO_3	125	H_3BO_3	0.5	蔗糖	20000
KH_2PO_4	125	$ZnSO_4·7H_2O$	0.05	琼脂	10000
$MgSO_4·7H_2O$	125	$CuSO_4·5H_2O$	0.025		
$Ca(NO_3)_2·4H_2O$	500	$Na_2MoO_4·2H_2O$	0.025		
$MnSO_4·4H_2O$	3	$FeC_6H_5O_7$	10	pH 6.0	

N6培养基

（朱至清等，1974）

成分	含量/(mg/L)	成分	含量/(mg/L)	成分	含量/(mg/L)
$(NH_4)_2SO_4$	463	$MnSO_4 \cdot 4H_2O$	4.4	盐酸硫胺素	1.0
KNO_3	2830	H_3BO_3	1.6	盐酸吡哆醇	0.5
KH_2PO_4	400	$ZnSO_4 \cdot 7H_2O$	1.5	甘氨酸	2
$MgSO_4 \cdot 7H_2O$	185	$FeSO_4 \cdot 7H_2O$	27.8	蔗糖	50000
$CaCl_2 \cdot 2H_2O$	166	EDTA-Na_2	37.3	琼脂	10000
KI	0.8	烟酸	0.5	pH 5.8	

SH培养基

（SchenkHid和Hidebrandt，1972）

成分	含量/(mg/L)	成分	含量/(mg/L)	成分	含量/(mg/L)
$NH_4H_2PO_4$	300	$ZnSO_4 \cdot 7H_2O$	1	烟酸	5
KNO_3	2500	$Na_2MoO_4 \cdot 2H_2O$	0.1	盐酸硫胺素	5
$MgSO_4 \cdot 7H_2O$	400	$CuSO_4 \cdot 5H_2O$	0.2	盐酸吡哆醇	0.5
$CaCl_2 \cdot 2H_2O$	200	$CoCl_2 \cdot 6H_2O$	0.1	蔗糖	30000
KI	5.0	$FeSO_4 \cdot 7H_2O$	15	琼脂	10000
$MnSO_4 \cdot H_2O$	10	EDTA-$Na_2 \cdot 2H_2O$	20		
H_3BO_3	5	肌醇	1000	pH 5.8	

White培养基

（White，1943）

成分	含量/(mg/L)	成分	含量/(mg/L)	成分	含量/(mg/L)
KNO_3	80	$NaH_2PO_4 \cdot H_2O$	16.5	盐酸硫胺素	0.1
$MgSO_4 \cdot 7H_2O$	720	Na_2SO_4	200	盐酸吡哆醇	0.1
$Ca(NO_3)_2 \cdot 4H_2O$	200	$ZnSO_4 \cdot 7H_2O$	3	甘氨酸	3
KI	0.75	$Fe_2(SO_4)_3$	2.5	蔗糖	20000
KCl	65	H_3BO_3	1.5	琼脂	10000
$MnSO_4 \cdot 4H_2O$	7	烟酸	0.3	pH 5.6	

改良White培养基

(White,1963)

成分	含量/(mg/L)	成分	含量/(mg/L)	成分	含量/(mg/L)
KNO_3	80	Na_2SO_4	200	烟酸	0.3
$MgSO_4 \cdot 7H_2O$	737	$ZnSO_4 \cdot 7H_2O$	2.67	盐酸硫胺素	0.1
$Ca(NO_3)_2 \cdot 4H_2O$	288	$Fe_2(SO_4)_3$	2.5	盐酸吡哆醇	0.1
KI	0.75	H_3BO_3	1.5	甘氨酸	3
KCl	65	$CuSO_4 \cdot 5H_2O$	0.001	蔗糖	20000
$MnSO_4 \cdot 4H_2O$	6.65	MoO_3	0.0001	琼脂	10000
$NaH_2PO_4 \cdot H_2O$	19	肌醇	100	pH 5.6	

WPM培养基

(McCown和Lloyd,1982)

成分	含量/(mg/L)	成分	含量/(mg/L)	成分	含量/(mg/L)
NH_4NO_3	400	H_3BO_3	6.2	烟酸	0.5
$Ca(NO_3)_2 \cdot 4H_2O$	556	$ZnSO_4 \cdot 7H_2O$	8.6	盐酸硫胺素	1
KH_2PO_4	170	$Na_2MoO_4 \cdot 2H_2O$	0.25	盐酸吡哆醇	0.5
$MgSO_4$	370	$CuSO_4 \cdot 5H_2O$	0.25	甘氨酸	2
$CaCl_2 \cdot 2H_2O$	96	$FeSO_4 \cdot 7H_2O$	27.8	蔗糖	20000
K_2SO_4	990	EDTA-Na_2	37.3	琼脂	10000
$MnSO_4 \cdot H_2O$	22.5	肌醇	100	pH 5.8	

WS培养基

(Wolter和Skoog,1966)

成分	含量/(mg/L)	成分	含量/(mg/L)	成分	含量/(mg/L)
NH_4NO_3	50	H_3BO_3	3.2	盐酸硫胺素	0.1
$Ca(NO_3)_2 \cdot 4H_2O$	425	$ZnSO_4 \cdot 7H_2O$	3.2	盐酸吡哆醇	0.1
$NaH_2PO_4 \cdot H_2O$	35	$MnSO_4 \cdot H_2O$	9	蔗糖	20000
Na_2SO_4	425	$FeSO_4 \cdot 7H_2O$	27.8	琼脂	10000
KNO_3	170	EDTA-Na_2	37.3		
KCl	140	肌醇	100		
KI	1.6	烟酸	0.5	pH 5.8	

附录二

植物组织培养基中常用的化合物分子式及相对分子质量

化合物	分子式	相对分子质量	化合物	分子式	相对分子质量
大量元素			微量元素		
硝酸铵	NH_4NO_3	80.04	硼酸	H_3BO_3	61.83
硫酸铵	$(NH_4)_2SO_4$	132.15	氯化钴	$CoCl_2·6H_2O$	237.93
氯化钙	$CaCl_2·2H_2O$	147.02	硫酸铜	$CuSO_4·5H_2O$	249.68
硝酸钙	$Ca(NO_3)_2·4H_2O$	236.16	硫酸锰	$MnSO_4·4H_2O$	223.01
硫酸镁	$MgSO_4·7H_2O$	246.47	碘化钾	KI	166.01
氯化钾	KCl	74.55	钼酸钠	$Na_2MoO_4·2H_2O$	241.95
硝酸钾	KNO_3	101.11	硫酸锌	$ZnSO_4·7H_2O$	287.54
磷酸二氢钾	KH_2PO_4	136.09	硫酸亚铁	$FeSO_4·7H_2O$	278.03
磷酸二氢钠	$NaH_2PO_4·2H_2O$	156.01	乙二胺四乙酸二钠（EDTA-Na_2）	$C_{10}H_{14}N_2Na_2O_8$	336.21
			乙二胺四乙酸铁钠（EDTA-FeNa）	$C_{10}H_{12}FeN_2NaO_8$	367.05
维生素和氨基酸					
抗坏血酸（维生素C）	$C_6H_8O_6$	176.12	肌醇（环己六醇）	$C_6H_{12}O_6$	180.13
生物素（维生素H）	$C_{10}H_{16}N_2O_3S$	244.30	L-盐酸半胱氨酸	$C_3H_7NO_2S·HCl$	157.63

续表

化合物	分子式	相对分子质量	化合物	分子式	相对分子质量
泛酸钙（维生素B_5的钙盐）	$(C_9H_{16}NO_5)_2Ca$	476.53	L-谷氨酰胺	$C_5H_{10}N_2O_3$	146.15
钴胺素（维生素B_{12}）	$C_{63}H_{88}CoN_{14}O_{14}P$	1355.37	甘氨酸	$C_2H_5NO_2$	75.07
烟酸（维生素B_3）	$C_6H_5NO_2$	123.11	丝氨酸	$C_3H_7NO_3$	105.09
盐酸硫胺素（维生素B_1）	$C_{12}H_{17}ClN_4OS·HCl$	337.29	脯氨酸	$C_5H_9NO_2$	115.13
盐酸吡哆醇（维生素B_6）	$C_8H_{11}NO_3·HCl$	205.64	谷胱甘肽	$C_{10}H_{17}N_3S$	307.33
糖和糖醇					
蔗糖	$C_{12}H_{22}O_{11}$	342.30	山梨糖醇	$C_6H_{14}O_6$	182.17
葡萄糖	$C_6H_{12}O_6$	180.16	甘露醇	$C_6H_{14}O_6$	182.17
果糖	$C_6H_{12}O_6$	180.16			
植物生长调节剂					
生长素类			细胞分裂素类		
IAA（吲哚-3-乙酸）	$C_{10}H_9NO_2$	175.18	ZT（玉米素）	$C_{10}H_{13}N_5O$	219.24
IBA（吲哚-3-丁酸）	$C_{12}H_{13}NO_2$	203.23	KT（激动素、N6-呋喃甲基腺嘌呤）	$C_{10}H_9N_5O$	215.21
NAA（α-萘乙酸）	$C_{12}H_{10}O_2$	186.20	6-BA（6-苄基腺嘌呤）	$C_{12}H_{11}N_5$	225.25
2，4-D（2，4-二氯苯氧乙酸）	$C_8H_6O_3Cl_2$	221.04	CPPU（氯吡苯脲）	$C_{12}H_{10}ClN_3O$	247.68
NOA（β-萘氧乙酸）	$C_{12}H_{10}O_3$	202.20	TDZ（噻苯隆）	$C_9H_8N_4OS$	220.25
赤霉素类			其他		
GA_3（赤霉酸）	$C_{19}H_{22}O_6$	346.37	ABA（脱落酸）	$C_{15}H_{20}O_4$	264.32
			PP333（多效唑）	$C_{15}H_{20}ClN_3O$	293.79

附录三

植物组织培养中常用的英文缩写名词中文对照

缩写名词	英文全称	中文全称
ABA	abscisic acid	脱落酸
Ac	active carbon	活性炭
6-BA	6-benzyladenie	6-苄基腺嘌呤
BAP	6-benzylaminopurine	6-苄氨基嘌呤
CH	casein hydrolysate	水解酪蛋白
CM	coconut milk	椰子汁
CPPU/KT-30	forchior fennron	氯吡苯脲
2，4-D	2，4-dichlorophenoxyacetic acid	2，4-二氯苯氧乙酸
GA	gibberellic acid	赤霉素
IAA	indole-3-acetic acid	吲哚-3-乙酸
IBA	indole-3-butyric acid	吲哚-3-丁酸
in vitro		离体、在生物体外进行的
in vivo		在生物体内进行的
2iP	2-isopentenyladenine	2-异戊烯腺嘌呤
KT	kinetin	激动素

续表

缩写名词	英文全称	中文全称
LH	lactalbumin hydrolysate	水解乳蛋白
lx	lux	勒克司(光照度单位)
NAA	α-naphthaleneacetic acid	α-萘乙酸
NOA	β-naphthoxyacetic acid	β-萘氧乙酸
PEG	polyethylene glycol	聚乙二醇
pH	hydrogen-ion concentration	酸碱度、氢离子浓度
PVP	polyvinylpyrrolidone	聚乙稀吡咯烷酮
rpm(r/min)	rotation per minute	每分钟转数
TDZ	thidiazuron	噻苯隆
YE	yeast extract	酵母浸提物
ZT	zeatin	玉米素

附录四

植物组织培养中常用的热不稳定物质

化合物	热不稳定性	化合物	热不稳定性
ABA(脱落酸)	部分分解	KT(激动素)	部分分解
抗生素(antibiotic)	高度分解	吡哆醇(pyridoxine)	少量分解
泛酸(维生素 B_5)	高度分解	2iP(2-异戊烯腺嘌呤)	部分分解
GAs(赤霉素)	少量分解	硫胺素(thiamine)	高度分解
IAA(吲哚-3-乙酸)	20 min高压灭菌损耗40%	抗坏血酸(维生素C)	高度分解
IBA(吲哚-3-丁酸)	20 min高压灭菌损耗20%	ZT(玉米素)	部分分解

部分彩色插图

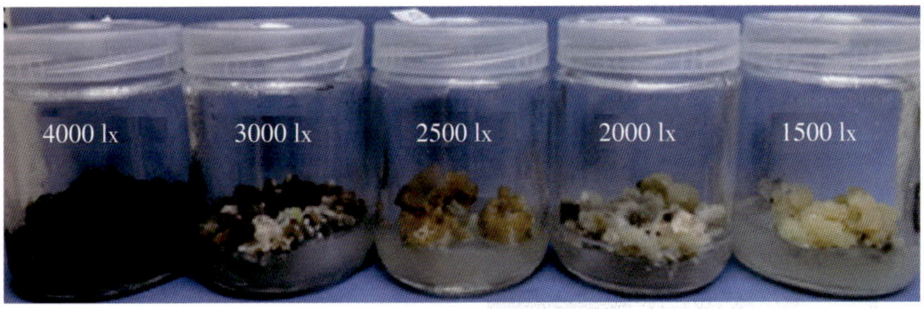

图2-3-1　不同光照强度下的葡萄愈伤组织生长状况(引自刘蓉等,2015)

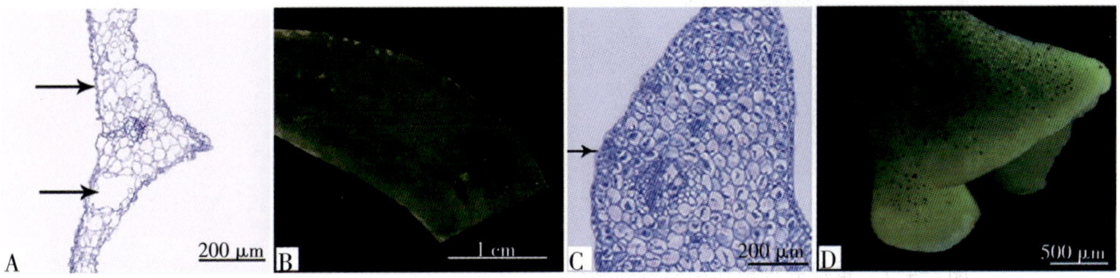

图2-3-2　多花黄精叶片愈伤组织启动部位及启动期的细胞学观察(引自何艳,2018)

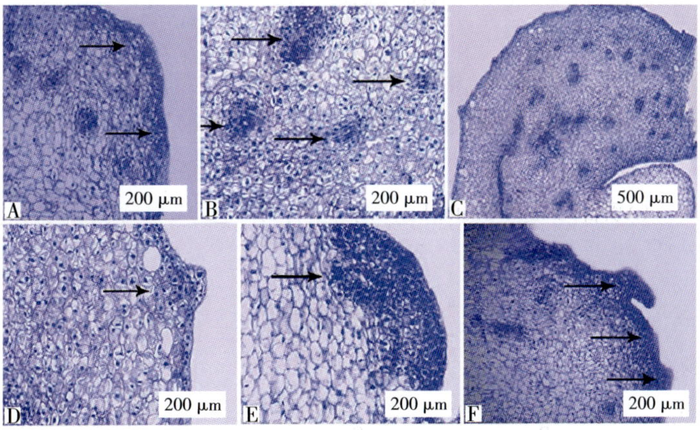

图2-3-3　多花黄精叶片愈伤组织分裂期与形成期的细胞学观察(引自何艳,2018)

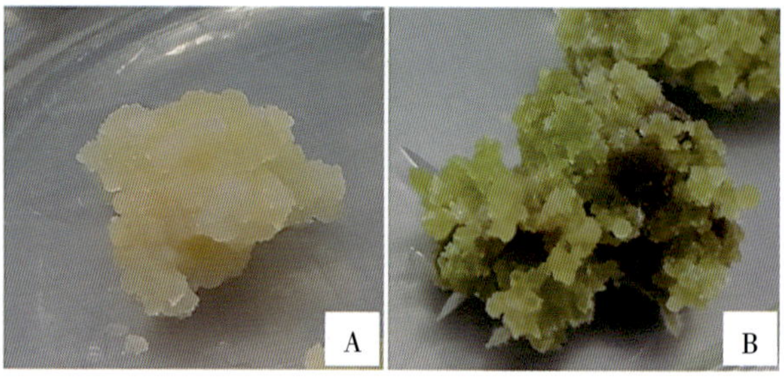

图 2-3-4　匙叶翼首草下胚轴愈伤组织（引自袁芳等，2017）

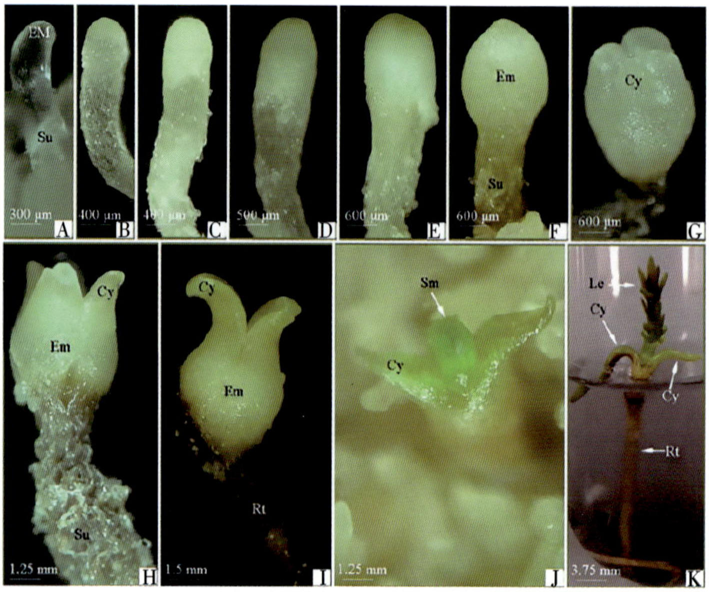

图 2-4-1　香榧胚性愈伤组织体细胞胚胎发育及植株再生（引自项伟波等，2015）

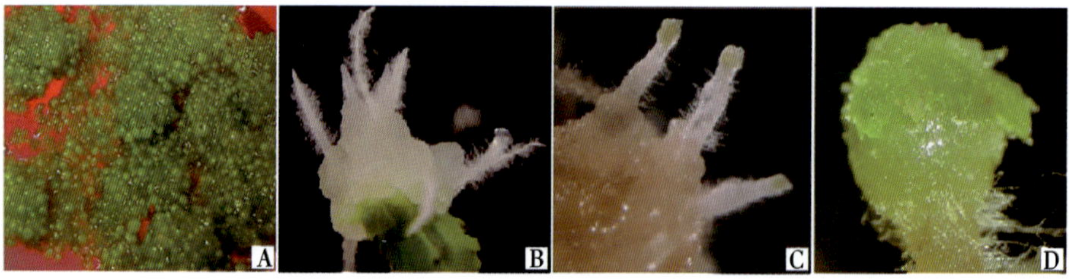

图 5-1　原球茎与类原球茎的外部形态

（A引自Paromik　Bhattacharyya等，2014；B～D引自姜福星等，2010）

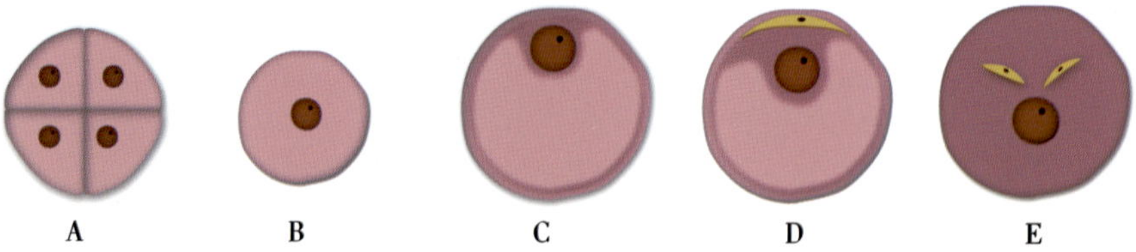

图 5-2-1　花粉发育过程模式图（张芳源绘制）

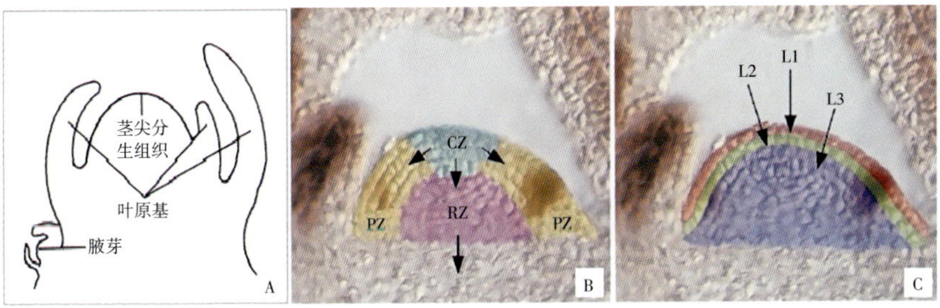

图6-1-1 植物茎尖分生组织的结构(B～C引自John L Bowman等，2000；陆维超等，2016)

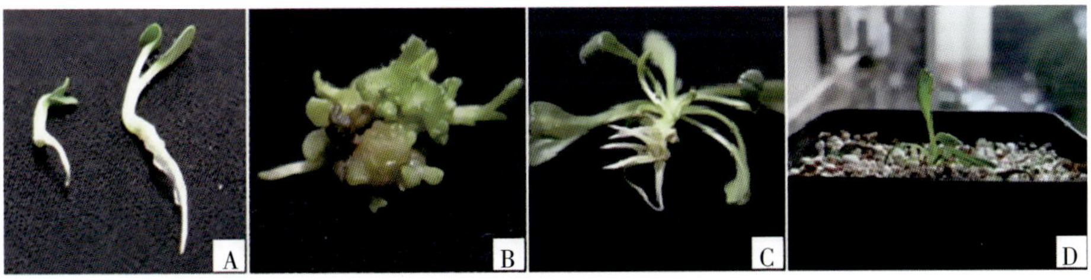

图11-1-1 匙叶翼首花快繁的各阶段(引自徐元江等，2016)

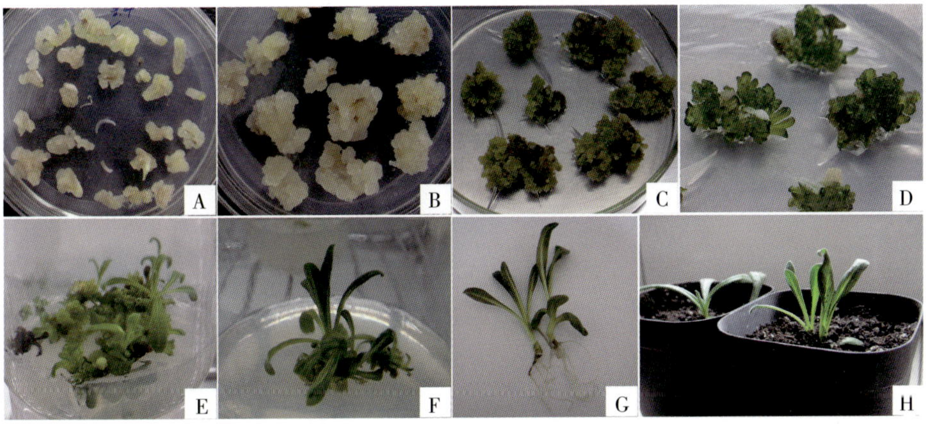

图11-1-2 匙叶翼首花下胚轴再生植株过程(引自袁芳等，2017)

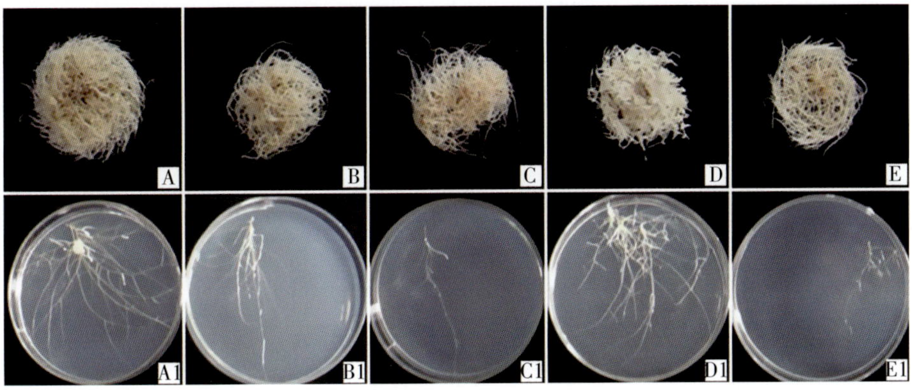

图11-1-3 匙叶翼首花发根在不同液体与固体培养基中的生长情况(引自徐元江等，2019)

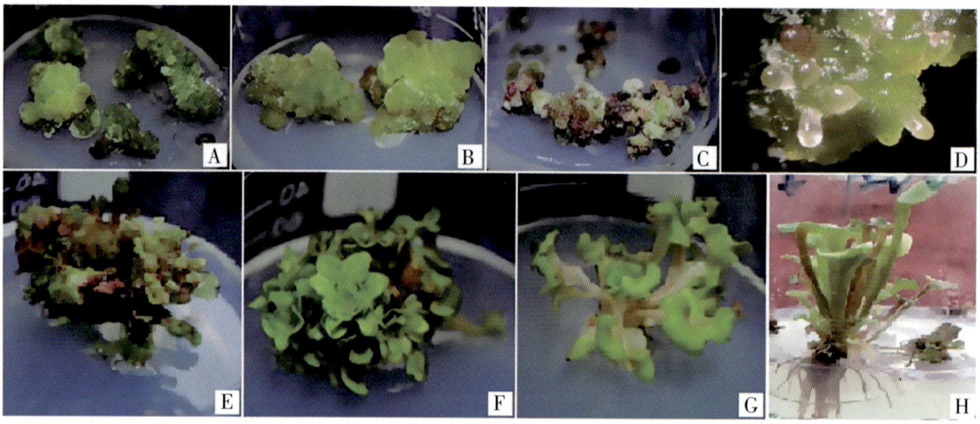

图 12-1-1　大花红景天愈伤组织、不定芽、丛生芽与生根苗

（A～C、E～G引自王梦亮等，2014；D、H引自王莉莎等，2014）

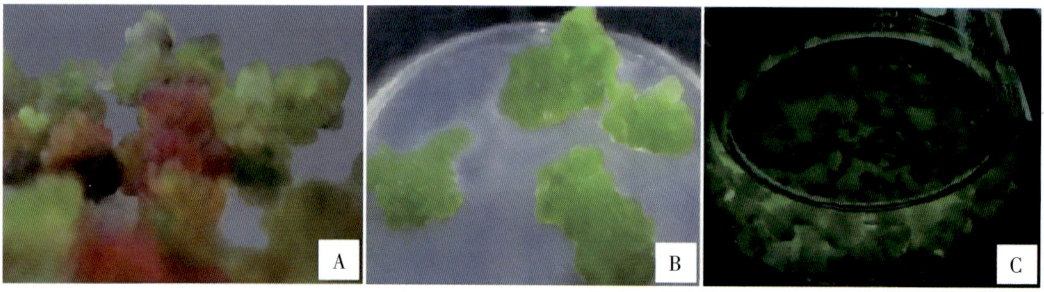

图 12-1-2　大花红景天愈伤悬浮体系建立的过程（引自史玲玲，2009）

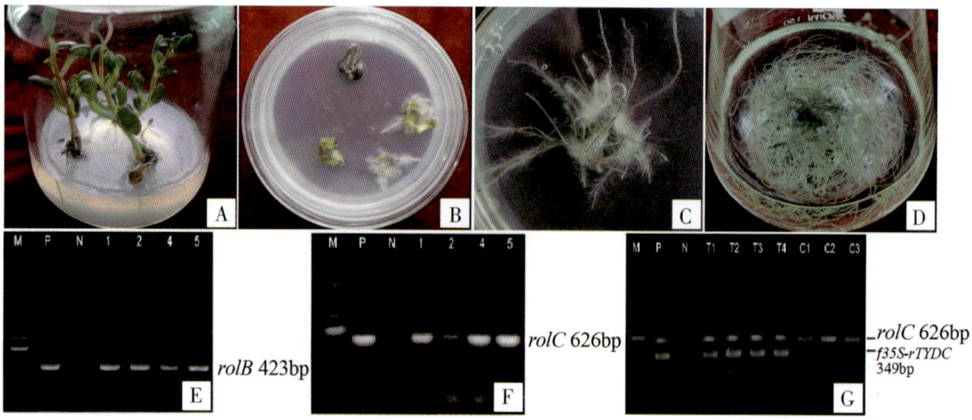

图 12-1-3　大花红景天毛状根诱导与培养（引自 Xiaozhong Lan 等，2013；常凯，2013）

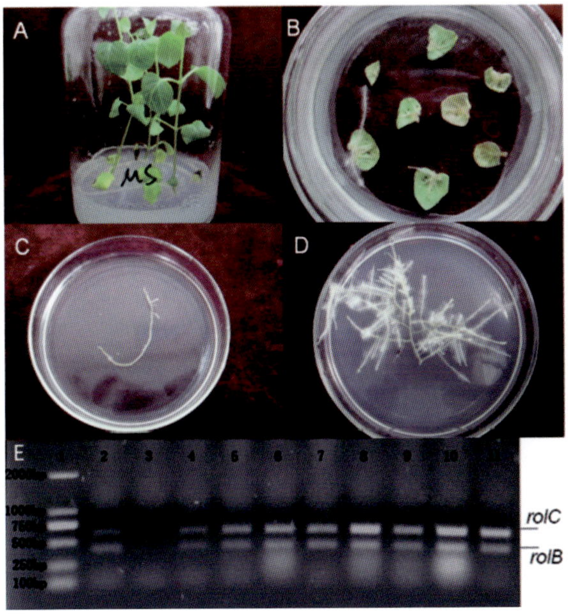

图 12-2-1 喜马拉雅紫茉莉发根诱导与PCR检测(引自兰小中,2015)

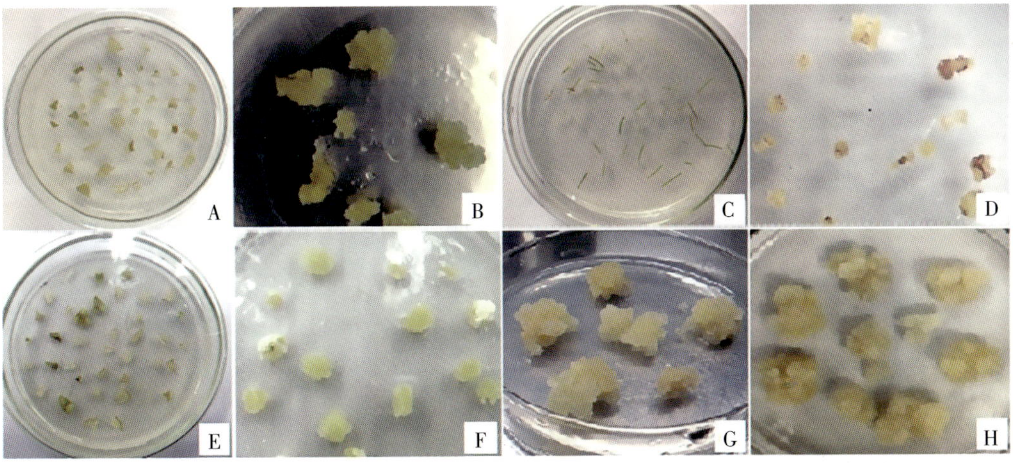

图 12-3-1 薄叶鸡蛋参愈伤组织诱导与培养(照片由袁芳提供)

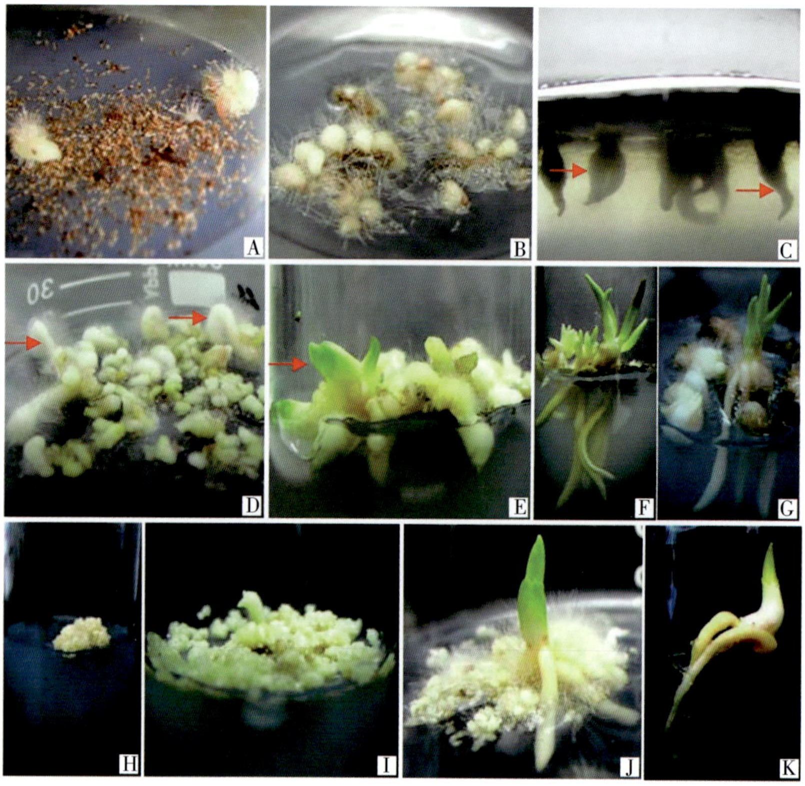

图 12-4-2　手参种子的非共生萌发和种苗发育(引自丁兰等,2014)

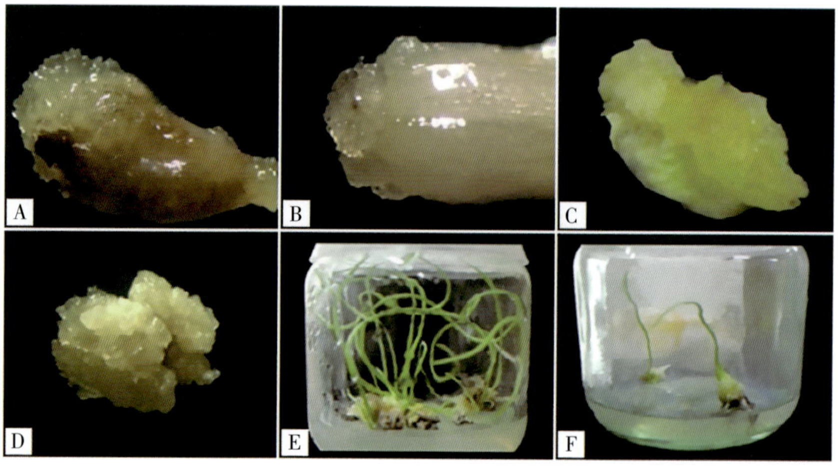

图 12-4-3　手参愈伤组织的诱导及植株再生(引自李蒙飞等,2014)

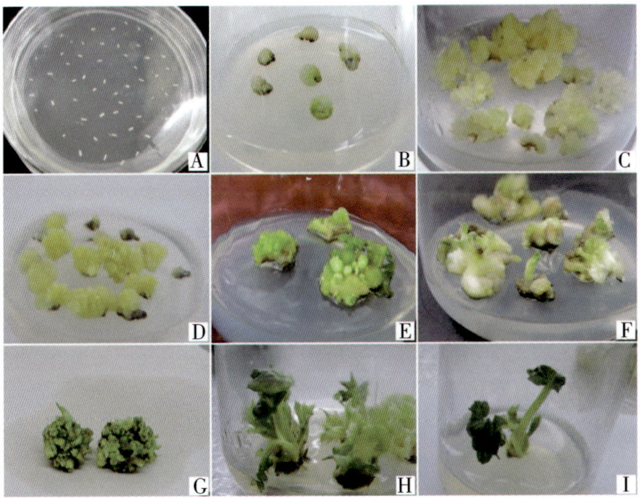

图 12-5-1　桃儿七体细胞胚胎发生的不同阶段(引自郭生虎等,2018)

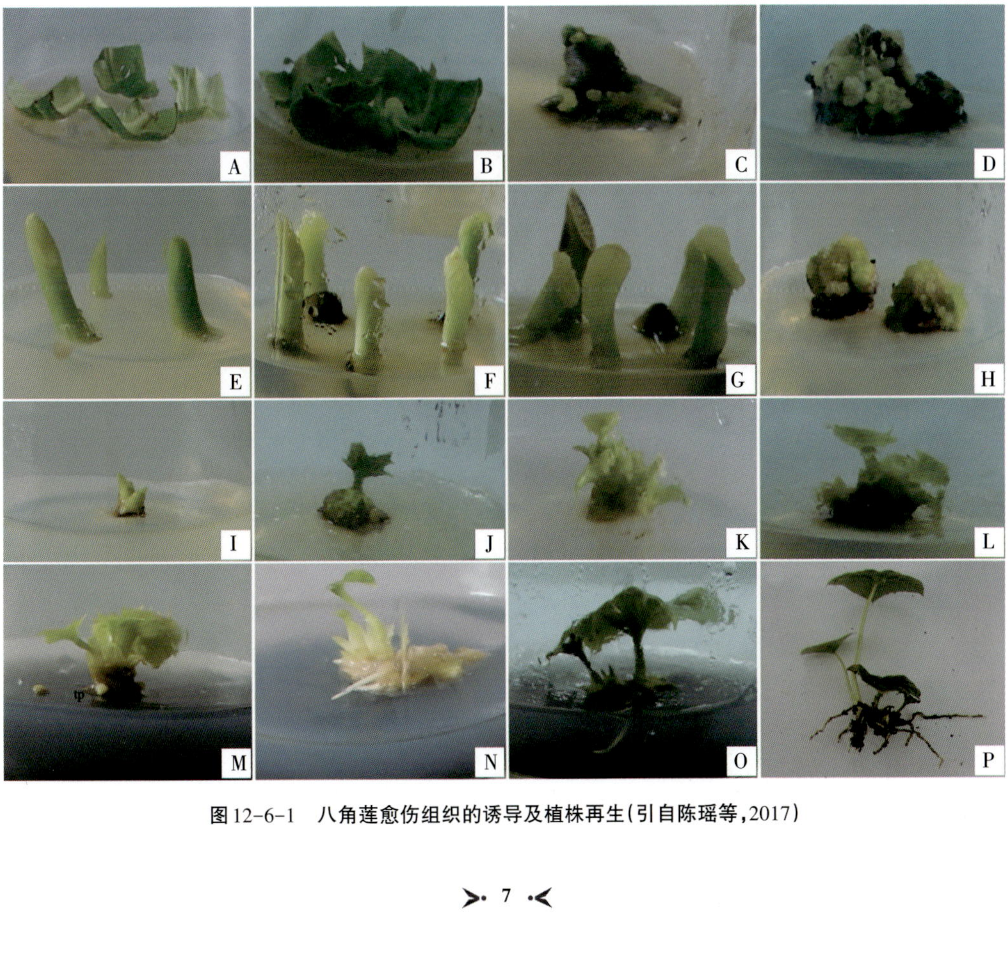

图 12-6-1　八角莲愈伤组织的诱导及植株再生(引自陈瑶等,2017)

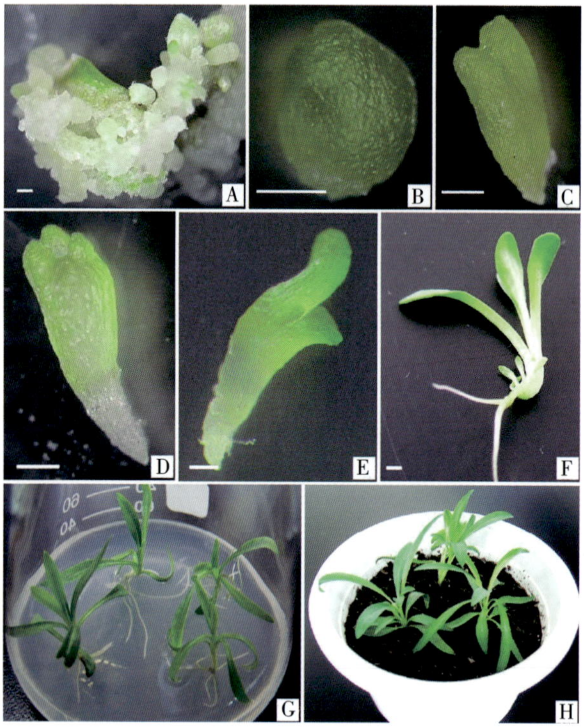

图 12-7-1　麻花艽体细胞胚发生及植株再生(引自杨莉娜,2013)

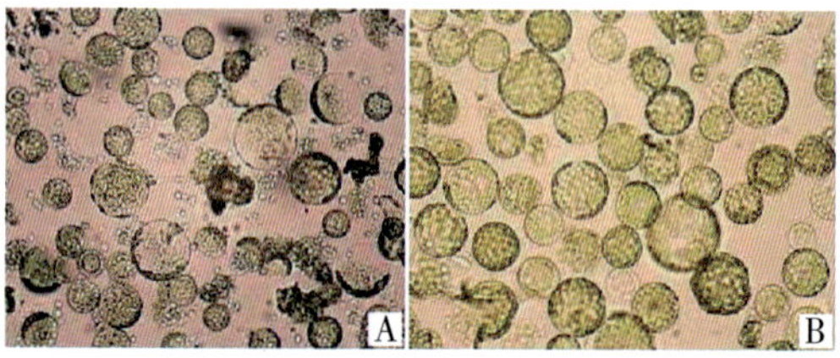

图 12-7-2　纯化的原生质体(引自杨莉娜,2013)

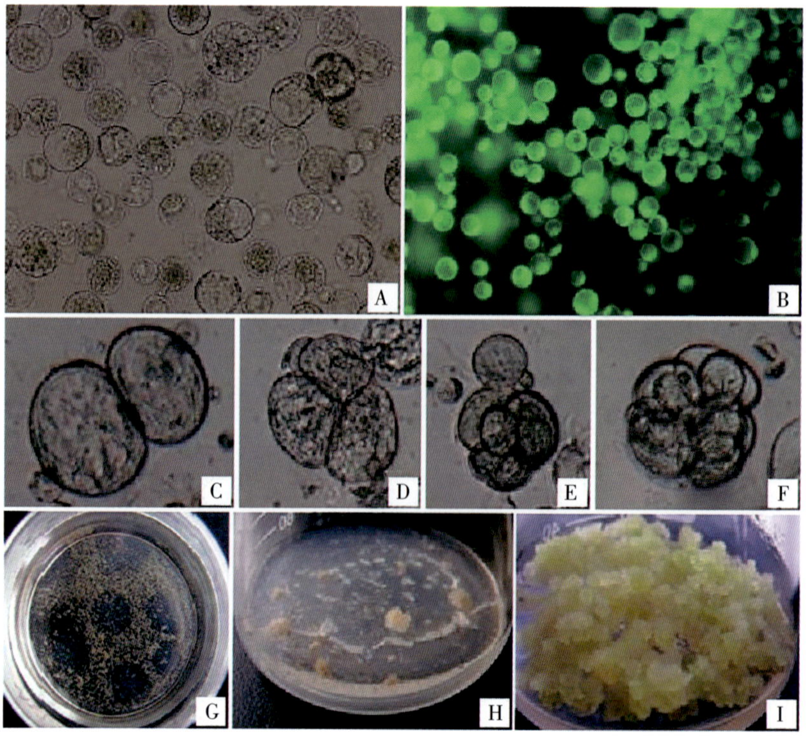

图 12-7-3　麻花艽胚性愈伤组织来源原生质体的培养(引自杨莉娜,2013)

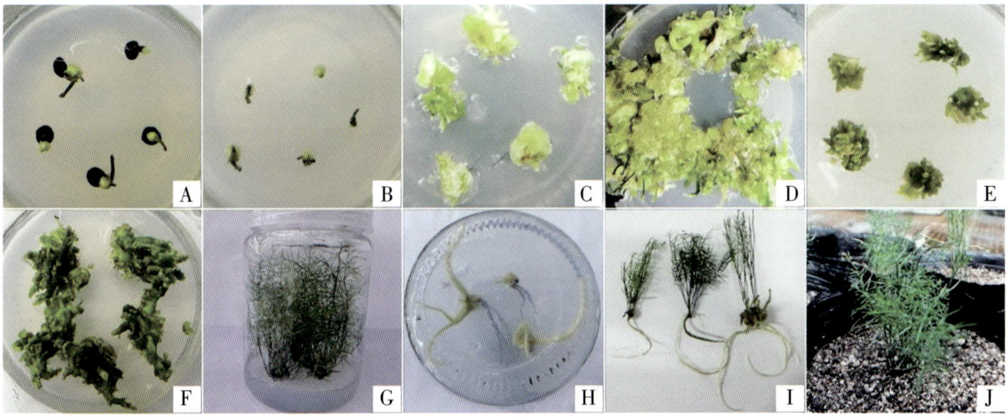

图12-9-1　天门冬愈伤组织诱导、分化和植株再生(引自吴尚浇,2018)

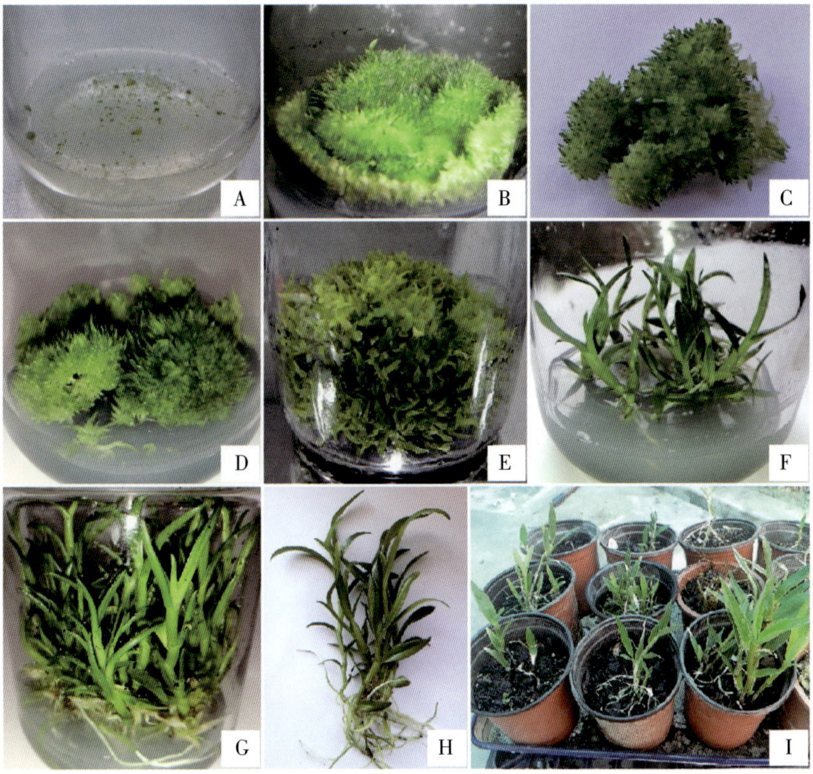

图13-1-1　金钗石斛原球茎诱导形成再生植株的过程(引自袁芳等,2019)

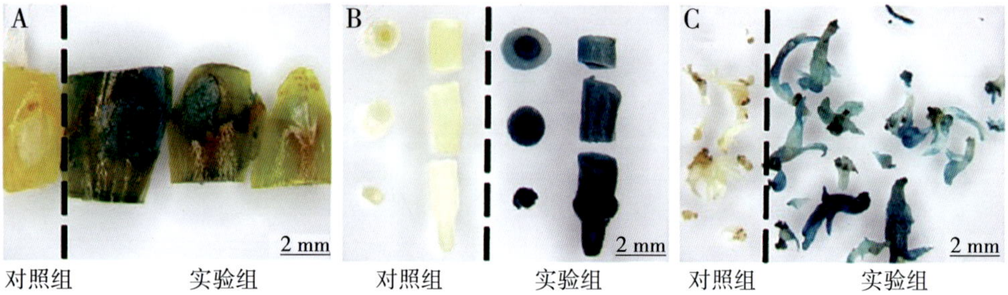

图 13-1-2　EHA105 对金钗石斛不同组织材料的转化(引自王昊等,2019)

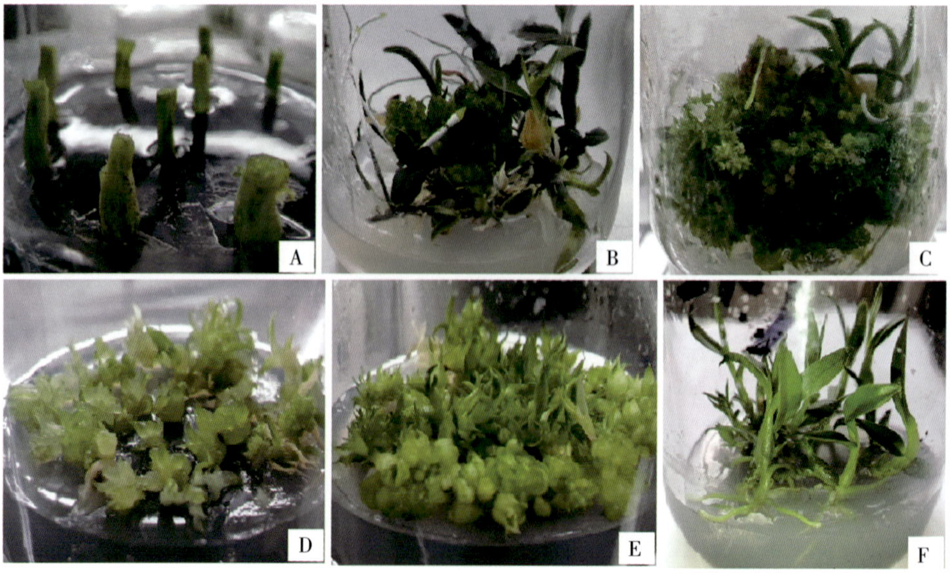

图 13-2-1　铁皮石斛茎段类原球茎诱导形成再生植株的过程(引自袁芳等,2019)

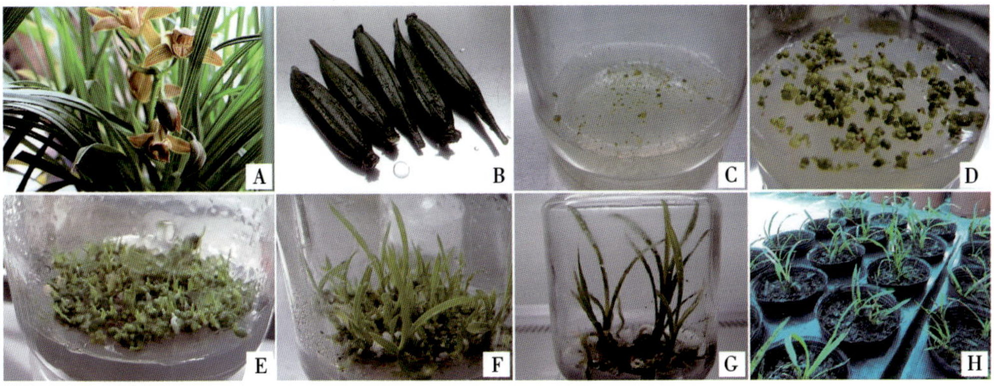

图 13-3-1　西藏虎头兰原球茎诱导形成再生植株的过程(引自袁芳等,2019)

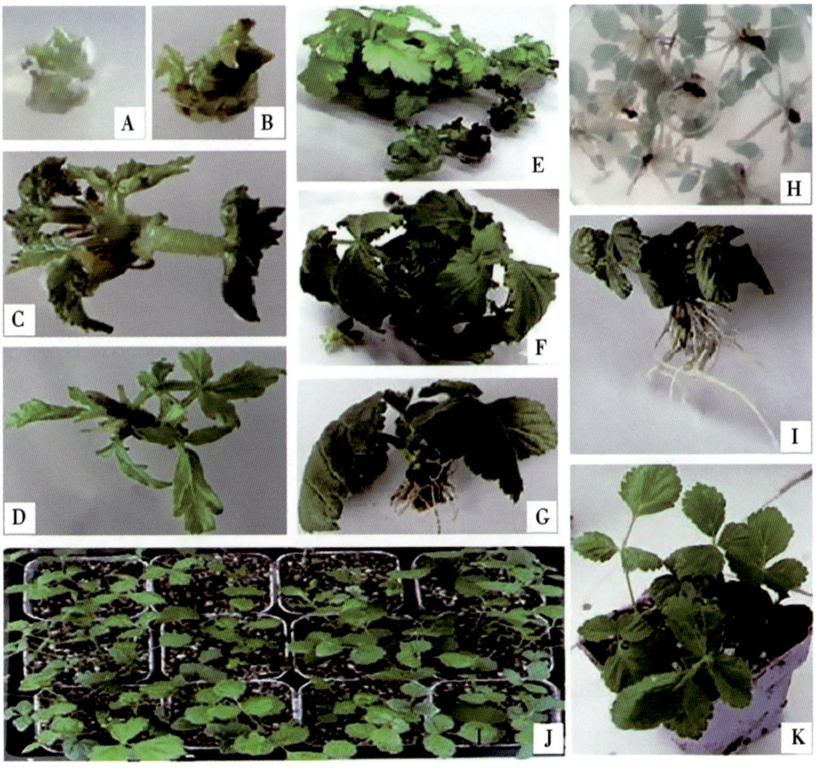

图 13-4-1　库页悬钩子组培快繁生长全过程(引自王艳丽,2019)

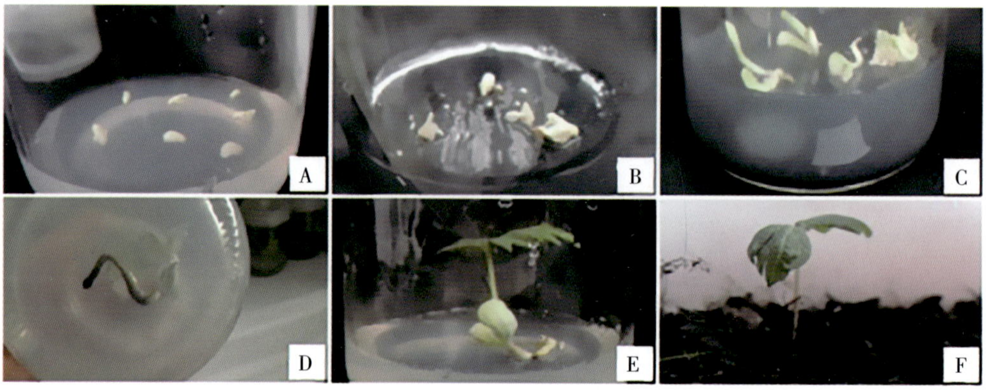

图 13-6-1　大花黄牡丹种胚无菌萌发及成苗的过程(引自禄亚洲,2018)

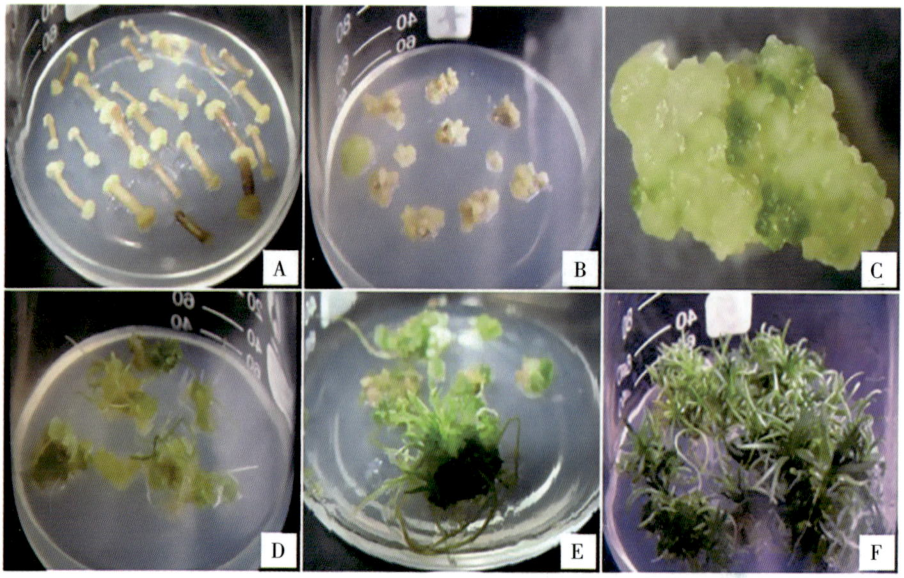

图 15-1-1　线叶龙胆组织培养再生植株的各阶段(引自张彩霞等,2015)